Der Pflegehelfer/ die Pflegehelferin in der Onkologie

MARTIN STERLING

Inhaltsverzeichnis

Einführung 19

- **Die Rolle des Pflegers in der Onkologie: Eine wesentliche Säule** — 20
    - die Besonderheit der Onkologieabteilung verstehen — 20
    - Die Bedeutung der Pflegekraft für den Behandlungspfad in der Krebsbehandlung — 21
    - Ziele des Buches: zukünftige Berufstätige anleiten, informieren und inspirieren — 23

Kapitel 1: Entdeckung der Onkologie 27

- **Krebs verstehen** — 28
    - Grundlagen von Krebs: Ätiologie, Arten und Stadien — 28
    - Therapeutische Ansätze: Chirurgie, Chemotherapie, Strahlentherapie, Immuntherapie — 29
    - Die Prognose und die Herausforderungen bei der Behandlung — 31
- **Die Organisation der Onkologieabteilung** — 33

- Die Rolle der verschiedenen Gesundheitsfachkräfte: Onkologen, Krankenschwestern, Psychologen, Pflegekräfte ... 33

- Aufbau und Funktionsweise einer Onkologieabteilung ... 35

- Die verschiedenen Bereiche: Krankenhausaufenthalt, Konsultationen, Palliativpflege ... 38

- **Einführung in die Arbeit des Pflegehelfers in der Onkologie** ... 40

  - Besondere Aufgaben in der Onkologie im Vergleich zu anderen Fachgebieten ... 40

  - Die erste Begegnung mit dem Krebspatienten ... 42

  - Grundwerte: Empathie, Geduld, aktives Zuhören ... 44

Kapitel 2: Der Alltag eines Pflegers in der Onkologie ... 47

- **Empfang und Begleitung von Patienten** ... 48

  - Begrüßungstechniken: Beruhigen und informieren ... 48

  - Den Patienten auf die Behandlungen vorbereiten: Erklärungen und psychologische Unterstützung ... 50

  - Die Bedeutung des ersten ... 51

- **Technische Pflege** ... 53

- ○ Patientengerechte Hygienepflege in der Onkologie — 53
- ○ Überwachung der Vitalparameter und Warnzeichen — 55
- ○ Umgang mit Nebenwirkungen von Behandlungen: Übelkeit, Alopezie, Mukositis — 57

- **Umgang mit Schmerzen** — 59
  - ○ Arten von Schmerzen in der Onkologie und ihre Bewertung — 59
  - ○ Nichtmedikamentöse Techniken zur Schmerzbehandlung — 61
  - ○ Zusammenarbeit mit dem Pflegeteam bei der Schmerzlinderung — 64

Kapitel 3: Die Beziehung zu Patienten und ihren Familien — 67

- **Kommunikation in der Onkologie** — 68
  - ○ Die Rede an den psychologischen Zustand des Patienten anpassen — 68
  - ○ Techniken des aktiven Zuhörens und der nonverbalen Kommunikation — 70
  - ○ Über die Krankheit sprechen: was sagen und was nicht sagen — 72
- **Begleitung von Familien** — 74

- ○ Rolle der moralischen Unterstützung und Information der Angehörigen — 74
- ○ Wie man mit den Emotionen von Familien umgeht — 76
- ○ Organisation von Familientreffen mit dem Pflegeteam — 78
- **Psychologische Unterstützung des Patienten** — 81
  - ○ Erkennen Sie die Anzeichen einer psychischen Notlage — 81
  - ○ Begleitende Techniken zur Unterstützung bei der Bewältigung von Angstzuständen und Depressionen — 83
  - ○ Die Rolle von therapeutischen Aktivitäten und Animation bei der psychologischen Unterstützung — 85

Kapitel 4: Palliativmedizin in der Onkologie — 89

- **Palliativmedizin verstehen** — 90
  - ○ Definition und Ziele der Palliativmedizin in der Onkologie — 90
  - ○ Unterschied zwischen palliativer und kurativer Versorgung — 92
  - ○ Das Konzept der Lebensqualität am Lebensende — 94
- **Die Einbeziehung der Pflegekraft in die Palliativpflege** — 96

- Die Begleitung von Patienten im Endstadium — 96
- Techniken der Komfortpflege: Flüssigkeitszufuhr, Vermeidung von Druckgeschwüren, Mundpflege — 98
- Psychologische Unterstützung am Lebensende — 100

- **Teamarbeit in der Palliativmedizin** — 103
  - Die Zusammenarbeit mit Krankenschwestern, Ärzten und Psychologen — 103
  - Die Bedeutung von Zusammenfassungssitzungen für die Anpassung der Pflege — 105
  - Die Rolle von Freiwilligen in der Palliativmedizin — 107

Kapitel 5: Umgang mit schwierigen Situationen — 111

- **Emotionale Herausforderungen für die Pflegekraft** — 112
  - Wie man mit Stress und Burnout (Ausbrennen) umgeht — 112
  - Techniken zur Resilienz und Stressbewältigung — 114
  - Die Bedeutung der Unterstützung unter Kollegen — 117

- **Umgang mit Tod und Trauer** — 119

- ○ Den Patienten am Lebensende begleiten: ein humanistischer Ansatz — 119
- ○ Der Trauerprozess eines Pflegers: Umgang mit dem Verlust eines Patienten — 121
- ○ Ressourcen und Unterstützung für **Pflegende** nach dem Verlust eines Patienten — 124

- **Konflikte mit Familien und Patienten bewältigen** — 126
  - ○ Techniken zur Konfliktlösung im medizinischen Umfeld — 126
  - ○ Professionelle Kommunikation in Krisensituationen aufrechterhalten — 129

Kapitel 6: Weiterbildung und berufliche Entwicklung — 133

- **Aus- und Weiterbildung in der Onkologie** — 134
  - ○ Die erforderlichen Fähigkeiten eines Onkologiepflegers — 134
  - ○ Spezialisierte Ausbildungen und Zertifikate — 136
  - ○ Die Bedeutung der Aktualisierung des medizinischen Wissens — 139

- **Die Karriereentwicklung eines Pflegehelfers in der Onkologie** — 141

- ○ Möglichkeiten der Spezialisierung und des Kompetenzaufbaus — 141
- ○ Aussichten auf andere Rollen im Gesundheitssektor — 143
- **Beteiligung an Forschung und klinischen Protokollen** — 146
  - ○ Teilnahme an klinischen Studien und Forschungsprotokollen in der Onkologie — 146
  - ○ Die Rolle der Pflegekraft bei der Umsetzung von Protokollen — 148
  - ○ Forschung in der Onkologie: Herausforderungen und Hoffnungen für die Zukunft — 150

Kapitel 7: Technologische Innovationen in der Onkologie und ihre Auswirkungen auf den Beruf des Pflegehelfers — 155

- **Telemedizin in der Onkologie** — 156
  - ○ Einführung in die Telemedizin und ihre Anwendung in der Onkologie — 156
  - ○ Die Rolle des Pflegers bei der Fernbetreuung von Patienten — 158
  - ○ Vorteile und Grenzen der Telemedizin für die Pflege — 160
- **Die Auswirkungen neuer Technologien auf die tägliche Pflege** — 163

- ○ Verwendung von vernetzten medizinischen Geräten — 163
- ○ Verwaltung von Patientendaten : Shared Medical Record und Informationssicherheit — 166
- ○ Robotik in der Onkologie: tägliche Unterstützung für das Pflegepersonal — 169

- **Ausbildung und Anpassung an neue Technologien** — 171
  - ○ Technologische Ausbildungen für Pflegeassistenten — 171
  - ○ Wie man sich an den technologischen Wandel anpasst — 174
  - ○ Die Bedeutung, bei Innovationen in der Onkologie auf dem Laufenden zu bleiben — 176

Kapitel 8: Die interkulturelle Dimension in der Onkologie — 181

- **Onkologische Pflege in einem multikulturellen Kontext** — 182
  - ○ Verstehen Sie die kulturellen Wahrnehmungen von Krebs und Behandlungen — 182
  - ○ Interkulturelle Kommunikation: Überwindung von Sprach- und Kulturbarrieren — 184

- ○ Religiöse und kulturelle Praktiken am Lebensende: Respekt und Anpassung der Pflege — 187
- **Die Begleitung von ausländischen Patienten** — 190
  - ○ Die besonderen Herausforderungen von Migranten oder ausländischen — 190
  - ○ Zugang zur Gesundheitsversorgung für gefährdete Bevölkerungsgruppen — 193
  - ○ Die Rolle von Kultur- und Sprachmittlern — 196
- **Pflegekräfte in interkultureller Kompetenz schulen** — 198
  - ○ Trainingsmodule für interkulturelle Kompetenz — 198
  - ○ Ressourcen und Instrumente zur Verbesserung der interkulturellen Betreuung — 201

Kapitel 9: Die sozioökonomischen Aspekte von Krebs — 205

- **Die wirtschaftlichen Auswirkungen von Krebs auf die Patienten** — 206
  - ○ Behandlungskosten und verfügbare finanzielle — 206
  - ○ Wie Sie Patienten mit finanziellen Schwierigkeiten unterstützen können — 208

- ○ Zugang zur Gesundheitsversorgung für prekäre Patienten ... 211
- • **Die Rückkehr ins Berufsleben nach einer Krebserkrankung** ... 2114
  - ○ Die Herausforderungen der Rückkehr an den Arbeitsplatz für Patienten in Remission ... 214
  - ○ Unterstützung der Patienten bei der Wiedereingliederung in den Arbeitsmarkt ... 218
  - ○ Die Rolle der Pflegekraft bei der Vorbereitung auf die Wiederaufnahme der Tätigkeit ... 221
- • **Soziale Ungleichheiten in Bezug auf Krebs** ... 223
  - ○ Die Auswirkungen sozialer Ungleichheiten auf die Prävention und Behandlung von Krebs ... 223
  - ○ Zugang zu onkologischer Versorgung in unterversorgten Regionen ... 226
  - ○ Initiativen zum Abbau von Ungleichheiten in der Onkologie ... 230

Kapitel 10: Die Pflegekraft in der pädiatrischen Onkologie ... 235

- • **Die Besonderheiten pädiatrischer Krebserkrankungen** ... 236

- Häufigste Krebsarten bei Kindern — 236
- Unterschiede zwischen Erwachsenen- und Kinderonkologie — 238
- Der therapeutische Ansatz in der pädiatrischen Onkologie — 241

- **Das Kind und seine Familie begleiten** — 244
  - Kommunikation mit kranken Kindern: Die Ansprache altersgerecht gestalten — 244
  - Die Bedeutung von Spiel und kreativen Aktivitäten in der Pflege — 247
  - Psychologische Unterstützung für Eltern und Geschwister — 250

- **Die Rolle der Pflegekraft in der pädiatrischen Onkologie** — 253
  - Spezifische Pflege und Techniken in der pädiatrischen Onkologie — 253
  - Umgang mit Schmerzen und Nebenwirkungen bei Kindern — 256
  - Vorbereitung und Begleitung bei Prüfungen und Interventionen — 260

Schlussfolgerung — 265

- **Die Berufung des Onkologiepflegers: Mehr als ein Beruf, eine Verpflichtung** — 266
  - Zusammenfassung der angesprochenen Schlüsselpunkte — 266

○	Ermutigung für zukünftige Berufstätige	268
○	Zukunftsperspektiven im Bereich der Onkologie	270

Anhänge 273

- **Glossar medizinischer Begriffe** — 273
- **Ressourcen für Pflegehelfer/innen in der Onkologie: Bücher, Webseiten, Verbände** — 276
- **Beispiele für Datenblätter und Verfahren** — 249

« *Die Stärke der Pflegekraft in der Onkologie liegt nicht nur in der Beherrschung technischer Handgriffe, sondern in der Fähigkeit, jeden Tag ein wohlwollendes Zuhören, ein tröstendes Lächeln und eine ständige Präsenz an der Seite derjenigen zu bieten, die gegen die Krankheit kämpfen. In diesen Momenten der Verletzlichkeit wird die Pflegekraft zu einem unterstützenden Pfeiler, der die Menschlichkeit im Herzen der Pflege verkörpert.* »

Einführung

- **Die Rolle des Pflegers in der Onkologie: Eine wesentliche Säule**
  - die Besonderheit der Onkologieabteilung verstehen

Die Onkologieabteilung ist eine einzigartige medizinische Welt, in der sich komplexe Behandlungen, intensive Emotionen und die Notwendigkeit ständiger Aufmerksamkeit vermischen. Die Besonderheit dieser Abteilung zu verstehen, bedeutet zunächst, das Wesen der Krankheit zu begreifen, die hier behandelt wird: Krebs. Diese vielgestaltige und furchterregende Krankheit erfordert einen wissenschaftlichen und zugleich zutiefst menschlichen Ansatz. In der Onkologie ist jeder Patient ein Einzelfall, jeder Krebs hat seine eigenen Merkmale, und jede Behandlung ist eine auf eine bestimmte Situation zugeschnittene Antwort. Diese Einzigartigkeit macht die Arbeit in der Onkologie grundlegend anders als in anderen medizinischen Fachgebieten.

Onkologische Behandlungen sind oft schwer und beinhalten komplexe Protokolle wie Chemotherapie, Strahlentherapie oder auch Immuntherapie. Diese **Behandlungen** sind zwar wirksam, aber mit erheblichen Nebenwirkungen verbunden, die für die Patienten manchmal schwer zu ertragen sind. Hier spielt der Pfleger eine entscheidende Rolle, indem er nicht nur die tägliche Pflege übernimmt, sondern auch eine wichtige moralische Unterstützung bietet. Müdigkeit, Schmerzen, Angst und Ungewissheit sind tägliche Begleiter der Patienten, und die Pflegekraft muss in der Lage sein, sie mit unerschütterlichem Einfühlungsvermögen zu begleiten.

Neben der technischen Pflege ist die Onkologieabteilung ein Ort, an dem Menschlichkeit die Oberhand über die Routine gewinnen muss. Patienten verbringen oft lange Zeit dort und bauen eine starke Bindung zu den Pflegekräften auf. Diese Nähe erlegt den Pflegekräften eine doppelte Verantwortung auf: Sie müssen eine qualitativ hochwertige Pflege leisten und gleichzeitig die Würde und Moral der Patienten wahren. Zuhören, Verfügbarkeit und die Fähigkeit, Trost zu spenden, sind ebenso wichtig wie technische Fähigkeiten.

Die Besonderheit der Onkologieabteilung liegt auch im Umgang mit dem Lebensende. Dies ist eine alltägliche Realität in dieser Abteilung, in der der Pfleger zwischen Hoffnung und Akzeptanz, zwischen Unterstützung des Lebens und Begleitung in den letzten Augenblicken navigieren muss. Die Palliativpflege, die in der Onkologie häufig in den Behandlungsverlauf integriert ist, erfordert ein besonderes Einfühlungsvermögen. Hier geht es nicht mehr nur um die Behandlung, sondern auch um die Beruhigung, um die letzten Momente so angenehm wie möglich zu gestalten, sowohl für die Patienten als auch für ihre Angehörigen.

Schließlich ist die Onkologie ein Bereich, der sich ständig weiterentwickelt, mit ständigen Fortschritten in der Forschung und bei den Behandlungsmethoden. Dies erfordert eine ständige Anpassung seitens des Pflegepersonals, das sich über neue Praktiken und Techniken auf dem Laufenden halten muss, um die bestmögliche Unterstützung zu bieten. Die Onkologieabteilung ist daher ein Ort ständiger Herausforderungen, an dem wissenschaftliche Strenge auf menschliches Mitgefühl trifft und so ein einzigartiges, anspruchsvolles, aber zutiefst befriedigendes Umfeld für die Menschen schafft, die hier arbeiten.

Es ist diese Verbindung von Wissenschaft und Menschlichkeit, die die Besonderheit der Onkologieabteilung ausmacht und sie zu einem Bereich macht, in dem der Pfleger über seine technischen Fähigkeiten hinaus zu einem echten Pfeiler des Behandlungspfades wird, zu einem Bezugspunkt für die Patienten in ihrem Kampf gegen die Krankheit.

- Die Bedeutung der Pflegekraft im Behandlungsverlauf der Krebsbehandlung

Die Bedeutung der Pflegekraft im Behandlungsverlauf der Onkologie kann gar nicht hoch genug eingeschätzt werden. In der Onkologie, wo die Behandlungen oft komplex und anstrengend sind, spielt die Pflegekraft eine wesentliche Rolle, die weit über die Ausführung technischer Aufgaben hinausgeht. Er ist ein zentraler Akteur für das Wohlbefinden des Patienten, ein lebenswichtiges Bindeglied zwischen den verschiedenen Gesundheitsfachkräften und eine unverzichtbare Unterstützung für Familien, die mit der Krankheit konfrontiert sind.

Bei der Aufnahme des Patienten stellt die Pflegekraft den ersten Kontakt her, der oft entscheidend für die Schaffung eines Klimas des Vertrauens ist. Der Patient, der mit der Diagnose Krebs konfrontiert wird, befindet sich oft in einem emotionalen Aufruhr. Die Pflegekraft hilft durch ihre beruhigende Präsenz, ihr aufmerksames Zuhören und ihr Einfühlungsvermögen, die anfängliche Angst zu mindern. Diese erste Rolle, die manchmal als informell angesehen wird, ist in Wirklichkeit entscheidend für den reibungslosen Ablauf der Pflege. Indem sie eine beruhigende Umgebung schafft, vermittelt die Pflegekraft dem Patienten ein Gefühl der Sicherheit, was eine wesentliche Voraussetzung für die Bewältigung der bevorstehenden Behandlungen ist.

Während des gesamten Pflegeverlaufs ist die Pflegekraft der Garant für den täglichen Komfort des Patienten. Onkologische Behandlungen wie Chemotherapie oder Strahlentherapie haben erhebliche Nebenwirkungen, die eine ständige Überwachung und Pflege erfordern. Hier setzt die Pflegekraft an, indem sie eine angemessene Hygienepflege durchführt, die Lebenszeichen überwacht, Anzeichen einer Verschlimmerung oder Komplikation erkennt und schnell eingreift, um Schmerzen oder Beschwerden zu lindern. Durch ihre aufmerksame Überwachung spielt die Pflegekraft eine Schlüsselrolle bei der Früherkennung von Problemen und der Anpassung der Pflege, wodurch sie direkt zur Wirksamkeit der Behandlung und zur Verbesserung der Lebensqualität des Patienten beiträgt.

Die Bedeutung der Pflegekraft in der Onkologie beschränkt sich jedoch nicht auf die physischen Aspekte der Pflege. Er ist auch eine tragende Säule der emotionalen Unterstützung. Angesichts der Krankheit durchleben Patienten und ihre Familien Momente des Zweifels, der Angst und manchmal der Verzweiflung. Der Pfleger ist durch seine tägliche Nähe oft der Erste, der diese Nöte wahrnimmt. Er leistet ständige moralische Unterstützung, indem er ein offenes Ohr für die Sorgen des Patienten hat, tröstende Worte findet und manchmal einfach nur da ist. Diese menschliche Dimension der Pflege ist in der Krebsbehandlung von grundlegender Bedeutung, da der Behandlungsweg lang und anstrengend sein kann.

Der Pflegehelfer spielt auch eine zentrale Rolle bei der Koordinierung der Pflege. Als Mitglied des Pflegeteams ist er das Bindeglied zwischen dem Patienten und den anderen Gesundheitsfachkräften. Er übermittelt die wichtigsten Informationen über den Zustand des Patienten, seine Bedürfnisse und seine Reaktionen auf die Behandlung, sodass Krankenschwestern, Ärzte und andere Spezialisten ihre Betreuung optimal anpassen können. Diese reibungslose Kommunikation zwischen den verschiedenen Akteuren der Gesundheitsversorgung ist unerlässlich, um eine umfassende und individuelle Betreuung des Patienten zu gewährleisten.

In besonders schwierigen Situationen wie der palliativmedizinischen Betreuung ist der Pflegehelfer eine unerschütterliche Stütze nicht nur für den sterbenden Patienten, sondern auch für seine Angehörigen. Er sorgt für das Wohlbefinden des Patienten, lindert sein Leiden und hilft der Familie, diese schwere Zeit zu überstehen. Seine kontinuierliche Präsenz und moralische Unterstützung ermöglichen es, die letzten Momente im Leben des Patienten menschlich zu gestalten und ihm ein würdevolles und ruhiges Ende zu bieten.

- Ziele des Buches: zukünftige Berufstätige anleiten, informieren und inspirieren

Die Ziele dieses Buches lassen sich in drei Hauptbereiche unterteilen: Anleitung, Information und Inspiration für zukünftige Fachkräfte, die sich als Pflegehelfer in dem anspruchsvollen, aber zutiefst befriedigenden Bereich der Onkologie engagieren werden.

Zunächst einmal führen. Dieses Buch soll ein Wegbegleiter für diejenigen sein, die den Beruf des Pflegers in der Onkologie entdecken. Es handelt sich nicht nur um ein technisches Handbuch, sondern um einen echten praktischen und menschlichen Leitfaden. Jedes Kapitel ist so gestaltet, dass es klare Anhaltspunkte, konkrete Ratschläge und Erfahrungsberichte bietet, die Neulingen helfen, sich in den komplexen Windungen dieses medizinischen Fachgebiets zurechtzufinden. Die Onkologie ist ein Bereich, in dem Situationen sowohl physisch als auch emotional anstrengend sein können. Dieses Buch beleuchtet die täglichen Realitäten des Dienstes und versucht, zukünftige Fachkräfte auf die Herausforderungen vorzubereiten, denen sie begegnen werden, und ihnen gleichzeitig die notwendigen Werkzeuge an die Hand zu geben, um diese mit Kompetenz und Gelassenheit zu bewältigen.

Zweitens: informieren. Eine theoretische Ausbildung reicht nicht aus, um die Anforderungen der Arbeit in der Onkologie vollständig zu erfassen. Dieses Buch soll daher reichhaltige, detaillierte und praxisnahe Informationen vermitteln. Es vermittelt ein tiefgreifendes Verständnis der verschiedenen Krebsarten, der Behandlungen und Nebenwirkungen sowie der besonderen Bedürfnisse von Patienten in der Onkologie. Information bedeutet aber auch, die Feinheiten des Berufs zu teilen: die Bedeutung des Zuhörens, der Umgang mit Emotionen, die Begleitung von Familien und die Zusammenarbeit mit einem multidisziplinären Team. Dieses Buch sammelt diese wesentlichen Kenntnisse und stellt sie auf leicht verständliche Weise dar, sodass jeder Pflegehelfer sich diese Informationen aneignen und in seine tägliche Praxis integrieren kann.

Und schließlich: inspirieren. Der Weg in die Onkologie kann hart sein, aber er ist auch voller Momente tiefer Menschlichkeit und beruflicher Zufriedenheit. Dieses Buch möchte Pflegehilfskräfte nicht nur auf ihre zukünftige Verantwortung vorbereiten, sondern sie auch inspirieren. Die Erfahrungsberichte, Anekdoten und Reflexionen, die im Laufe der Seiten geteilt werden, sollen zeigen, dass dieser Beruf trotz aller Herausforderungen eine echte

Berufung ist. Durch die Geschichten derer, die diesen Weg bereits gegangen sind, möchte dieses Buch angehende Pflegehelfer dazu inspirieren, sich voll und ganz auf ihre Rolle einzulassen, einen tieferen Sinn in ihrer Arbeit zu finden und jeden Tag als eine neue Gelegenheit zu sehen, denjenigen Trost und Hoffnung zu spenden, die sie am meisten brauchen.

Kapitel 1
Entdeckung der Onkologie

- **Krebs verstehen**

  ◦ Grundlagen von Krebs: Ätiologie, Arten und Stadien

Krebs ist eine komplexe, multifaktorielle Krankheit, die durch die abnormale Umwandlung gesunder Zellen in bösartige Zellen entsteht. Die Grundlagen von Krebs zu verstehen bedeutet zunächst, sich mit der Ätiologie von Krebs vertraut zu machen, d. h. mit den Ursachen und Faktoren, die zu seiner Entstehung beitragen, sowie mit den verschiedenen Krebsarten und ihren Entwicklungsstadien.

Die Ätiologie von Krebs ist vielfältig und umfasst eine Kombination aus genetischen, umweltbedingten und verhaltensbedingten Faktoren. Auf zellulärer Ebene wird Krebs ausgelöst, wenn eine Zelle Mutationen in ihrer DNA erfährt, wodurch die Mechanismen gestört werden, die die Zellteilung regulieren. Diese Mutationen können genetisch vererbt oder im Laufe des Lebens durch den Kontakt mit Karzinogenen wie Tabak, Strahlung, bestimmten Virusinfektionen oder toxischen Chemikalien erworben werden. Andere Faktoren wie eine unausgewogene Ernährung, Fettleibigkeit und Bewegungsmangel können das Krebsrisiko ebenfalls erhöhen, indem sie zu einer Umgebung beitragen, die eine bösartige Zelltransformation begünstigt.

Die Krebsarten werden nach dem Gewebe oder Organ klassifiziert, aus dem die Krebszellen stammen. Zu den häufigsten gehören Karzinome, die sich in den Epithelzellen von Organen wie der Haut, der Lunge oder den Brustdrüsen entwickeln. Die weniger häufigen Sarkome befallen das Bindegewebe wie Knochen, Muskeln und Blutgefäße. Lymphome und Leukämien befallen die Zellen des Immunsystems und des Blutes, während Myelome in den Plasmazellen des Knochenmarks entstehen. Jede Krebsart weist spezifische biologische Merkmale auf, die nicht nur ihr klinisches Verhalten, sondern auch die verfügbaren Behandlungsmöglichkeiten beeinflussen.

Die Einteilung von Krebs in Stadien ist ein Schlüsselelement zur Bestimmung der Prognose und zur Ausrichtung der Behandlungsstrategien. Die Krebsstadien werden in der Regel anhand der Größe des Tumors, seiner lokalen Ausbreitung, der Beteiligung der Lymphknoten und der Frage, ob Fernmetastasen vorhanden sind, bestimmt. Stadium I steht für einen begrenzten Krebs, der oft auf seinen Ursprungsort beschränkt ist und bei frühzeitiger Behandlung eine im Allgemeinen günstige Prognose hat. Stadium II weist auf eine weiter fortgeschrittene lokale Progression hin, während Stadium III eine Ausbreitung auf benachbarte Lymphknoten beinhaltet, was auf eine aggressivere Erkrankung hindeutet. Stadium IV schließlich steht für metastasierenden Krebs, bei dem sich die Krebszellen in andere Organe ausgebreitet haben, was die Behandlung komplizierter und die Prognose zurückhaltender macht.

- Therapeutische Ansätze: Chirurgie, Chemotherapie, Strahlentherapie, Immuntherapie

Die Behandlungsansätze in der Onkologie sind vielfältig und werden je nach Krebsart, Krebsstadium und individuellen Eigenschaften des Patienten sorgfältig ausgewählt. Jeder dieser Ansätze - Chirurgie, Chemotherapie, Strahlentherapie und Immuntherapie - stellt eine Waffe im Arsenal der Krebsbekämpfung dar, jede mit ihren eigenen Besonderheiten, Indikationen und Zielen.

Eine Operation ist oft eine der ersten Optionen, die in Betracht gezogen werden, wenn Krebs entdeckt wird. Dabei wird der Tumor so vollständig wie möglich entfernt. Ziel ist es, die sichtbare Krebsmasse und manchmal auch das umliegende Gewebe, das mikroskopisch kleine Krebszellen enthalten könnte, zu entfernen. Die Chirurgie kann kurativ sein, wenn der gesamte Tumor entfernt wird, sie kann aber auch palliativ sein und darauf abzielen, die Symptome zu verringern, wenn eine vollständige Heilung nicht möglich ist. Die chirurgischen Techniken haben sich im Laufe der Zeit erheblich verbessert, wobei die minimalinvasive Chirurgie aufkam, die das Trauma für den Patienten verringert und eine schnellere Genesung ermöglicht.

Die Chemotherapie, ein weiterer zentraler Ansatz, beruht auf der Verwendung von zytotoxischen Medikamenten, die Krebszellen zerstören oder ihre Fähigkeit zur Zellteilung hemmen sollen. Diese Medikamente werden häufig intravenös verabreicht, können aber auch oral eingenommen oder direkt in den Tumor injiziert werden. Die Chemotherapie kann allein oder in Kombination mit anderen Behandlungen eingesetzt werden und spielt eine entscheidende Rolle bei der Behandlung von disseminierten Krebserkrankungen, d. h. Krebserkrankungen, die sich über ihren Ursprungsort hinaus ausgebreitet haben. Die Chemotherapie wirkt sich jedoch auch auf normale, sich schnell teilende Zellen aus, was zu erheblichen Nebenwirkungen wie Müdigkeit, Übelkeit, Haarausfall und Infektionsrisiken aufgrund der Verringerung der weißen Blutkörperchen führt. Der Umgang mit diesen Nebenwirkungen ist ein wesentlicher Teil der Arbeit des Pflegepersonals, das die Patienten durch diese schwierige Behandlung begleiten muss.

Bei der Strahlentherapie hingegen wird ionisierende Strahlung eingesetzt, um die Krebszellen zu zerstören. Diese Methode wird häufig zur Behandlung von örtlich begrenzten Tumoren oder zur Verkleinerung des Tumors vor einer Operation eingesetzt. Die Strahlentherapie kann extern angewendet werden, wobei Strahlenbündel auf den Tumor gerichtet werden, oder intern, wobei radioaktive Quellen direkt im oder in der Nähe des Tumors platziert werden, eine Methode, die Brachytherapie oder Brachytherapie genannt wird. Dank technologischer Fortschritte ist es möglich, Krebszellen sehr genau zu treffen und gleichzeitig die Schädigung des umliegenden gesunden Gewebes zu minimieren. Dennoch kann die Strahlentherapie lokal begrenzte Nebenwirkungen wie Hautverbrennungen, Entzündungen der Schleimhäute oder Schäden an benachbarten Organen verursachen, die eine angemessene Überwachung und Pflege erfordern.

Die Immuntherapie, ein neuerer, aber schnell wachsender Ansatz, macht sich das Immunsystem des Patienten zunutze, um den Krebs zu bekämpfen. Immuntherapeutische Behandlungen regen die körpereigenen Abwehrkräfte an oder verändern bestimmte Immunzellen so, dass sie Krebszellen effektiver erkennen und angreifen. Dieser Ansatz hat bei mehreren Krebsarten vielversprechende Ergebnisse gezeigt, insbesondere bei Melanomen, einigen Lungenkrebsarten und Lymphomen. Im Gegensatz zur Chemo- oder Strahlentherapie, die die Krebszellen direkt angreifen, hilft die Immuntherapie dem Körper, sich selbst zu verteidigen, was zu lang anhaltenden Remissionen führen kann. Allerdings kann diese Methode auch unkontrollierte Immunreaktionen hervorrufen, die zu potenziell schwerwiegenden Nebenwirkungen wie Autoimmunentzündungen führen, weshalb das Behandlungsteam besonders wachsam sein muss.

- Die Prognose und die Herausforderungen bei der Behandlung

Die Prognose in der Onkologie ist eine entscheidende Komponente, die den gesamten Behandlungsverlauf eines Krebspatienten steuert. Sie ist die Bewertung der Heilungs- oder Überlebensaussichten, die auf einer Vielzahl von klinischen, biologischen und genetischen Faktoren beruht. Die Prognose hängt hauptsächlich von der Krebsart, dem Stadium zum Zeitpunkt der Diagnose, der Lokalisation des Tumors, seiner Aggressivität und dem erwarteten Ansprechen auf die Behandlung ab. Die Prognose ist jedoch nicht nur eine statistische Größe, sondern umfasst auch eine menschliche Dimension, in der Ungewissheit und Hoffnung nebeneinander stehen.

Eine der größten Herausforderungen im Zusammenhang mit der Prognose ist die Variabilität der Reaktionen auf die Behandlung. Selbst wenn zwei Patienten die gleiche Krebsart im gleichen Stadium haben, können ihre Reaktionen auf die Behandlung aufgrund individueller Faktoren wie allgemeiner Gesundheitszustand, Alter und Komorbiditäten sehr unterschiedlich ausfallen. Darüber hinaus können die

Krebserkrankungen selbst im Laufe der Zeit mutieren oder Resistenzen gegen Behandlungen entwickeln, was die Situation noch komplizierter macht. Diese Ungewissheit verlangt von den medizinischen Teams, einschließlich der Pflegekräfte, eine ständige Wachsamkeit und Anpassungsfähigkeit, um die Pflege an die Entwicklung der Krankheit anzupassen.

Die Prognose beeinflusst auch die Wahl der Behandlungsmethoden. Bei früh erkannten Krebserkrankungen, bei denen die Prognose günstig ist, wird häufig ein kuratives Ziel verfolgt, das auf die vollständige Ausrottung der Krankheit abzielt. In diesen Fällen kann die Behandlung aggressiver sein und eine Kombination aus Operation, Chemotherapie und Strahlentherapie beinhalten, da die erwarteten Vorteile höher eingeschätzt werden als die Risiken. Umgekehrt kann bei fortgeschrittenen Krebserkrankungen, bei denen die Heilungschancen geringer sind, der Schwerpunkt auf die palliative Versorgung gelegt werden, die darauf abzielt, das Leben zu verlängern und gleichzeitig die Lebensqualität des Patienten zu verbessern. Dies erfordert ein sensibles Gleichgewicht zwischen der Wirksamkeit der Behandlungen und dem Umgang mit Nebenwirkungen, um einen bereits geschwächten Patienten nicht noch mehr zu schädigen.

Die Herausforderungen im Zusammenhang mit Behandlungen beschränken sich nicht nur auf ihre Wirksamkeit. Sie umfassen auch den Umgang mit Nebenwirkungen, die für die Lebensqualität der Patienten verheerend sein können. Die Chemotherapie beispielsweise ist zwar eine mächtige Waffe gegen den Krebs, kann aber Nebenwirkungen wie Übelkeit, extreme Müdigkeit, Haarausfall und Immunsuppression verursachen, wodurch sich das Risiko von Infektionen erhöht. Auch die Strahlentherapie kann, obwohl sie gezielt eingesetzt wird, zu Komplikationen wie Hautverbrennungen, Schäden an benachbarten Organen und anhaltender Müdigkeit führen. Selbst die Immuntherapie kann trotz ihrer vielversprechenden Fortschritte schwere Autoimmunreaktionen hervorrufen, die eine strenge medizinische Überwachung erforderlich machen.

Darüber hinaus stellen die Prognose und die Behandlungen eine große psychologische Herausforderung dar. Die Mitteilung einer schwierigen Prognose kann für den Patienten und seine Angehörigen einen emotionalen Schock bedeuten und Gefühle wie Angst, Furcht und Depressionen hervorrufen. Der Pfleger spielt hier eine Schlüsselrolle, indem er moralische Unterstützung bietet, indem er da ist, um zuzuhören, zu beruhigen und den Patienten durch diese schwierigen Momente zu begleiten. Dies ist eine schwierige Aufgabe, denn es gilt, den Wunsch des Patienten nach Information zu respektieren und gleichzeitig ein Gleichgewicht zwischen Realismus und Hoffnung zu wahren.

Schließlich sind auch die finanziellen und sozialen Herausforderungen nicht zu vernachlässigen. Onkologische Behandlungen können kostspielig sein, und ihre oft lange Dauer kann für Patienten und ihre Familien zu wirtschaftlichen Schwierigkeiten führen. Darüber hinaus können der Verlust der Arbeitsfähigkeit und die Kosten für zusätzliche Pflege diese Situationen noch verschärfen, wodurch ein Bedarf an finanzieller und sozialer Unterstützung entsteht. Auch hier ist die Rolle des Pflegeteams entscheidend, um die Patienten auf verfügbare Ressourcen hinzuweisen und sie bei Behördengängen zu begleiten.

- **Die Organisation der Onkologieabteilung**

    ◦ Die Rolle der verschiedenen Gesundheitsfachkräfte: Onkologen, Krankenschwestern, Psychologen, Pflegekräfte

Die Rolle der verschiedenen Gesundheitsfachkräfte in der Onkologie ist grundsätzlich interdisziplinär, da jedes Teammitglied sein Fachwissen und seine Unterstützung einbringt, um dem Patienten eine umfassende und kohärente Behandlung zu bieten. Die Zusammenarbeit zwischen Onkologen, Krankenschwestern, Psychologen und Pflegekräften ist von entscheidender Bedeutung, um den vielfältigen Dimensionen der Krebsbehandlung gerecht zu werden, die weit über den medizinischen Bereich hinausgeht und auch die psychologischen, sozialen und emotionalen Aspekte der Krankheit einschließt.

Der Onkologe steht oft im Mittelpunkt dieses multidisziplinären Teams. Er ist derjenige, der die genaue Krebsdiagnose stellt, das Stadium der Krankheit bestimmt und den Behandlungsplan erstellt. Er entscheidet über den geeignetsten Behandlungsansatz, sei es Operation, Chemotherapie, Strahlentherapie oder Immuntherapie, und berücksichtigt dabei die besonderen Merkmale jedes einzelnen Patienten. Der Onkologe muss nicht nur über umfassende Kenntnisse der verschiedenen Behandlungsmodalitäten verfügen, sondern auch in der Lage sein, diese Behandlungen an den Krankheitsverlauf und die sich ändernden Bedürfnisse des Patienten anzupassen. Darüber hinaus spielt er eine entscheidende Rolle bei der Kommunikation mit dem Patienten, indem er die Diagnose, die Behandlungsmöglichkeiten, die Risiken und den Nutzen erläutert und gleichzeitig für Fragen zur Verfügung steht und Bedenken zerstreut.

Onkologiepfleger spielen eine zentrale Rolle bei der Durchführung von Behandlungen und der täglichen Betreuung der Patienten. Sie überwachen die Vorbereitung und Verabreichung der Chemotherapie, überwachen die Nebenwirkungen der Behandlung und greifen schnell ein, wenn Komplikationen auftreten. Ihre Arbeit beschränkt sich nicht nur auf technische Aspekte, sondern sie sind oft die ersten, die Anzeichen von emotionaler oder körperlicher Not bei den Patienten erkennen und so als Vermittler zwischen Patient und Onkologe fungieren können. Onkologiepflegende bauen auch eine enge Beziehung zu den Patienten auf, indem sie während des gesamten Behandlungsverlaufs entscheidende moralische Unterstützung bieten und dabei helfen, sich in Zeiten der Unsicherheit und Angst zurechtzufinden.

Psychologen spielen eine wesentliche Rolle in der umfassenden Betreuung von Krebspatienten. Die psychologische Dimension der Krankheit ist oft genauso wichtig wie die medizinische

Behandlung selbst. Onkologiepsychologen sind darauf geschult, Patienten bei der Bewältigung der komplexen Emotionen zu helfen, die mit einer Krebsdiagnose einhergehen, wie Angst, Depression und Zukunftsangst. Sie bieten einen sicheren Raum, in dem Patienten ihre Ängste, Frustrationen und Hoffnungen ausdrücken können, und helfen ihnen dabei, Bewältigungsstrategien für den Umgang mit der Krankheit und den Behandlungen zu entwickeln. Die Psychologen arbeiten auch eng mit den Familien der Patienten zusammen, unterstützen sie bei ihrer eigenen emotionalen Reise und helfen ihnen, ihre kranken Angehörigen besser zu verstehen und zu begleiten.

Schließlich nehmen Pflegekräfte eine zentrale Stellung in der täglichen Begleitung von Onkologiepatienten ein. Ihre Rolle ist oft am nächsten an den unmittelbaren und konkreten Bedürfnissen der Patienten. Sie sind für die Hygienepflege, die Überwachung der Vitalparameter und die Unterstützung bei den Aktivitäten des täglichen Lebens wie Ernährung und Mobilität zuständig. Ihre Rolle geht jedoch weit über die technischen Aufgaben hinaus. Pflegehilfskräfte sorgen für eine kontinuierliche und beruhigende Präsenz, oft zu Zeiten, in denen die Patienten am verletzlichsten sind. Ihre Verfügbarkeit, ihr Zuhören und ihr Einfühlungsvermögen machen sie zu unschätzbaren Unterstützern, die eine starke menschliche Bindung zu den Patienten aufbauen. Sie sind oft die ersten, die subtile Veränderungen im körperlichen oder emotionalen Zustand der Patienten wahrnehmen und ermöglichen so ein schnelles Eingreifen des medizinischen Teams.

- Aufbau und Funktionsweise einer Onkologieabteilung

Die Struktur und Funktionsweise einer Onkologieabteilung ist darauf ausgelegt, der Komplexität der Pflege gerecht zu werden, die Krebspatienten benötigen. Diese Station ist ein Ort, an dem die medizinische Versorgung mit psychologischer und sozialer Unterstützung kombiniert wird. Sie bietet einen umfassenden und koordinierten Ansatz, um die Patienten während ihres gesamten Behandlungsverlaufs zu begleiten.

Eine Onkologieabteilung ist in der Regel in mehrere spezialisierte Abteilungen gegliedert, die sich jeweils mit einem bestimmten Aspekt der Behandlung befassen. Häufig gibt es eine stationäre Einheit, in der Patienten betreut werden, die eine intensive Pflege oder eine ständige Überwachung benötigen. Diese Station ist für den Umgang mit komplexen Behandlungen wie Chemotherapie ausgestattet, die aufgrund potenziell schwerwiegender Nebenwirkungen eine engmaschige Überwachung erfordern. Die Zimmer dort sind häufig so eingerichtet, dass sie ein Höchstmaß an Komfort bieten, so dass die Patienten so nah wie möglich an ihrem Zuhause bleiben können, während sie gleichzeitig eine hochwertige Pflege erhalten.

Neben der stationären Abteilung gibt es oft eine ambulante Abteilung, in die Patienten für regelmäßige Besuche bei ihren Onkologen, für Gesundheitschecks oder zur Anpassung der Behandlung kommen. Diese Einheit ist entscheidend für die Nachsorge von Patienten während der Behandlung oder in Remission. Die ambulanten Sprechstunden ermöglichen es, eine ständige Verbindung zwischen dem Patienten und dem Behandlungsteam aufrechtzuerhalten, den Krankheitsverlauf zu überwachen und die Behandlungsstrategien entsprechend den klinischen Ergebnissen und den Gefühlen des Patienten anzupassen.

Die Onkologieabteilung umfasst auch einen Bereich für die Tagespflege, in dem die Patienten ambulante Behandlungen wie Chemotherapie oder bestimmte zielgerichtete Therapien erhalten. Diese Behandlungen werden in einem Rahmen durchgeführt, der es den Patienten ermöglicht, noch am selben Tag nach Hause zu gehen, was für ihre Lebensqualität besonders vorteilhaft ist. Die Tagespflege erfordert eine genaue Organisation, da sie einen ständigen Strom von Patienten mit sich bringt, die schnell und effizient versorgt werden müssen, während gleichzeitig ein Höchstmaß an Sicherheit gewährleistet wird.

Ein weiteres Schlüsselelement in der Struktur der Abteilung ist die Palliativstation, die Patienten gewidmet ist, bei denen das Hauptziel nunmehr darin besteht, Symptome zu lindern und die Lebensqualität zu verbessern, anstatt die Krankheit kurativ zu behandeln. Die Palliativmedizin ist ein wesentlicher Bestandteil der Onkologie, da sie Patienten und ihre Familien durch die schwersten Zeiten begleitet und medizinische, psychologische und spirituelle Unterstützung bietet.

Die Funktionsweise einer Onkologieabteilung beruht auf einer engen Koordination zwischen diesen verschiedenen Abteilungen und einer reibungslosen Kommunikation zwischen allen Mitgliedern des Pflegeteams. Zur Besprechung komplexer Fälle werden regelmäßig multidisziplinäre Besprechungen abgehalten, bei denen Onkologen, Krankenschwestern, Psychologen, Pfleger und andere Gesundheitsfachkräfte zusammenarbeiten, um die besten Behandlungsstrategien festzulegen. Dieser kollaborative Ansatz gewährleistet, dass jeder Patient einen persönlichen Behandlungsplan erhält, der auf seine speziellen Bedürfnisse und den Krankheitsverlauf abgestimmt ist.

Darüber hinaus integriert eine Onkologieabteilung häufig auch klinische Forschungsaktivitäten in Zusammenarbeit mit Forschungszentren und Pharmaunternehmen. Den Patienten kann die Teilnahme an klinischen Studien angeboten werden, wodurch sie Zugang zu innovativen Behandlungsmethoden erhalten, die sich noch in der Evaluierungsphase befinden. Diese Forschungsaktivitäten sind für den Wissensfortschritt in der Onkologie und für die Verbesserung der verfügbaren Behandlungsmethoden von entscheidender Bedeutung.

Die Organisation der Onkologieabteilung umfasst auch unterstützende Infrastrukturen, wie z. B. Räume für die psychologische und soziale Betreuung der Patienten. Patienten und ihre Familien können Beratungsgespräche mit Psychologen, Sozialarbeitern und manchmal sogar mit Ernährungsberatern oder Therapeuten, die auf unterstützende Pflege wie Physio- oder Ergotherapie spezialisiert sind, in Anspruch nehmen. Diese

Unterstützungsdienste sollen die vielfältigen Dimensionen von Krebs behandeln und anerkennen, dass diese Krankheit nicht nur den Körper, sondern auch den Geist und die Seele beeinträchtigt.

- Die verschiedenen Bereiche: Krankenhausaufenthalt, Konsultationen, Palliativpflege

Die verschiedenen Bereiche einer Onkologieabteilung sind so konzipiert, dass sie eine umfassende Betreuung bieten, die auf die unterschiedlichen Bedürfnisse von Krebspatienten zugeschnitten ist. Diese Bereiche, die den Krankenhausaufenthalt, die Sprechstunden und die Palliativpflege umfassen, spielen jeweils eine spezifische Rolle im Behandlungsverlauf, sind jedoch eng miteinander vernetzt, um Kontinuität und eine optimale Pflegequalität zu gewährleisten.

Ein Krankenhausaufenthalt in der Onkologie ist häufig Patienten vorbehalten, die eine intensive Überwachung oder komplexe Behandlungen benötigen, die nicht ambulant durchgeführt werden können. In diesem Bereich erhalten die Patienten schwere Behandlungen wie bestimmte Chemotherapien, die Behandlung schwerer Komplikationen oder die postoperative Versorgung nach einer onkologischen Operation. Die stationären Abteilungen sind so konzipiert, dass sie eine sichere Umgebung bieten, in der die Patienten von einem Team aus Gesundheitsfachkräften, die jederzeit einsatzbereit sind, genau überwacht werden können. Die Zimmer für die stationäre **Behandlung** sind häufig so ausgestattet, dass sie maximalen Komfort bieten, wobei besonders darauf geachtet wird, Stress zu reduzieren und die Lebensqualität der Patienten während ihres Aufenthalts zu verbessern. Das Pflegepersonal, zu dem Ärzte, Krankenschwestern und Pfleger gehören, spielt hier eine entscheidende Rolle, indem es die Patienten und ihre Familien ständig überwacht, Behandlungen durchführt und ihnen moralische Unterstützung bietet.

Die Onkologie-Sprechstunde ist ein weiterer wichtiger Bereich, in den die Patienten zu regelmäßigen Terminen mit ihren Onkologen kommen. In diesen Sprechstunden wird der Krankheitsverlauf verfolgt, die Behandlung auf der Grundlage der Untersuchungsergebnisse und der Gefühle des Patienten angepasst und neue Behandlungsmöglichkeiten, die sich ergeben können, besprochen. In der Sprechstunde werden auch viele wichtige Entscheidungen über die Behandlung getroffen, z. B. über die Wahl der Behandlung, die Bewertung von Nebenwirkungen und die Behandlung von Symptomen. In den Sprechstunden haben die Patienten die Möglichkeit, Fragen zu stellen, ihre Krankheit zu verstehen und Ratschläge zu erhalten, wie sie mit den praktischen Aspekten ihrer Behandlung umgehen sollen. Dieser Bereich spielt daher eine zentrale Rolle bei der Begleitung der Patienten während ihres gesamten Krankheitsverlaufs, indem er ihnen eine persönliche Betreuung bietet und eine kontinuierliche Kommunikation zwischen ihnen und dem Behandlungsteam gewährleistet.

Die Palliativmedizin hingegen widmet sich der Betreuung von Patienten, deren Hauptziel nicht mehr die Heilung, sondern die Verbesserung der Lebensqualität ist. Die palliativmedizinische Versorgung in der Onkologie konzentriert sich auf die Behandlung von Symptomen, die Linderung von Schmerzen und die emotionale und psychologische Unterstützung. Dieser Bereich ist von grundlegender Bedeutung, um sicherzustellen, dass Patienten ihre letzten Momente mit Würde, Komfort und ohne unnötiges Leiden verbringen. Die Palliativmedizin ist nicht auf das Lebensende beschränkt; sie kann bereits in den frühen Stadien der Behandlung eingesetzt werden, wenn die Symptombehandlung komplex wird. Palliativteams arbeiten eng mit dem Patienten und seiner Familie zusammen und bieten eine kontinuierliche Unterstützung, die die physischen, psychologischen, sozialen und spirituellen Dimensionen der Versorgung einbezieht. Dazu gehören Gespräche über die Wünsche des Patienten, die Begleitung bei schwierigen Entscheidungen und die Unterstützung der Angehörigen nach dem Tod des Patienten.

Diese verschiedenen Bereiche - Krankenhaus, Sprechstunden und Palliativmedizin - sind miteinander verbunden, um eine umfassende und kohärente Versorgung zu bieten. Die Übergänge zwischen diesen Bereichen werden fließend gehandhabt, sodass die Patienten in jeder Phase ihres Weges die richtige Versorgung erhalten, während die Kontinuität der Versorgung und das Vertrauensverhältnis zum medizinischen Team gewahrt bleiben. Diese sektorale Organisation gewährleistet, dass jeder Patient die **Pflege** erhält, die seinem Gesundheitszustand, seinen Bedürfnissen und Vorlieben am besten entspricht, und dabei eine umfassende, menschliche und persönliche Betreuung erfährt.

- **Einführung in die Arbeit des Pflegehelfers in der Onkologie**
  - Besondere Aufgaben in der Onkologie im Vergleich zu anderen Fachgebieten

Die spezifischen Aufgaben in der Onkologie unterscheiden sich von denen anderer Fachgebiete durch die Komplexität und Intensität der erforderlichen Pflege sowie durch die Bedeutung, die der psychologischen Betreuung und der emotionalen Unterstützung beigemessen wird. In der Onkologie sind die Pflegekräfte mit einem Krankheitsbild konfrontiert, bei dem die Krankheit und die Behandlung oft langwierig, anstrengend und für die Patienten und ihre Familien tiefgreifend sind. Dies erfordert besondere Fähigkeiten und menschliche Qualitäten, die über die übliche technische Pflege hinausgehen.

Eine der ersten spezifischen Aufgaben in der Onkologie ist die Verwaltung von schweren und komplexen Behandlungen. Krebspatienten unterziehen sich häufig intensiven **Behandlungsprotokollen** wie Chemotherapie, Strahlentherapie oder Immuntherapie, die eine enge und kontinuierliche Überwachung erfordern. Das Pflegepersonal muss besonders auf mögliche Nebenwirkungen achten, die schwerwiegend oder sogar gefährlich sein können. Dazu gehört auch der Umgang mit Schmerzen, Übelkeit, extremer Müdigkeit sowie Komplikationen wie Infektionen aufgrund einer Immunsuppression. Die Überwachung der Vitalparameter, die Früherkennung von Warnzeichen und die schnelle Anpassung der Pflege sind alltägliche Aufgaben in der Onkologie, die ein erhöhtes Maß an Fachwissen und Reaktionsfähigkeit erfordern.

Neben der physischen Betreuung beinhalten die Einsätze in der Onkologie auch eine ständige psychologische Betreuung. Krebs ist eine Krankheit, die bei den Patienten viel Furcht, Angst und Unsicherheit auslöst. Die Pflegekraft muss in der Lage sein, den Patienten in diesen verletzlichen Momenten zu unterstützen, indem sie ihm aufmerksam zuhört und ihm hilft, mit dem Stress und den Ängsten umzugehen, die mit der Krankheit und den Behandlungen verbunden sind. Diese Unterstützung beschränkt sich nicht nur auf den Patienten selbst, sondern auch auf die Familien, die ebenfalls Zeiten großer Not durchmachen. Die Rolle des Onkologiepflegers ist also eine doppelte: Er muss sowohl eine qualitativ hochwertige technische Pflege gewährleisten als auch eine Stütze für die moralische und emotionale Unterstützung sein.

Eine weitere spezifische Aufgabe in der Onkologie ist die Begleitung von Patienten in der Palliativmedizin. Im Gegensatz zu anderen Fachgebieten, in denen der Schwerpunkt hauptsächlich auf der Heilung liegt, werden in der Onkologie von Anfang an Überlegungen zur Lebensqualität einbezogen, insbesondere wenn die Krankheit unheilbar wird. Pflegekräfte in der Onkologie müssen in der palliativen Pflege ausgebildet sein, die darauf abzielt, Symptome zu lindern, Schmerzen zu reduzieren und das Wohlbefinden des Patienten zu verbessern. Dies erfordert nicht nur spezifische technische Fähigkeiten, sondern auch ein hohes Maß an menschlichem Einfühlungsvermögen, um den Patienten und ihren Familien bei der Bewältigung des Lebensendes zu helfen. Die Begleitung in der Palliativmedizin umfasst auch Gespräche über die Wünsche des Patienten bezüglich seiner zukünftigen Versorgung, den

Umgang mit seinem letzten Willen und die Unterstützung der Angehörigen vor und nach dem Tod.

Schließlich beinhalten die Aufgaben in der Onkologie auch eine wichtige erzieherische Dimension. Das Pflegepersonal muss die Patienten und ihre Familien häufig über die Art der Krankheit, die laufenden Behandlungen, mögliche Nebenwirkungen und die häusliche Pflege aufklären. Diese Aufklärung ist entscheidend, damit die Patienten zu informierten Akteuren ihrer eigenen Gesundheit werden können, indem sie ihnen helfen, die praktischen und emotionalen Aspekte ihrer Behandlung zu verstehen und zu bewältigen. Onkologische Aufklärung geht über die reine Informationsvermittlung hinaus und umfasst auch die Beruhigung, die Klärung von Zweifeln und die Vermittlung der notwendigen Instrumente, damit die Patienten ihren Behandlungsweg mit einem Höchstmaß an Vertrauen und Gelassenheit bewältigen können.

- Die erste Begegnung mit dem Krebspatienten

Die erste Begegnung mit einem Krebspatienten ist ein heikler und tiefgreifender Moment im Behandlungsverlauf. Es ist der Beginn einer oft langen und intensiven therapeutischen Beziehung, die vom ersten Moment an besondere Aufmerksamkeit erfordert. Der erste Kontakt ist nicht nur ein formaler Schritt im Behandlungsprozess, sondern ein Moment, in dem der Patient, der oft mit Angst, Ungewissheit und Furcht konfrontiert ist, beginnt, sich mit einer neuen und erschütternden Realität vertraut zu machen.

Bei dieser ersten Begegnung ist die Haltung der Pflegekraft von entscheidender Bedeutung. Der Patient kommt in der Regel mit einem schweren emotionalen Gepäck an, das aus unbeantworteten Fragen, Zukunftsängsten und der Schwierigkeit, die Diagnose zu akzeptieren, besteht. Die Rolle des **Betreuers**, sei es ein Arzt, eine Krankenschwester oder ein Pfleger, besteht darin, den Patienten mit aufrichtiger Empathie, einem aufmerksamen Zuhören und voller Verfügbarkeit zu empfangen. Dieser erste

Kontakt sollte von Sanftheit und Respekt geprägt sein, denn hier wird die Grundlage für das Vertrauen zwischen dem Patienten und dem medizinischen Team gelegt.

Das Hauptziel dieses Treffens besteht darin, eine Vertrauensbasis zu schaffen, die unerlässlich ist, damit sich der Patient sicher und verstanden fühlt. Die Pflegekraft sollte sich die Zeit nehmen, sich vorzustellen, ihre Rolle zu erklären und dem Patienten zu versichern, dass er in seinem Kampf gegen die Krankheit nicht allein sein wird. Es ist wichtig, eine offene Haltung einzunehmen und dem Patienten zu erlauben, seine Gefühle, Ängste und Fragen zu äußern. Aktives Zuhören ist hier von grundlegender Bedeutung, denn es gibt dem Patienten das Gefühl, dass seine Stimme gehört wird und dass seine Bedenken von Anfang an berücksichtigt werden.

Neben dem emotionalen Aspekt bietet diese erste Begegnung dem Behandler auch die Gelegenheit, mit dem Sammeln wertvoller Informationen über den Patienten zu beginnen. Wenn Sie die Geschichte des Patienten, seine Vorerkrankungen, seinen Lebensstil und seine Erwartungen an die Behandlung verstehen, können Sie die Behandlung von Anfang an auf den Patienten abstimmen. Es ist auch ein Moment, um bestimmte Begriffe zu klären, erste Fragen zur Krankheit und den bevorstehenden **Behandlungen** zu beantworten und den Patienten auf das vorzubereiten, was er durchmachen wird. Es geht darum, einfache, aber präzise Erklärungen zu geben, ohne den Patienten jedoch mit technischen Informationen zu überfordern, und sicherzustellen, dass er jeden Schritt des nun beginnenden Prozesses versteht.

Der Ton des ersten **Treffens** sollte sowohl realistisch als auch hoffnungsvoll sein. Es ist wichtig, den Ernst der Situation nicht herunterzuspielen, aber auch nicht in Pessimismus zu verfallen. Der Betreuer muss diese schwierige Balance schaffen, indem er ehrlich über die bevorstehenden Herausforderungen berichtet und gleichzeitig die verfügbaren Ressourcen und Strategien hervorhebt, um den Patienten bei seiner Behandlung zu unterstützen. Die Einflößung einer hoffnungsvollen Perspektive, selbst in den schwierigsten Situationen, ist ein wesentlicher Teil dieses ersten Kontakts.

○ Grundwerte: Empathie, Geduld, aktives Zuhören
Die Grundwerte Empathie, Geduld und aktives Zuhören sind die Säulen, auf denen die Ausübung eines jeden Pflegeberufs beruht. In der Onkologie sind sie besonders wichtig, da die Patienten emotionalen, physischen und psychologischen Belastungen von seltener Intensität ausgesetzt sind. Diese Werte sind nicht nur wünschenswerte menschliche Qualitäten, sondern entscheidend für den Aufbau einer vertrauensvollen Beziehung, die effektive Begleitung von Patienten auf ihrem Behandlungsweg und die Bereitstellung echter Unterstützung, die über die bloße Verabreichung von Behandlungen hinausgeht.

Empathie ist wahrscheinlich der zentralste Wert in der Onkologie. Sie ermöglicht es den Pflegenden, sich in die Lage des Patienten zu versetzen, seine Leiden, Ängste und Zweifel zu verstehen und angemessen darauf zu reagieren. Empathie ist mehr als nur Mitgefühl; sie bedeutet eine echte emotionale Verbindung zum Patienten, die Fähigkeit, seine Gefühle zu spüren und gleichzeitig die nötige Distanz zu wahren, um professionelle Unterstützung zu bieten. In der Onkologie sind Patienten häufig mit Situationen konfrontiert, in denen sie sehr verletzlich sind, und wenn sie sich von ihren Betreuern verstanden und unterstützt fühlen, kann dies einen großen Unterschied in ihrer Fähigkeit machen, mit der Krankheit umzugehen. Empathie schafft einen sicheren Raum, in dem der Patient seine Gefühle ohne Angst vor Verurteilung ausdrücken kann und weiß, dass er angehört und ernst genommen wird.

Geduld ist ein weiterer unverzichtbarer Wert in der Onkologiepflege. Die Behandlung von Krebs ist oft langwierig, komplex und unvorhersehbar und erfordert zahlreiche Anpassungen und eine engmaschige Überwachung. Patienten können Phasen der Entmutigung, Reizbarkeit oder Verzweiflung durchlaufen, und es ist entscheidend, dass die Pflegekraft in der Lage ist, Geduld zu zeigen und sich nicht von den Schwierigkeiten oder der Langsamkeit des Prozesses entmutigen zu lassen. Geduld hilft auch dabei, die Patienten in ihrem eigenen Tempo beim Verstehen und Akzeptieren der Krankheit zu begleiten. Jeder Mensch reagiert anders auf eine Krebsdiagnose; manche brauchen vielleicht mehr Zeit, um die Informationen zu verarbeiten, Fragen zu stellen oder ihre Gefühle auszudrücken. Eine geduldige Pflegekraft ist in der Lage, zu warten, bis der Patient bereit ist, Erklärungen so oft wie nötig zu wiederholen und präsent zu bleiben, ohne ein Tempo vorzugeben, das nicht den Bedürfnissen des Patienten entspricht.

Das aktive Zuhören ist der dritte Grundwert, der dieses Triptychon vervollständigt. Es besteht nicht nur darin, zu hören, was der Patient sagt, sondern mit voller Aufmerksamkeit zuzuhören und zu versuchen, die Botschaft jenseits der Worte zu verstehen. Aktives Zuhören bedeutet, das Ungesagte wahrzunehmen, die zugrunde liegenden Emotionen zu erkennen und angemessen zu reagieren. Es ist ein interaktiver Prozess, bei dem die Pflegekraft dem Patienten zeigt, dass sie sich voll und ganz auf das Gespräch einlässt, indem sie nickt, ihn ansieht und mit ihren Antworten zum Ausdruck bringt, dass sie dem Gesagten folgt und es versteht. In der Onkologie, wo Patienten häufig Ängste, Hoffnungen und komplexe Fragen äußern, ist aktives Zuhören unerlässlich, um ihnen die Antworten und die Unterstützung zu geben, die sie benötigen. Es ermöglicht auch, Anzeichen von Not oder Unbehagen zu erkennen, die ohne diese intensive Aufmerksamkeit unbemerkt bleiben könnten.

Kapitel 2
Die Tageszeitung des Pflegehelfers in Onkologie

- **Empfang und Begleitung von Patienten**

  ◦ Begrüßungstechniken: Beruhigen und informieren
  Die Begrüßungstechniken in der Onkologie sind entscheidend für die Schaffung eines Klimas des Vertrauens und der Sicherheit vom ersten Moment an. Die Aufnahme eines Krebspatienten bedeutet nicht nur, ihn an einem medizinischen Ort zu empfangen, sondern auch und vor allem, ihn mental und emotional auf einen Lebensabschnitt vorzubereiten, der oft von Ungewissheit, Angst und Schmerzen geprägt sein wird. Beruhigung und Information sind zwei sich ergänzende und unverzichtbare Aspekte dieser Aufnahme, die den Grundstein für eine solide und menschliche therapeutische Beziehung legen.

Die Beruhigung des Patienten bei seiner Ankunft ist von grundlegender Bedeutung. Die Krebsdiagnose ist oft ein Schock, und jeder neue Schritt auf dem medizinischen Weg kann Gefühle der Angst und Verletzlichkeit wieder aufleben lassen. Die Rolle der Pflegekraft besteht darin, einen Raum zu schaffen, in dem sich der Patient sicher, verstanden und unterstützt fühlt. Dies geschieht in erster Linie durch eine wohlwollende Haltung, einen herzlichen Empfang und eine ständige Verfügbarkeit. Der Tonfall der Stimme, der Blick und sogar die Körperhaltung des Pflegenden müssen diese Empathie und Gelassenheit ausdrücken, die dem Patienten Sicherheit geben. Es ist wichtig, sich die Zeit zu nehmen, den Patienten zu begrüßen, ihn zu fragen, wie er sich fühlt, und seinen Antworten echte Aufmerksamkeit zu schenken. Diese erste Annäherung sollte von Sanftheit und Respekt geprägt sein, denn sie hilft, den anfänglichen Stress abzubauen und dem Patienten zu zeigen, dass er in diesem Kampf nicht allein ist.

Beruhigen bedeutet auch, auf die ersten Bedenken des Patienten auf beruhigende Weise einzugehen. Dazu kann es gehören, bestimmte Aspekte der Behandlung oder des Verfahrens zu klären, die Angst oder Verwirrung hervorrufen können. Wenn ein Patient beispielsweise seine Angst vor einer bestimmten Behandlung zum Ausdruck bringt, sollte sich die Pflegekraft die Zeit nehmen, dem Patienten zu erklären, warum diese

Behandlung notwendig ist, welche Ziele sie verfolgt und wie das medizinische Team dafür sorgen wird, dass die Nebenwirkungen so gering wie möglich gehalten werden. Diese Erklärungen sollten in einfachen, verständlichen Worten gegeben werden, die dem Verständnisniveau des Patienten angepasst sind, wobei eine Überflutung mit zu technischen oder angstauslösenden Informationen vermieden werden sollte. Ziel ist es, das Unbekannte in etwas weniger Beängstigendes, Beherrschbares zu verwandeln, was wesentlich zur Beruhigung des Patienten beiträgt.

Informieren ist der andere wesentliche Pfeiler der Aufnahme in der Onkologie. Eine gute Information ermöglicht es dem Patienten, seinen Behandlungsweg zu verstehen, die nächsten Schritte vorauszusehen und sich als Akteur seiner Behandlung zu fühlen. Es ist von entscheidender Bedeutung, dass die Informationen klar, vollständig und ehrlich sind. Bereits bei der ersten Begrüßung ist es wichtig, dem Patienten zu erklären, was passieren wird: welche Untersuchungen oder Behandlungen geplant sind, wie lange es dauern könnte und was er von den einzelnen Schritten zu erwarten hat. Die Informationen sollten sich nicht nur auf medizinische Aspekte **beschränken**, sondern auch auf praktische Aspekte wie die Organisation von Terminen, den Kontakt mit den verschiedenen Mitgliedern des Behandlungsteams und die verfügbaren Ressourcen für psychologische oder soziale Unterstützung.

Die Informationen sollten schrittweise abgegeben werden, wobei das Tempo des Patienten zu beachten ist. Manchmal ist es notwendig, dieselben Informationen mehrmals zu wiederholen, da der emotionale Zustand des Patienten die Aufnahme der Daten erschweren kann, insbesondere bei den ersten Begegnungen. Die Pflegekraft sollte sich **vergewissern**, dass der Patient das Erklärte verstanden hat, indem sie ihn dazu ermutigt, Fragen zu stellen und seine Zweifel zu äußern. Dadurch wird das Vertrauen des Patienten in das Behandlungsteam gestärkt und er wird darauf vorbereitet, sich aktiv an seiner Behandlung zu beteiligen.

○ **Den Patienten auf die Behandlungen vorbereiten: Erklärungen und psychologische Unterstützung**

Die Vorbereitung des Patienten auf die onkologische Behandlung ist ein wesentlicher Schritt, der über den rein medizinischen Rahmen hinausgeht. Diese Vorbereitung beinhaltet sowohl eine klare und detaillierte Aufklärung über den bevorstehenden **Behandlungsprozess** als auch eine angemessene psychologische Unterstützung, um dem Patienten zu helfen, den oftmals langen und anstrengenden Weg zu bewältigen. Ziel ist es, den Patienten in die Lage zu versetzen, seine Behandlung zu verstehen und zu akzeptieren, und ihn gleichzeitig emotional zu unterstützen, damit er dieser Zeit mit größtmöglicher Gelassenheit entgegensehen kann.

Die Erklärungen zu den Behandlungen müssen präzise sein, aber an das Verständnis des Patienten angepasst werden. Jede Behandlung, ob Chemotherapie, Strahlentherapie, Immuntherapie oder Chirurgie, hat ihre Besonderheiten, Ziele und möglichen Nebenwirkungen, die der Patient kennen sollte. Der Pfleger spielt hier eine wesentliche pädagogische Rolle. Es geht nicht nur darum, zu beschreiben, welche Verfahren die Behandlung mit sich bringen wird, sondern auch, warum sie notwendig ist, wie sie auf die Krankheit wirkt und welche Vorteile erwartet werden. Diese Informationen sollten auf einfache Weise vermittelt werden, wobei medizinischer Jargon vermieden, die Realität der bevorstehenden Herausforderungen jedoch nicht heruntergespielt werden sollte. Es ist auch entscheidend, den Patienten alle Fragen stellen zu lassen, die ihm in den Sinn kommen, und sie ehrlich und wohlwollend zu beantworten. Dies verringert die Unsicherheit und Angst vor dem Unbekannten und hilft dem Patienten, sich stärker in der Kontrolle über seinen eigenen Behandlungsweg zu fühlen.

Ebenso unerlässlich ist in dieser Vorbereitungsphase die psychologische Unterstützung. Eine Krebsbehandlung zu erhalten ist eine Herausforderung, die oft intensive Emotionen auslöst, die von Angst und Furcht bis hin zu Traurigkeit und sogar Verzweiflung reichen. Die Rolle des **Betreuers** besteht darin, den

Patienten bei der Bewältigung dieser Emotionen zu begleiten, indem er ihm aufmerksam zuhört und ihn ständig moralisch unterstützt. Dies kann in Form von Gesprächen geschehen, in denen der Patient ermutigt wird, seine Gefühle, Ängste und Hoffnungen auszudrücken. Allein die Tatsache, dass der Patient seine Ängste verbalisiert, kann eine beruhigende Wirkung haben, vor allem wenn er sich verstanden und unterstützt fühlt.

Psychologische Unterstützung kann auch praktische Ratschläge zum Umgang mit den Nebenwirkungen der Behandlung, zur Aufrechterhaltung einer positiven Geisteshaltung oder zur Suche nach externen Ressourcen wie Selbsthilfegruppen, spezialisierten Psychologen oder Seelsorgediensten umfassen. Jeder Patient ist einzigartig, und die Unterstützung muss auf seine spezifischen Bedürfnisse, seine Persönlichkeit und seinen familiären und sozialen Hintergrund zugeschnitten sein. Ziel ist es, dem Patienten nicht nur die Werkzeuge an die Hand zu geben, um diese schwierige Zeit zu überstehen, sondern auch ein emotionales Sicherheitsnetz, auf das er sich jederzeit verlassen kann.

- Die Bedeutung des ersten Kontakts

Der erste Kontakt zwischen einem Patienten und dem Onkologieteam ist ein Moment von entscheidender Bedeutung, da er den Grundstein für die gesamte weitere therapeutische Beziehung legt. Es ist mehr als eine einfache Einführung; es ist eine Begegnung, die Vertrauen, Sicherheit und gegenseitiges Verständnis schaffen soll. Die Art und Weise, wie dieser erste Kontakt stattfindet, kann sich nachhaltig auf die Art und Weise auswirken, wie der Patient seine Behandlung erlebt und wie er mit dem medizinischen Team interagiert.

Bei diesem ersten Kontakt kommt der Patient meist mit einer schweren emotionalen Belastung, die aus Angst, Ungewissheit und manchmal Verzweiflung besteht. Die Diagnose Krebs ist eine erschütternde Nachricht, die Leben verändert und die Patienten oft verunsichert zurücklässt, auf der Suche nach Antworten und

Trost. Die Rolle der Pflegekraft bei diesem ersten Kontakt besteht darin, eine Umgebung zu schaffen, in der sich der Patient sofort aufgehoben fühlt, und zwar nicht nur in medizinischer, sondern auch in menschlicher Hinsicht. Dies beginnt mit einem empathischen Ansatz, bei dem jede Geste und jedes Wort von Respekt und Achtung vor dem Gegenüber geprägt ist.

Der erste Kontakt ist auch der Moment, in dem der erste Eindruck entsteht, ein Eindruck, der beeinflussen kann, wie der Patient den gesamten weiteren Verlauf seiner Behandlung wahrnimmt. Eine herzliche Begrüßung, eine offene Haltung und eine klare Sprache sind entscheidend dafür, dass sich der Patient wohlfühlt. Dies ist eine Gelegenheit für den Behandler, seine Bereitschaft und seinen Willen zu zeigen, den Patienten auf diesem schwierigen Weg zu begleiten. Diese erste Interaktion soll dem Patienten versichern, dass er nicht allein ist, dass er von einem kompetenten und wohlwollenden Team umgeben ist, das ihm in jeder Phase zur Seite stehen wird.

Die Qualität dieses ersten Kontakts hat auch einen direkten Einfluss auf die spätere Kommunikation. Wenn sich der Patient von Anfang an angehört, verstanden und respektiert fühlt, wird er im Verlauf der Behandlung eher bereit sein, seine Bedenken mitzuteilen, Fragen zu stellen und seine Bedürfnisse zu äußern. Diese offene, bidirektionale Kommunikation ist für eine wirksame Nachsorge von entscheidender Bedeutung, da sie es ermöglicht, Probleme frühzeitig zu erkennen, die Behandlung anzupassen und auf die sich ändernden Bedürfnisse des Patienten einzugehen. In diesem Sinne ist der Erstkontakt die Grundlage, auf der das Vertrauen und die Zusammenarbeit aufgebaut werden, die für eine erfolgreiche Behandlung erforderlich sind.

Schließlich ist dieser erste Austausch der Moment, in dem die Grundlagen für eine menschliche Beziehung geschaffen werden. Wenn der Pfleger aufmerksam und einfühlsam ist, kann er beginnen, eine unterstützende Beziehung aufzubauen, die für den Patienten von unschätzbarem Wert sein wird. Dieses Band, das aus kleinen Aufmerksamkeiten, Zuhören und Respekt gewoben ist, wird für den Patienten während der gesamten Behandlung zu einer Kraftquelle werden. Der erste Kontakt ist nicht nur ein Anfang, sondern der Beginn eines gemeinsamen Weges, auf dem der Patient und das Behandlungsteam gemeinsam Hand in Hand gehen, um die kommenden Herausforderungen zu meistern.

- **Technische Pflege**

    ◦ Patientengerechte Hygienepflege in der Onkologie

Die richtige Hygiene bei Onkologiepatienten ist besonders wichtig, da diese Patienten anfälliger sind und oft durch die Krankheit selbst und die schweren Behandlungen geschwächt sind. Sie ist wichtig, um Infektionen vorzubeugen, das Wohlbefinden des Patienten zu erhalten und seine Würde in einer Umgebung zu wahren, in der der Körper oft stark beansprucht wird.

In der Onkologie können sich Patienten Behandlungen wie Chemo- oder Strahlentherapie unterziehen, die ihr Immunsystem schwächen und sie anfälliger für Infektionen machen. Die Hygiene muss daher mit akribischer Sorgfalt und unter Einhaltung der höchsten Standards durchgeführt werden, um eine Ansteckung zu vermeiden. Dazu gehören einfache, aber grundlegende Maßnahmen wie das Händewaschen, die Verwendung von Handschuhen und die Desinfektion von Kontaktflächen. Diese Vorsichtsmaßnahmen dienen nicht nur dem Schutz des Patienten, sondern verhindern auch die Verbreitung von Keimen in der gesamten Krankenhausumgebung.

Die Körperpflege in der Onkologie muss auch an die Besonderheiten der Behandlungen, die die Patienten erhalten, angepasst werden. Beispielsweise kann die Haut aufgrund der Strahlentherapie oder der Nebenwirkungen bestimmter Medikamente extrem empfindlich, trocken oder gereizt werden. In diesen Fällen ist es wichtig, milde, hypoallergene und unparfümierte Toilettenartikel zu verwenden, um eine Verschlimmerung der Hautirritationen zu vermeiden. Bäder oder Duschen sollten mit lauwarmem, niemals zu heißem Wasser durchgeführt werden, um die Trockenheit der Haut nicht noch zu verstärken. Das Abtrocknen sollte eher durch sanftes Klopfen als durch Reiben erfolgen, um die Hautintegrität zu erhalten.

Die Pflege der Mundhygiene ist ebenso entscheidend. Chemo- und Strahlentherapie können Mukositis verursachen, schmerzhafte Entzündungen der Mundschleimhaut, die die Mundpflege besonders heikel machen. Es wird empfohlen, ultraweiche Zahnbürsten und geeignete Mundspülungen zu verwenden, um den Mund sanft zu reinigen, ohne zusätzliche Reizungen zu verursachen. Die regelmäßige Befeuchtung des Mundes ist ebenfalls von entscheidender Bedeutung, um Trockenheit und Geschwürbildungen vorzubeugen, die Infektionen Tür und Tor öffnen.

In der Onkologie beschränkt sich die Hygienepflege nicht nur auf den körperlichen Aspekt, sondern hat auch eine wichtige psychologische Dimension. Das Gefühl, sauber und gepflegt zu sein, trägt wesentlich zum Wohlbefinden und zur Würde des Patienten bei, was besonders wichtig ist, wenn die Krankheit zu einem Verlust der Kontrolle über den eigenen Körper führen kann. Bei Patienten, die zu geschwächt sind, um sich zu bewegen oder ihre Hygienepflege selbst durchzuführen, muss die Hilfe der Pflegekraft von Respekt und Feingefühl geprägt sein. Die **Pflegekraft** sollte stets erklären, was sie tun wird, die Zustimmung des Patienten einholen und sicherstellen, dass jeder Handgriff mit größter Rücksicht auf das Schamgefühl ausgeführt wird.

Schließlich muss die Hygienepflege in der Onkologie auf jeden einzelnen Patienten abgestimmt werden, je nach seinem Allgemeinzustand, dem Grad seiner Selbstständigkeit und seinen persönlichen Vorlieben. Manche Patienten ziehen es vielleicht vor, bestimmte Pflegemaßnahmen mit minimaler Unterstützung selbst durchzuführen, während andere eine umfassende

Unterstützung benötigen. Die Pflegekraft sollte auf diese individuellen Bedürfnisse eingehen und eine persönliche Betreuung anbieten, die das Gefühl des Patienten, die Kontrolle über sein eigenes Leben zu haben, auch in den schwierigsten Momenten stärkt.

○ Überwachung der Vitalparameter und Warnzeichen
Die Überwachung von Vitalparametern und Warnsignalen ist ein wesentlicher Bestandteil der Onkologiepflege, bei der die Patienten, die durch ihre Krankheit und die Behandlungen, die sie erhalten, oft geschwächt sind, ständig überwacht werden müssen. Sie ist entscheidend für die Vermeidung von Komplikationen, die schnelle Reaktion auf kritische Situationen und die proaktive Anpassung der Pflege an den sich ändernden Gesundheitszustand des Patienten.

Vitalparameter wie Körpertemperatur, Herzfrequenz, Blutdruck, Atemfrequenz und Sauerstoffsättigung sind Schlüsselindikatoren für den Gesundheitszustand des Patienten. In der Onkologie müssen diese Messungen regelmäßig durchgeführt werden, da sie subtile, aber signifikante Veränderungen im Zustand des Patienten aufzeigen können. So kann beispielsweise ein plötzlicher Anstieg der Körpertemperatur auf eine Infektion hindeuten, eine häufige Komplikation bei Patienten, deren Immunsystem durch eine Chemotherapie geschwächt ist. Ebenso kann eine Veränderung der Herzfrequenz oder des Blutdrucks auf schwerwiegende Nebenwirkungen der Behandlung hinweisen, wie z. B. Herzstörungen oder schwere Dehydrierung. Die Früherkennung dieser Anomalien ermöglicht ein rasches Eingreifen, das für die Vermeidung schwerwiegenderer Komplikationen entscheidend sein kann.

Die Überwachung hört jedoch nicht bei diesen grundlegenden Parametern auf. Ebenso wichtig sind die Warnzeichen, zu denen Symptome wie Schmerzen, extreme Müdigkeit, Kurzatmigkeit, Veränderungen des Bewusstseinszustands oder Veränderungen des körperlichen Erscheinungsbilds gehören. Diese Anzeichen können subjektiver sein, liefern aber wertvolle Informationen darüber, wie der Patient mit der Behandlung umgeht und wie sich die Krankheit auf seinen Körper auswirkt. Beispielsweise können unkontrollierte Schmerzen nicht nur die Lebensqualität des Patienten beeinträchtigen, sondern auch ein Anzeichen für ein Fortschreiten der Krankheit oder eine behandlungsbedingte Komplikation sein. Plötzliche Kurzatmigkeit kann auf ein Lungen- oder Herz-Kreislauf-Problem hinweisen, das eine sofortige Behandlung erfordert.

In der Onkologie muss das Pflegepersonal daher nicht nur darin geschult werden, diese Vitalparameter zu messen, sondern auch darin, die klinischen Zeichen im besonderen Kontext des jeweiligen Patienten zu interpretieren. Diese Fähigkeit, die Signale des Körpers zu lesen und sie mit dem allgemeinen Zustand des Patienten in Verbindung zu bringen, ist entscheidend, um Probleme zu antizipieren, bevor sie kritisch werden. Beispielsweise kann die genaue Überwachung eines Patienten, der eine Chemotherapie erhält, die ersten Anzeichen einer Neutropenie erkennen, einer gefährlichen Abnahme der weißen Blutkörperchen, die den Patienten einem hohen Infektionsrisiko aussetzt. Wird dieser Zustand frühzeitig erkannt, können vorbeugende Maßnahmen wie Schutzisolierung oder die Verabreichung spezieller Behandlungen eingeleitet werden, um eine schwere Infektion zu verhindern.

Die Kommunikation mit dem Patienten ist ebenfalls ein grundlegender Aspekt dieser Überwachung. Die Pflegekraft sollte den Patienten nicht nur beobachten, sondern auch nach seinen Empfindungen, Schmerzen und allen Veränderungen fragen, die er möglicherweise verspürt. Den Patienten zu ermutigen, jede noch so kleine Abweichung zu melden, ist entscheidend, denn so können die objektiven Daten der Vitalparameter durch subjektive, aber ebenso wichtige Informationen über den allgemeinen Gesundheitszustand ergänzt werden. Diese offene Kommunikation trägt dazu bei, ein Klima des Vertrauens zu schaffen, in dem sich der Patient angehört und unterstützt fühlt, was auch zu einer besseren Therapietreue und einer aktiven Mitarbeit bei der eigenen Versorgung beitragen kann.

Schließlich muss die Überwachung der Vitalparameter und Warnzeichen mit der Fähigkeit einhergehen, schnell und effektiv auf Anomalien zu reagieren. Das bedeutet nicht nur, das medizinische Team rechtzeitig alarmieren zu können, sondern auch in der Lage zu sein, erste unterstützende Maßnahmen einzuleiten, wie z. B. die Verabreichung von Sauerstoff, das Anlegen einer Infusion oder andere Notfallmaßnahmen, bis die Ärzte eintreffen. Diese Reaktionsfähigkeit ist entscheidend, um den Patienten zu stabilisieren und eine Verschlechterung seines Zustands zu verhindern.

- Umgang mit Nebenwirkungen von Behandlungen: Übelkeit, Alopezie, Mukositis

Die Behandlung von Nebenwirkungen der Onkologiebehandlung ist ein grundlegender Aspekt der Pflege, da diese Nebenwirkungen die Lebensqualität der Patienten und ihre Fähigkeit, die Behandlung wirksam fortzusetzen, erheblich beeinträchtigen können. Zu den häufigsten und störendsten Nebenwirkungen gehören Übelkeit, Alopezie (Haarausfall) und Mukositis (Entzündung der Mundschleimhaut). Jedes dieser Symptome erfordert einen spezifischen und individuellen Ansatz, der darauf abzielt, das Leiden des Patienten zu lindern und ihm gleichzeitig einen gewissen Komfort und seine Würde zu erhalten.

Übelkeit ist eine der am meisten gefürchteten Nebenwirkungen von Chemotherapiebehandlungen. Sie kann leicht oder schwer, episodisch oder anhaltend sein und beeinträchtigt nicht nur das körperliche Wohlbefinden des Patienten, sondern auch seine Moral. Die Behandlung von Übelkeit beginnt mit einer proaktiven Prävention, bei der vor, während und nach der Chemotherapie antiemetische Medikamente verabreicht werden. Diese Medikamente werden je nach Reaktion des Patienten und der Schwere der Symptome angepasst. Neben der pharmakologischen

Behandlung werden häufig auch Ernährungstipps gegeben, die dem Patienten helfen sollen, Nahrungsmittel besser zu vertragen. Kleine, leichte Mahlzeiten zu essen, fettige oder scharfe Speisen zu meiden und kalte Speisen oder Speisen mit Zimmertemperatur zu bevorzugen, kann helfen, die Übelkeit zu verringern. Psychologische Unterstützung ist ebenfalls von entscheidender Bedeutung, da Stress und Angst die Symptome verschlimmern können. Durch die Schaffung einer ruhigen Umgebung und die Förderung von Entspannungstechniken können Pflegekräfte dazu beitragen, die Auswirkungen der Übelkeit zu mildern.

Alopezie oder Haarausfall ist eine weitere häufige Nebenwirkung onkologischer Behandlungen, die emotional besonders verheerend ist. Für viele Patienten ist der Haarausfall eine ständige Erinnerung an die Krankheit und eine Beeinträchtigung ihres Selbstbildes. Der Umgang mit Alopezie bedeutet zunächst, den Patienten vorzubereiten, bevor der Haarausfall beginnt. Zu erklären, dass die Alopezie ein vorübergehender Effekt ist und die Haare nach Abschluss der Behandlung wieder wachsen werden, kann Trost spenden. Auch die Wahl einer Perücke vor Beginn des Haarausfalls oder das Erkunden von Optionen wie Kopftüchern oder Turbanen kann den Patienten helfen, sich mehr unter Kontrolle über ihr Aussehen zu fühlen. Manche Patienten entscheiden sich dafür, ihren Kopf zu rasieren, bevor der Haarausfall zu offensichtlich wird, was eine Möglichkeit sein kann, die Initiative angesichts dieser Veränderung zu ergreifen. Emotionale Unterstützung ist von entscheidender Bedeutung, da Alopezie das Selbstwertgefühl stark beeinträchtigen und Gefühle von Traurigkeit oder Depression auslösen kann. Das Pflegepersonal sollte auf diese psychologischen Aspekte achten und einen Raum anbieten, in dem die Patienten ihre Gefühle ausdrücken und Unterstützung finden können.

Mukositis, eine Entzündung der Mundschleimhaut, ist eine häufige Nebenwirkung von Chemo- und Strahlentherapiebehandlungen und besonders behindernd, da sie das Essen, Sprechen und sogar das Schlucken schmerzhaft macht. Der Umgang mit Mukositis beginnt mit vorbeugenden

Maßnahmen wie regelmäßiger Mundbefeuchtung, der Verwendung geeigneter Mundspülungen zur Aufrechterhaltung einer guten Mundhygiene und der Vermeidung von reizenden Lebensmitteln wie Gewürzen, sauren oder sehr heißen Speisen. Wenn sich eine Mukositis entwickelt, können spezielle Behandlungen wie anästhetische Gele oder Schutzmittel angewendet werden, um die Schmerzen zu lindern. Es ist auch entscheidend, die Ernährung an die Situation des Patienten anzupassen, indem weiche, kalte oder flüssige Nahrungsmittel angeboten werden, die leichter zu schlucken sind. In schweren Fällen, in denen Schmerzen und Unbehagen den Patienten daran hindern, richtig zu essen, kann eine Ernährungsunterstützung erforderlich sein, die Nahrungsergänzungsmittel oder Sondennahrung umfasst.

- **Umgang mit Schmerzen**

    ◦ Arten von Schmerzen in der Onkologie und ihre Bewertung

In der Onkologie sind Schmerzen eine häufige und komplexe Erfahrung, die unterschiedliche Formen annehmen und verschiedene Ursachen haben kann. Das Verständnis der Schmerzarten und ihrer Bewertung ist entscheidend, um den Patienten eine wirksame Linderung zu verschaffen und ihre Lebensqualität zu verbessern. Schmerzen in der Onkologie sind mehr als nur ein Symptom; sie spiegeln oft das Fortschreiten der Krankheit, die Nebenwirkungen der Behandlung oder die psychologische Reaktion des Patienten auf seinen Zustand wider. Eine angemessene Schmerzbehandlung erfordert eine sorgfältige Beurteilung und einen individuellen Therapieansatz.

Die Arten von Schmerzen in der Onkologie lassen sich in drei große Kategorien einteilen: nozizeptive Schmerzen, neuropathische Schmerzen und gemischte Schmerzen. Jede dieser

Kategorien entspricht unterschiedlichen pathophysiologischen Mechanismen und erfordert spezifische Bewältigungsstrategien.

Nozizeptiver Schmerz ist der häufigste Schmerz in der Onkologie und entsteht durch die Aktivierung von Schmerzrezeptoren (Nozizeptoren) als Reaktion auf eine Gewebeschädigung. Er kann mit dem Tumor selbst zusammenhängen, der in das umliegende Gewebe eindringt, oder mit chirurgischen Eingriffen, Strahlen- oder Chemotherapien. Dieser Schmerz wird häufig als stechend, dumpf oder pulsierend beschrieben und kann in seiner Intensität variieren. Er ist in der Regel gut lokalisiert und kann mit einer Entzündung verbunden sein. Zur Beurteilung dieser Art von Schmerzen verwenden die Pflegekräfte Intensitätsskalen wie die numerische Schmerzskala (0-10), bei der der Patient den Grad der empfundenen Schmerzen angibt. Bei der Bewertung sollten auch die Art des Schmerzes (dauerhaft, intermittierend), seine Merkmale (brennend, drückend usw.) und seine Auswirkungen auf die täglichen Aktivitäten des Patienten berücksichtigt werden.

Neuropathische Schmerzen hingegen werden durch eine Schädigung oder Fehlfunktion des Nervensystems verursacht, häufig aufgrund der Kompression von Nerven durch einen Tumor oder durch Schäden, die durch Krebsbehandlungen verursacht werden. Dieser Schmerz wird von den Patienten oft als brennendes, kribbelndes, taubes Gefühl oder als elektrische Entladung beschrieben. Er kann schwieriger zu beurteilen und zu behandeln sein als nozizeptiver **Schmerz**, da er oft weniger gut lokalisiert ist und auch ohne schädliche Reize anhalten kann. Das Pflegepersonal sollte auf die Beschreibungen der Patienten achten, die möglicherweise über Schmerzen berichten, die im Vergleich zu den offensichtlichen Läsionen unverhältnismäßig groß sind. Zur Beurteilung neuropathischer Schmerzen sind auch spezielle Fragebögen erforderlich, wie z. B. der DN4 (Neuropathischer Schmerz in 4 Fragen), der dabei hilft, diesen Schmerz von anderen Arten zu unterscheiden.

Mischschmerz schließlich ist eine Schmerzart in der Onkologie, die Elemente von nozizeptivem und neuropathischem Schmerz vereint. Er tritt häufig bei fortgeschrittenen Krebserkrankungen auf, bei denen der Tumor sowohl in das Weichgewebe eindringen (nozizeptive Schmerzen verursachen) als auch Nerven komprimieren (neuropathische Schmerzen verursachen) kann. Die Komplexität dieses Schmerzes erfordert eine detaillierte Beurteilung und einen multimodalen Behandlungsansatz, der häufig Analgetika, Entzündungshemmer, Antikonvulsiva und manchmal auch nicht-pharmakologische Interventionen wie Physiotherapie oder Entspannungstechniken kombiniert.

Die Schmerzbeurteilung in der Onkologie ist ein kontinuierlicher Prozess, der regelmäßig neu bewertet werden muss, da sich die Art und Intensität der Schmerzen mit dem Fortschreiten der Krankheit oder mit Änderungen der Behandlung verändern können. Eine wirksame Beurteilung beschränkt sich nicht nur auf die **Schmerzintensität**, sondern berücksichtigt auch die Auswirkungen auf die Lebensqualität des Patienten, einschließlich Schlaf, Appetit, Mobilität und emotionalem Zustand. Diese ganzheitliche Beurteilung ermöglicht es, die Behandlung so anzupassen, dass die bestmögliche Linderung erreicht wird, während gleichzeitig die Nebenwirkungen der **Schmerzmittel** minimiert werden und die Autonomie des Patienten erhalten bleibt.

- ◦ Nichtmedikamentöse Techniken zur Schmerzbehandlung

Nichtmedikamentöse Verfahren zur Schmerzbehandlung spielen in der Onkologie eine entscheidende Rolle und bieten Alternativen oder Ergänzungen zu pharmakologischen Behandlungen, um den Patienten Linderung zu verschaffen. Diese Ansätze sind besonders wichtig, da sie die Abhängigkeit von Analgetika verringern, die Nebenwirkungen von Medikamenten minimieren und eine ganzheitliche Linderung bieten, die das gesamte Wohlbefinden des Patienten berücksichtigt. Indem sie nicht-medikamentöse Methoden in den Pflegeplan integrieren, können Pflegekräfte den Patienten helfen, ihre Schmerzen besser zu bewältigen, ihre Lebensqualität zu verbessern und ihr Gefühl der Kontrolle über den eigenen Körper zu stärken.

Eine der am häufigsten verwendeten nicht-medikamentösen Techniken ist die Entspannung. Die Entspannung zielt darauf ab, die Muskelspannung zu verringern und den Geist zu beruhigen - beides kann die Schmerzwahrnehmung verstärken. Zu den Entspannungstechniken gehören tiefe Atemübungen, geführte Meditation und Visualisierung. Indem der Behandler den Patienten beispielsweise durch langsame und tiefe Atemübungen führt, kann er dazu beitragen, Angst und Anspannung abzubauen, was wiederum zu einer Verringerung des Schmerzempfindens führt. Auch Visualisierungen, bei denen der Patient aufgefordert wird, sich beruhigende Szenen oder ruhige Umgebungen vorzustellen, können die Aufmerksamkeit vom Schmerz ablenken und einen entspannten Zustand fördern.

Die Wärmetherapie, bei der Wärme oder Kälte eingesetzt wird, ist eine weitere wirksame Methode zur Schmerzbehandlung. Die Anwendung von Wärme in Form von heißen Kompressen oder warmen Bädern kann Muskel- und Gelenkschmerzen lindern, die Durchblutung steigern und verspannte Muskeln lockern. Umgekehrt ist die Anwendung von Kälte, etwa durch Eispackungen oder kalte Kompressen, besonders hilfreich, um Entzündungen zu hemmen und schmerzende Stellen zu betäuben. Diese Techniken sind einfach anzuwenden und können an die spezifischen Bedürfnisse jedes Patienten angepasst werden. Sie bieten eine schnelle Linderung und werden häufig als Ergänzung zu anderen Methoden der Schmerzbehandlung eingesetzt.

Auch therapeutische Massagen sind weithin für ihre Wirksamkeit bei der Schmerzlinderung bekannt, insbesondere bei Muskelschmerzen und stressbedingten Verspannungen. Die Massage hilft, die Durchblutung zu verbessern, Muskelverspannungen zu lösen und ein allgemeines Gefühl des Wohlbefindens herbeizuführen. Es ist wichtig, dass die Massage von einer ausgebildeten Fachkraft durchgeführt wird, die mit den Besonderheiten von Onkologiepatienten vertraut ist, insbesondere mit sensiblen Bereichen, die vermieden werden sollten, wie z. B. an Stellen, an denen eine Strahlentherapie oder eine Operation durchgeführt wird. Die Berührung spielt in diesem Zusammenhang auch eine psychologische Rolle, indem sie Trost spendet und die menschliche Bindung zwischen Patient und Pflegekraft stärkt.

Akupunktur ist eine weitere nichtmedikamentöse Technik, die sich bei der Schmerzbehandlung bewährt hat, auch in der Onkologie. Bei dieser uralten Praxis der traditionellen chinesischen Medizin werden dünne Nadeln in bestimmte Punkte des Körpers eingestochen, um den Energiefluss wieder ins Gleichgewicht zu bringen. Zahlreiche Studien haben gezeigt, dass Akupunktur Schmerzen reduzieren, die Nebenwirkungen onkologischer Behandlungen wie Übelkeit lindern und das allgemeine Wohlbefinden der Patienten verbessern kann. Akupunktur kann besonders für Patienten mit neuropathischen Schmerzen oder chronischen Schmerzen, die gegen herkömmliche Behandlungen resistent sind, von Vorteil sein.

Auch die Krankengymnastik, die angepasste körperliche Übungen beinhaltet, kann zur Schmerzbewältigung eingesetzt werden. Durch die Stärkung der Muskeln, die Verbesserung der Beweglichkeit und die Korrektur der Körperhaltung kann die Krankengymnastik Schmerzen aufgrund von Unbeweglichkeit oder Muskelverspannungen verringern. Die Übungen werden immer an die Fähigkeiten des Patienten angepasst und können sanfte Bewegungen, Dehnungen oder Kräftigungsübungen umfassen. Die **Krankengymnastik** zielt nicht nur auf die Schmerzlinderung ab, sondern verbessert auch die Funktionalität und Selbstständigkeit des Patienten und trägt so zu einer besseren Lebensqualität bei.

Schließlich sind Musik- und Kunsttherapie kreative Ansätze, die ebenfalls zur Schmerzbewältigung beitragen können. Musik hat zum Beispiel die Fähigkeit, den Geist abzulenken, Stress abzubauen und einen tiefen Entspannungszustand herbeizuführen. Das Anhören beruhigender Musik oder die Teilnahme an musikalischen Gestaltungssitzungen kann eine deutliche Erleichterung bieten. Auch die Kunsttherapie, bei der die Patienten ihre Gefühle durch künstlerisches Schaffen ausdrücken können, kann dazu beitragen, die Wahrnehmung von Schmerzen zu verringern, indem sie die Erfahrung des Leidens in einen kreativen und befreienden Prozess umwandelt.

- Die Zusammenarbeit mit dem Krankenpflegeteam zur Schmerzlinderung

Die Zusammenarbeit mit dem Pflegeteam bei der Schmerzlinderung in der Onkologie ist ein grundlegender Aspekt der Patientenversorgung. Diese Zusammenarbeit ist nicht nur für eine wirksame Schmerzbehandlung von entscheidender Bedeutung, sondern auch für einen ganzheitlichen Pflegeansatz, der die körperlichen, emotionalen und psychologischen Bedürfnisse der Patienten berücksichtigt. Indem sie Hand in Hand arbeiten, schaffen die verschiedenen Mitglieder des Pflegeteams, die jeweils ihr Fachwissen und ihre Perspektive einbringen, ein Pflegeumfeld, in dem sich der Patient wirklich unterstützt fühlt.

Das Pflegeteam nimmt bei der Schmerzbehandlung eine zentrale Stellung ein, da Krankenschwestern oft als Erste Anzeichen von Schmerzen bei den Patienten erkennen. Sie stehen in regelmäßigem Kontakt mit den Patienten, wodurch sie die Entwicklung der Schmerzen genau beobachten und schnell auf Veränderungen reagieren können. Diese Nähe zum Patienten ist entscheidend, da sie es ermöglicht, die Behandlung in Echtzeit anzupassen, sei es durch die Verabreichung von Analgetika, die Änderung der Dosis oder die Anwendung nichtmedikamentöser Techniken zur Schmerzlinderung.

Die Zusammenarbeit zwischen Krankenschwestern und anderen Teammitgliedern wie Ärzten, Pflegekräften, Physiotherapeuten und Psychologen beruht auf einer reibungslosen und regelmäßigen Kommunikation. Die Krankenschwestern übernehmen eine koordinierende Rolle, indem sie Informationen über den Schmerzstatus des Patienten, die Auswirkungen der laufenden Behandlungen und eventuell auftretende zusätzliche

Bedürfnisse weitergeben. Diese Kommunikation wird häufig durch multidisziplinäre Teamsitzungen erleichtert, in denen die Fälle der Patienten ausführlich besprochen werden, sodass alle Beteiligten zur Entwicklung eines angemessenen und wirksamen Schmerzbehandlungsplans beitragen können.

Vor allem Pflegekräfte arbeiten eng mit den Krankenschwestern zusammen, um den Patienten ein angenehmes Leben zu ermöglichen. Sie sind häufig für die Anwendung nichtmedikamentöser Techniken zur Schmerzbekämpfung wie Entspannung, Wärmetherapie oder Massage zuständig und folgen dabei den Empfehlungen der Krankenschwestern. Ihre Rolle ist entscheidend, um die Reaktionen des Patienten auf diese Maßnahmen zu beobachten und Veränderungen in der Intensität oder Art des Schmerzes zu melden. Diese kontinuierliche Beobachtung ermöglicht es, die Pflege auf die Bedürfnisse des Patienten abzustimmen und so eine reaktive und individuelle Pflege zu gewährleisten.

Die Zusammenarbeit mit dem Pflegeteam umfasst auch die Aufklärung des Patienten über die Bewältigung seiner Schmerzen. Das Pflegepersonal informiert, oft in Zusammenarbeit mit anderen Angehörigen der Gesundheitsberufe, über die verschiedenen Möglichkeiten der Schmerzlinderung, erklärt, wie man die verschriebenen Schmerzmittel richtig anwendet, und zeigt, wie man Techniken zur häuslichen Schmerzbewältigung in die Praxis umsetzt. Diese Aufklärung ist entscheidend für die Autonomie des Patienten, der so aktiv an seiner eigenen Versorgung mitwirken und Probleme effektiver melden kann, wenn sie auftreten.

Ein weiterer wichtiger Aspekt der Zusammenarbeit ist die kontinuierliche Bewertung der Wirksamkeit der eingeleiteten Maßnahmen. Die Krankenschwestern bewerten mit Unterstützung der anderen Teammitglieder den Schmerzzustand des Patienten regelmäßig neu und verwenden dabei standardisierte Bewertungsinstrumente wie Schmerzskalen. Anhand dieser Bewertungen wird festgestellt, ob die aktuellen Behandlungen wirksam sind oder ob Anpassungen erforderlich sind. Auch das Feedback der Patienten wird berücksichtigt, um die Strategien zur Schmerzbewältigung kontinuierlich zu verbessern.

Kapitel 3
Die Beziehung mit Patienten und ihre Familien

- **Kommunikation in der Onkologie**

  ○ Die Rede an den psychologischen Zustand des Patienten anpassen

Die Anpassung der Sprache an den psychologischen Zustand des Patienten ist eine wesentliche Fähigkeit in der Onkologie, wo jeder Patient anders auf die Diagnose und die Behandlung von Krebs reagiert. Diese Anpassung ist entscheidend, um eine effektive Kommunikation aufzubauen, den Patienten zu beruhigen und sicherzustellen, dass er die ihm zur Verfügung gestellten medizinischen Informationen versteht und akzeptiert. Ziel ist es, den Patienten dort zu treffen, wo er sich emotional befindet, und ihm eine Unterstützung anzubieten, die auf seine individuellen Bedürfnisse eingeht und gleichzeitig sein Tempo und seine Fähigkeit, Informationen aufzunehmen, respektiert.

Der erste Punkt, den es zu berücksichtigen gilt, ist der emotionale Zustand des Patienten zum Zeitpunkt des Gesprächs. Ein Patient, der z. B. gerade eine Krebsdiagnose erhalten hat, kann von einer Vielzahl von Gefühlen überwältigt werden, die von Schock und Ungläubigkeit bis hin zu Angst und Trauer reichen. In einem solchen Moment ist es entscheidend, sanft und einfühlsam vorzugehen. Die Rede sollte klar, aber auch einfühlsam sein, indem sie den Ernst der Lage anerkennt und gleichzeitig positive Perspektiven aufzeigt, wenn dies möglich ist. Es ist wichtig, den Patienten nicht mit zu vielen Informationen auf einmal zu überhäufen, sondern ihm Zeit zu geben, das gerade Erfahrene zu verarbeiten und in seinem eigenen Tempo Fragen zu stellen.

Bei einem Patienten, der Anzeichen von Verleugnung zeigt oder sich weigert, die Realität seines Zustands zu akzeptieren, muss die Ansprache so angepasst werden, dass sie die Wahrheit behutsam anspricht und gleichzeitig Möglichkeiten bietet, dass der Patient seine Gefühle ausdrücken kann. Die Pflegekraft kann sich dafür entscheiden, bestimmte wesentliche Informationen mehrmals zu wiederholen, dabei einfache Worte zu verwenden und bereit zu sein, bei Bedarf geduldig die gleichen Fragen zu beantworten. Es ist wichtig, einen Raum zu schaffen, in dem sich der Patient sicher genug fühlt, um sich allmählich mit der Realität seiner Situation auseinanderzusetzen, ohne sich verurteilt oder bedrängt zu fühlen.

Umgekehrt kann ein Patient, der sich in einem Zustand der Akzeptanz zu befinden scheint oder der mehr über seine Krankheit und deren Behandlung erfahren möchte, von einer direkteren und informativeren Ansprache profitieren. Bei diesen Patienten ist es von entscheidender Bedeutung, detaillierte Erklärungen zu den Behandlungsmöglichkeiten, möglichen Nebenwirkungen und den nächsten Schritten im Behandlungsverlauf zu geben. Dieser Patiententyp kann auch Gespräche über langfristige Perspektiven, Prognosen und fortgeschrittene Pflegepläne schätzen. Die Ansprache sollte in diesem Fall sachlich und transparent sein, aber immer mit emotionaler Unterstützung einhergehen, die dabei hilft, mit potenziell angstauslösenden Informationen umzugehen.

Bei der Anpassung der Rede muss auch das Verständnisniveau des Patienten berücksichtigt werden. Manche Patienten verfügen vielleicht über medizinische Kenntnisse oder haben ein ausgeprägtes Interesse an den technischen Aspekten ihrer Behandlung, während andere sich von komplexen Details schnell überfordert fühlen können. Daher ist es wichtig, die Erklärungen auf den Patienten zu kalibrieren, eine zugängliche Sprache zu verwenden und medizinischen Jargon zu vermeiden, wo es nicht nötig ist. Die Pflegekraft sollte auf nonverbale Signale wie Gesichtsausdrücke oder Körpersprache achten, die darauf hindeuten können, dass der Patient etwas nicht versteht oder sich überfordert fühlt. In solchen Fällen kann es hilfreich sein, Informationen umzuformulieren, einfache Analogien zu verwenden oder visuelle Hilfsmittel einzusetzen, um das Verständnis zu erleichtern.

Schließlich muss die Anpassung der Rede stets mit Respekt vor dem Patienten und seinen Vorlieben erfolgen. Manche Patienten ziehen es vor, nicht alle Einzelheiten ihres Zustands oder ihrer Behandlung zu kennen, und möchten diese Aspekte lieber an ihre

Angehörigen oder das medizinische Team delegieren. Andere möchten vielleicht in jede Entscheidung voll einbezogen werden. Es ist entscheidend, diese Präferenzen zu respektieren und sich entsprechend anzupassen und sicherzustellen, dass sich der Patient immer als Herr über seinen Behandlungsweg fühlt.

- Techniken des aktiven Zuhörens und der nonverbalen Kommunikation

Die Techniken des aktiven Zuhörens und der nonverbalen Kommunikation sind grundlegende Elemente der Interaktion zwischen Pflegekraft und Patient, insbesondere in der Onkologie, wo die Patienten intensive emotionale Prüfungen durchmachen. Aktives Zuhören und nonverbale Kommunikation schaffen einen Raum, in dem sich der Patient gehört, verstanden und unterstützt fühlt, auch jenseits von Worten. Diese Techniken beschränken sich nicht nur auf das, was der Patient sagt, sondern beinhalten die volle Aufmerksamkeit für die gesamte kommunikative Erfahrung, einschließlich Gestik, Mimik und Stille.

Aktives Zuhören ist eine zutiefst engagierte Form des Zuhörens, bei der die Pflegekraft die Informationen nicht nur passiv aufnimmt, sondern aktiv am Austausch teilnimmt. Dies beginnt mit einer offenen Haltung, bei der sich die Pflegekraft voll und ganz für den Patienten verfügbar macht, Ablenkungen beiseite schiebt und sich nur auf den Gesprächspartner konzentriert. Zum aktiven Zuhören gehört auch die Aufrechterhaltung eines angemessenen Blickkontakts, der dem Patienten zeigt, dass die Aufmerksamkeit der Pflegekraft ganz auf ihn gerichtet ist. Nonverbale Zeichen der Zustimmung, wie Nicken oder leichtes Lächeln, ermutigen den Patienten, weiterzumachen, und zeigen, dass die Pflegekraft dem Gesagten Aufmerksamkeit schenkt.

Eine weitere Schlüsseltechnik des aktiven Zuhörens ist die Reformulierung. Dabei wird das, was der Patient geäußert hat, wiederholt oder umschrieben, um zu bestätigen, dass die Botschaft richtig verstanden wurde. Wenn ein Patient beispielsweise eine Sorge äußert, könnte die Pflegekraft antworten: "Wenn ich Sie richtig verstanden habe, sind Sie wegen der Nebenwirkungen der Behandlung besorgt, ist das richtig?". Diese Technik verdeutlicht nicht nur die Botschaft, sondern zeigt dem Patienten auch, dass er ernst genommen wird und dass seine Worte wichtig sind. Die Reformulierung hilft auch dabei, Fehlinterpretationen gleich zu Beginn des Gesprächs zu korrigieren, wodurch Missverständnisse vermieden werden.

Offene Fragen zu stellen ist ein weiterer wesentlicher Bestandteil des aktiven Zuhörens. Anstatt geschlossene Fragen zu stellen, die kurze Antworten erfordern, fordern offene Fragen den Patienten dazu auf, seine Gedanken und Gefühle tiefer mitzuteilen. Fragt man beispielsweise "Wie erleben Sie diese Situation?" statt "Geht es Ihnen gut?", wird der Patient ermutigt, seine wahren Gefühle auszudrücken, was die Tür zu einer reichhaltigeren und bedeutungsvolleren Diskussion öffnet.

Die nonverbale Kommunikation spielt eine ebenso entscheidende Rolle in der Interaktion mit dem Patienten. Gesten, Gesichtsausdrücke und sogar die Körperhaltung der Pflegekraft vermitteln oft ebenso starke oder sogar stärkere Botschaften als die Worte selbst. Ein warmes Lächeln kann Spannungen lösen, während eine offene Körperhaltung mit entspannten Armen, die auf den Patienten gerichtet sind, Verfügbarkeit und Wohlwollen signalisieren kann. Umgekehrt können geschlossene Gesten, wie das Verschränken der Arme oder das Ausweichen des Blicks, als mangelndes Interesse oder Mitgefühl aufgefasst werden, auch wenn dies nicht die Absicht der Pflegekraft ist.

Berührungen sind, wenn sie angemessen sind, eine weitere sehr wirkungsvolle Form der nonverbalen Kommunikation in der Onkologie. Eine sanft auf die Schulter gelegte Hand oder eine leichte Berührung der Hand kann Unterstützung und Präsenz vermitteln, die mit Worten nicht immer ausgedrückt werden können. Es ist jedoch von entscheidender Bedeutung, die Grenzen des Patienten zu respektieren und sicherzustellen, dass diese Art der Berührung willkommen ist. Jeder Patient hat seine eigenen

Vorlieben in Bezug auf körperliche Nähe, und die Pflegekraft sollte auf diese Signale achten, um Unbehagen zu vermeiden.

Auch Stille ist ein wesentlicher Bestandteil der nonverbalen Kommunikation. In einem Gespräch kann Stille eine Gelegenheit für den Patienten sein, nachzudenken, zu fühlen oder seine Worte zu finden. Ein respektvolles Schweigen, das nicht voreilig ausgefüllt wird, kann den Patienten dazu ermutigen, sich weiter zu öffnen oder heiklere Themen anzusprechen. Der Pfleger muss lernen, sich mit diesen Momenten der Stille wohlzufühlen, indem er sie nicht als Unterbrechungen, sondern als notwendige Freiräume sieht, in denen der Patient sich voll und ganz ausdrücken kann.

- Über die Krankheit sprechen: was sagen und was nicht sagen

In der Onkologie über die Krankheit zu sprechen, ist eine heikle Aufgabe, die ein hohes Maß an Sensibilität, aufmerksames Zuhören und die Fähigkeit erfordert, die eigene Rede an die Bedürfnisse und den emotionalen Zustand des Patienten anzupassen. Dieser Moment der Kommunikation ist entscheidend, denn er kann die Art und Weise beeinflussen, wie der Patient seine Krankheit wahrnimmt, seine Behandlung akzeptiert und sich auf die bevorstehenden Herausforderungen vorbereitet. Zu wissen, was man sagen soll und, was ebenso wichtig ist, was man nicht sagen soll, ist entscheidend, um eine wirksame Unterstützung zu bieten und zu vermeiden, dass das Leiden des Patienten noch verstärkt wird.

Zunächst einmal, was wichtig zu sagen ist. Der Patient braucht klare, ehrliche und verständliche Informationen über seine Krankheit. Die Diagnose mit einfachen Worten zu erklären und medizinischen Fachjargon zu vermeiden, hilft dem Patienten zu verstehen, was in seinem Körper vor sich geht. Es ist von entscheidender Bedeutung, die Behandlungsmöglichkeiten, die Ziele dieser Behandlungen und mögliche Nebenwirkungen zu erklären. Diese Transparenz hilft, Vertrauen aufzubauen, und gibt dem Patienten das Gefühl, in die Entscheidungen über seine Gesundheit einbezogen zu werden. Es ist jedoch entscheidend, den Grad der Ausführlichkeit an die Fähigkeit des Patienten anzupassen, diese Informationen aufzunehmen und zu verdauen, und darauf zu achten, dass er nicht überfordert wird.

Es ist auch wichtig, Raum für die Fragen und Sorgen des Patienten zu lassen. Wenn er sich äußern kann, kann der Pfleger seine Erklärungen auf die spezifischen Sorgen des Patienten abstimmen. Der Dialog sollte interaktiv sein, mit Pausen, um zu überprüfen, ob der Patient versteht und sich wohl fühlt, wenn er Fragen stellt. Indem der Pfleger ehrlich und einfühlsam antwortet, hilft er, einige der Ängste des Patienten zu lindern und zeigt ihm, dass er auf seinem Weg unterstützt wird.

Was die Dinge betrifft, die man nicht sagen sollte, ist es entscheidend, Antworten zu vermeiden, die die Situation des Patienten verharmlosen oder bagatellisieren könnten. Sätze wie "Machen Sie sich keine Sorgen" oder "Alles wird gut" mögen beruhigend klingen, aber sie werden möglicherweise nicht als aufrichtig empfunden und verschließen die Tür zu einem offenen Dialog über die Ängste und Realitäten, mit denen der Patient konfrontiert ist. Solche Aussagen sind zwar gut gemeint, können aber den Eindruck vermitteln, dass die Gefühle des Patienten nicht ernst genommen werden oder dass sein Leiden unterschätzt wird.

Es ist auch wichtig, keine falschen Hoffnungen zu wecken. Das Sprechen über die Krankheit erfordert ein empfindliches Gleichgewicht zwischen dem Schenken von Hoffnung und dem Realistischbleiben. Eine Heilung oder positive Ergebnisse zu versprechen, die man nicht garantieren kann, kann zu großer Enttäuschung und sogar zu einem Gefühl des Verrats führen, wenn die Dinge nicht wie erwartet verlaufen. Stattdessen ist es besser, über Wahrscheinlichkeiten, Möglichkeiten und das derzeit Machbare zu sprechen und dabei die Tür für Hoffnung offen zu halten, ohne die Erfolgschancen zu übertreiben.

Schließlich sollte man es vermeiden, den Patienten zu zwingen, über Themen zu sprechen, die er nicht bereit ist, anzusprechen. Jeder Mensch hat sein eigenes Tempo, um schwierige Informationen zu verarbeiten und sich mit schmerzhaften Realitäten auseinanderzusetzen. Wenn ein Patient Anzeichen dafür zeigt, dass er ein bestimmtes Thema vermeiden möchte, ist es wichtig, dieses Bedürfnis zu respektieren und ihm Zeit zu geben, auf das Thema zurückzukommen, wenn er sich bereit fühlt. Das bedeutet nicht, notwendigen Gesprächen auszuweichen, sondern sie zu einem für den Patienten geeigneten Zeitpunkt anzusprechen.

- **Begleitung von Familien**

  ◦ Rolle der moralischen Unterstützung und Information der Angehörigen

Die Rolle der moralischen Unterstützung und Information von Angehörigen ist ein wesentlicher Bestandteil der onkologischen Betreuung. Wenn ein Mitglied ihrer Familie an Krebs erkrankt, befinden sich Familien und Freunde oft in einer Situation der Ungewissheit, der Angst und des Stresses. Sie versuchen nicht nur zu verstehen, was mit ihrem geliebten Menschen geschieht, sondern wollen auch wissen, wie sie ihn am effektivsten unterstützen können. Hier spielt das Pflegeteam, insbesondere Krankenschwestern, Pfleger und Psychologen, eine entscheidende Rolle, indem sie moralische Unterstützung und klare Informationen bieten und den Angehörigen helfen, durch diese schwierige Zeit zu navigieren.

Die moralische Unterstützung von Angehörigen beginnt mit einem aufmerksamen und einfühlsamen Zuhören. Die Familien sind oft mit intensiven Emotionen konfrontiert, die von Angst und Furcht bis hin zu Traurigkeit und Verzweiflung reichen. Das Pflegepersonal muss verfügbar sein, um sich diese Emotionen ohne Verurteilung anzuhören und den Angehörigen die

Möglichkeit zu geben, sie frei auszudrücken. Manchmal kann allein die Tatsache, dass sie mit einem Mitglied des Pflegeteams über ihre Sorgen und Gefühle sprechen, einen Teil der emotionalen Last, die die Angehörigen tragen, lindern. Es ist wichtig, dass die Pflegenden Mitgefühl und Respekt zeigen, indem sie die Schwierigkeit der Situation anerkennen und gleichzeitig tröstende Worte anbieten.

Zusätzlich zu dieser emotionalen Unterstützung benötigen die Angehörigen oft klare und präzise Informationen über den Gesundheitszustand des Patienten, die laufenden Behandlungen und die Zukunftsaussichten. Die Informationen sollten an ihr Verständnisniveau angepasst sein, wobei medizinischer Jargon möglichst vermieden werden sollte. Das Pflegepersonal sollte erklären, was die Behandlungen beinhalten, welche Nebenwirkungen auftreten können und wie sich die Behandlungen in den Gesamtpflegeplan einfügen. Durch die Bereitstellung dieser Informationen hilft das Behandlungsteam den Angehörigen, sich auf die bevorstehenden Herausforderungen vorzubereiten und sich aktiv an der Unterstützung des Patienten zu beteiligen.

Es ist auch von entscheidender Bedeutung, den Angehörigen praktische Informationen zur Verfügung zu stellen. Diese müssen oft neue Verantwortlichkeiten übernehmen, z. B. Arzttermine organisieren, die häusliche Pflege verwalten oder den Patienten bei seinen täglichen Aufgaben unterstützen. Pflegekräfte können sie anleiten, indem sie ihnen die Grundpflege erklären, sie über verfügbare Unterstützungsdienste wie häusliche Hilfe oder Selbsthilfegruppen informieren und sie beraten, wie sie die logistischen Aspekte der Pflege bewältigen können. Diese praktische Unterstützung ist wichtig, damit die Angehörigen ihre Rolle erfüllen können, ohne sich überfordert oder hilflos zu fühlen.

Moralische Unterstützung und Information hören nicht bei den medizinischen Aspekten auf. Das Pflegepersonal muss den Angehörigen auch dabei helfen, die psychologischen

Auswirkungen von Krebs auf den Patienten und auf sich selbst zu verstehen. Angehörige benötigen möglicherweise Ratschläge, wie sie mit dem Patienten kommunizieren können, wie sie mit emotionalen Krisenzeiten umgehen und welche psychologische Unterstützung sie selbst suchen können. Die Ermutigung der Angehörigen, sich um ihr eigenes emotionales Wohlbefinden zu kümmern, ist wichtig, da ihre Fähigkeit, den Patienten zu unterstützen, weitgehend von ihrer eigenen Widerstandsfähigkeit und ihrem Wohlbefinden abhängt.

In den schwierigsten Situationen, z. B. wenn sich die Krankheit im fortgeschrittenen oder im letzten Stadium befindet, wird die Rolle der moralischen Unterstützung noch entscheidender. Die Angehörigen müssen sich mit der Realität des Lebensendes auseinandersetzen, und das Pflegepersonal muss sie mit großem Einfühlungsvermögen begleiten. Dies kann Gespräche über Palliativmedizin beinhalten, Hilfe bei schwierigen Entscheidungen oder einfach nur da sein, um die emotionale Belastung dieser Momente zu teilen. Die Unterstützung, die in diesen kritischen Momenten angeboten wird, hinterlässt einen bleibenden Eindruck und kann die Art und Weise, wie die Angehörigen ihre Trauer erleben, stark beeinflussen.

◦ Wie man mit den Emotionen von Familien umgeht
Der Umgang mit den Emotionen von Familien in der Onkologie ist eine komplexe und heikle Herausforderung, die eine Kombination aus Mitgefühl, Geduld und Kommunikationsfähigkeiten erfordert. Familien von Krebspatienten durchleben oft einen Strudel von Emotionen, der von Angst und Furcht bis hin zu Traurigkeit, Wut und manchmal sogar Schuldgefühlen reicht. Jedes Familienmitglied kann unterschiedlich auf die Krankheit reagieren, und es ist entscheidend, dass die Pflegekräfte über das nötige Rüstzeug verfügen, um sie durch diese emotionale Reise zu begleiten.

Der erste Schritt im Umgang mit den Emotionen von Angehörigen besteht darin, diese Emotionen zu erkennen und zu validieren. Es ist wichtig zu verstehen, dass die emotionalen Reaktionen der Angehörigen natürliche Reaktionen auf eine extrem belastende und ungewisse Situation sind. Indem Pflegende diese Gefühle offen anerkennen, zeigen sie den Familien, dass sie verstanden werden und dass ihre Emotionen legitim sind. Wenn ein Angehöriger beispielsweise Angst oder Furcht äußert, könnte ein Pfleger antworten: "Ich verstehe, dass diese Situation sehr schwierig zu bewältigen ist, und es ist normal, sich so zu fühlen." Diese Validierung von Emotionen ist für den Aufbau eines Klimas des Vertrauens und der Offenheit von entscheidender Bedeutung.

Aktives Zuhören spielt eine zentrale Rolle bei der Bewältigung der Emotionen von Familien. Pflegende sollten verfügbar sein, um aufmerksam zuzuhören, was die Angehörigen zu sagen haben, ohne zu unterbrechen oder zu bewerten. Das bedeutet, nicht nur auf Worte zu achten, sondern auch auf nonverbale Signale wie den Tonfall, die Mimik und die Körpersprache, die tiefere Gefühle offenbaren können. Durch aktives Zuhören ermöglichen es die Pflegekräfte den Familien, sich gehört und unterstützt zu fühlen, was an sich schon eine erhebliche emotionale Entlastung bedeuten kann.

Neben dem Zuhören ist es auch wichtig, klare und beruhigende Informationen zu vermitteln. Ungewissheit ist für Familien oft eine große Quelle der Angst, und die Tatsache, dass sie nicht vollständig verstehen, was vor sich geht, kann ihren Stress noch verstärken. Das Pflegepersonal sollte sich daher bemühen, klar und deutlich über den Gesundheitszustand des Patienten, die laufenden Behandlungen und die bevorstehenden Schritte zu informieren, und dabei sensibel auf die Fähigkeit der Familien eingehen, diese Informationen zu verarbeiten. Die geduldige Beantwortung ihrer Fragen, auch wenn sie sich wiederholen, ist entscheidend, damit sie sich kontrollierter und besser vorbereitet fühlen, um mit der Situation umzugehen.

Es ist auch entscheidend zu wissen, wann und wie zusätzliche emotionale Unterstützung angeboten werden soll. Manche Familien können von professioneller psychologischer Betreuung profitieren, vor allem wenn sie Schwierigkeiten haben, mit Stress oder Traurigkeit umzugehen. Das Pflegepersonal kann die Familien dann an Psychologen, Berater oder auf Onkologie spezialisierte Selbsthilfegruppen verweisen, wo sie in einem sicheren Rahmen ihre Erfahrungen austauschen und Ratschläge einholen können. Familien dazu zu ermutigen, diese Art von Unterstützung anzunehmen, ist kein Zeichen von Schwäche, sondern vielmehr eine Möglichkeit, ihnen die Werkzeuge an die Hand zu geben, die sie brauchen, um diese schwierige Zeit zu überstehen.

Das Erkennen von Momenten, in denen Familien einen Raum brauchen, um ihre Trauer oder Frustration auszudrücken, ist ebenfalls von entscheidender Bedeutung. Manchmal ist es besser, einfach nur da zu sein und ein offenes Ohr zu bieten, ohne zu versuchen, die Probleme zu lösen oder zu verharmlosen. Pflegekräfte können eine Vermittlerrolle einnehmen, wenn Spannungen oder Konflikte innerhalb der Familien entstehen, indem sie ihnen helfen, konstruktiver zu kommunizieren und sie zu Lösungen führen, die die Bedürfnisse und Gefühle aller Beteiligten respektieren.

Schließlich ist es wichtig, die Familien in ihrem eigenen Wohlbefinden zu unterstützen. Die Angehörigen sind oft so sehr auf den Patienten konzentriert, dass sie ihre eigene emotionale und körperliche Gesundheit vernachlässigen. Pflegende sollten sie ermutigen, sich Zeit für sich selbst zu nehmen, sich auszuruhen, eine ausgewogene Ernährung zu pflegen und Momente der Entspannung zu finden, auch wenn diese nur kurz sind. Wenn die Familien auf sich selbst achten, sind sie besser in der Lage, ihre kranken Angehörigen während der gesamten Pflegephase zu unterstützen.

- Organisation von Familientreffen mit dem Pflegeteam

Die Organisation von Familientreffen mit dem Onkologiepflegeteam ist eine wichtige Praxis, die einen offenen

Kommunikationsraum schafft, in dem alle Beteiligten Informationen austauschen, ihre Bedenken äußern und ihre Bemühungen zum Wohle des Patienten koordinieren können. Diese Treffen sind eine gute Gelegenheit, den Patienten, seine Angehörigen und das medizinische Team an einen Tisch zu bringen, um über den Gesundheitszustand des Patienten, die Behandlungsmöglichkeiten und die bevorstehenden Herausforderungen zu sprechen. Sie sind besonders wichtig im Zusammenhang mit schweren Krankheiten wie Krebs, bei denen die zu treffenden Entscheidungen oft komplex und emotional belastend sind.

Die Vorbereitung dieser Treffen ist entscheidend für ihren Erfolg. Es ist wichtig, einen Zeitpunkt festzulegen, der allen Teilnehmern passt, wobei die Arbeitszeiten der Angehörigen und die Verfügbarkeit des Pflegeteams zu berücksichtigen sind. Vor dem Treffen sollten die Betreuer sicherstellen, dass sie ein klares Verständnis vom Zustand des Patienten und seinen aktuellen Bedürfnissen haben. Sie sollten auch über die wichtigsten Punkte nachdenken, die besprochen werden sollen, wie z. B. Behandlungsziele, mögliche Nebenwirkungen oder logistische Fragen im Zusammenhang mit der häuslichen Pflege. Das Vorbereiten einer Tagesordnung kann hilfreich sein, um das Treffen zu strukturieren und sicherzustellen, dass alle wichtigen Themen behandelt werden.

Bei der Besprechung ist es eine der ersten Prioritäten, ein Klima des Vertrauens und des Respekts zu schaffen. Die Pflegekraft, die das Treffen leitet, sollte die Teilnehmer mit Wärme und Einfühlungsvermögen begrüßen und anerkennen, dass diese Gespräche schwierig und emotional belastend sein können. Es ist wichtig, zunächst an das Ziel der Besprechung zu erinnern: gemeinsam für das Wohl des Patienten zu arbeiten. Der Patient, sofern er teilnehmen kann, sollte in den Mittelpunkt des Gesprächs gestellt werden, indem man ihm zuerst das Wort erteilt, um seine Gefühle, Ängste und Erwartungen zu äußern.

Das Pflegeteam sollte dann ein klares und prägnantes Update über den Gesundheitszustand des Patienten geben und dabei eine zugängliche Sprache verwenden, damit alle Familienmitglieder es verstehen können. Es ist entscheidend, die medizinischen Informationen ehrlich zu präsentieren und gleichzeitig sensibel für die emotionalen Auswirkungen zu sein, die diese Informationen haben können. Das Pflegepersonal sollte bereit sein, auf die Fragen der Angehörigen einzugehen, auch wenn das bedeutet, auf bestimmte Punkte noch einmal einzugehen, um sicherzustellen, dass jeder alles verstanden hat.

Sobald die medizinischen Informationen ausgetauscht sind, ist es an der Zeit, die zu treffenden Entscheidungen zu besprechen. Diese Entscheidungen können die Wahl der Behandlung, den Umgang mit Symptomen oder die Organisation der häuslichen Pflege betreffen. Es ist von entscheidender Bedeutung, dass das Behandlungsteam die Meinungen und Wünsche des Patienten und seiner Familie berücksichtigt und gleichzeitig Empfehlungen auf der Grundlage medizinischer Daten abgibt. Die Aufgabe des Teams besteht darin, die Familie bei diesem Entscheidungsprozess zu begleiten, indem es die verfügbaren Optionen, die damit verbundenen Vorteile und Risiken klar erläutert und dabei hilft, die Vor- und Nachteile jeder Wahl abzuwägen.

Ein weiterer wichtiger Aspekt dieser Treffen ist, dass die Familienmitglieder ihre Bedenken äußern können, seien sie nun praktischer, emotionaler oder logistischer Art. Beispielsweise können sich einige Angehörige mit der Verantwortung für die häusliche Pflege überfordert fühlen oder Fragen zum Zugang zu Unterstützungsdiensten haben. Das Pflegeteam sollte auf solche Bedenken achten und Lösungen oder Ressourcen anbieten, um darauf zu reagieren. Manchmal kann es hilfreich sein, andere Fachleute wie Sozialarbeiter, Psychologen oder Hospizberater einzuladen, um zusätzliches Fachwissen einzubringen und weitere Unterstützung anzubieten.

Schließlich ist es wichtig, das Treffen mit einer Zusammenfassung der getroffenen Entscheidungen und der nächsten Schritte zu beenden. Es kann hilfreich sein, ein schriftliches Protokoll zu verteilen oder ein Teammitglied zu bestimmen, das nach dem Treffen mit der Familie nachfassen soll. So wird sichergestellt, dass alle auf der gleichen Wellenlänge sind und die notwendigen Maßnahmen koordiniert umgesetzt werden.

- **Psychologische Unterstützung des Patienten**
    - Erkennen Sie die Anzeichen einer psychischen Notlage

Die Erkennung von Anzeichen psychischer Not bei Onkologiepatienten ist eine wichtige Aufgabe für das Pflegeteam, da die Krankheit und ihre Behandlung tiefgreifende Auswirkungen auf die geistige und emotionale Gesundheit der Patienten haben können. Psychische Not kann sich auf vielfältige Weise äußern, von Angstzuständen und Depressionen bis hin zu Gefühlen der Isolation oder Verzweiflung. Wenn Sie diese Anzeichen frühzeitig erkennen, können Sie angemessen eingreifen und die notwendige Unterstützung bereitstellen, damit die Patienten ihre Situation besser bewältigen können.

Eines der ersten Anzeichen für eine psychische Notlage ist eine Veränderung im Verhalten oder in der Stimmung des Patienten. Ein Patient, der zuvor optimistisch und kooperativ war, kann plötzlich apathisch, reizbar oder sogar feindselig werden. Diese Veränderungen können sich in einem sozialen Rückzug äußern, bei dem der Patient Besuche von Familie oder Freunden meidet, oder in einer verminderten Kommunikation mit dem Pflegeteam. Auch ein Verlust des Interesses an alltäglichen Aktivitäten wie Lesen, Fernsehen oder sogar Gesprächen kann ein Hinweis auf eine Notlage sein. Der Pfleger sollte auf solche Veränderungen achten, da sie auf ein tiefes Unbehagen hinweisen können, das der Patient nicht verbal ausdrückt.

Ein weiteres Zeichen, auf das Sie achten sollten, ist die Äußerung negativer Gedanken oder Verzweiflung. Patienten können ihre Ängste verbalisieren, indem sie Dinge sagen wie "Ich sehe keinen Sinn darin, weiterzumachen" oder "Ich habe keine Hoffnung mehr". Solche Äußerungen sollten sehr ernst genommen werden, da sie auf ein erhöhtes Risiko für Depressionen oder sogar Selbstmordgedanken hinweisen können. Die Pflegekraft sollte einfühlsam reagieren, indem sie ein offenes Ohr bietet und den Patienten ermutigt, über seine Gefühle zu sprechen, während sie versucht, den Ursprung dieser Gedanken zu verstehen. Oft ist es notwendig, einen Psychologen oder Psychiater für eine weitere Beurteilung und angemessene psychologische Unterstützung einzubeziehen.

Unerklärliche körperliche Beschwerden können ebenfalls ein Anzeichen für seelische Not sein. Manchmal äußert sich emotionale Not in somatischen Symptomen wie Kopfschmerzen, Körperschmerzen oder Verdauungsbeschwerden, für die es keine erkennbare medizinische Ursache gibt. Diese Symptome können die Art und Weise sein, wie der Körper ungelösten mentalen oder emotionalen Stress ausdrückt. Der Pfleger sollte auf solche wiederkehrenden, unerklärlichen Beschwerden achten und eine psychologische Untersuchung in Betracht ziehen, um die zugrunde liegenden Ursachen zu erforschen.

Schlaflosigkeit oder Schlafstörungen sind ebenfalls häufige Indikatoren für psychische Belastungen. Ein Patient, der über Einschlafschwierigkeiten, häufiges Aufwachen oder Albträume berichtet, kann unter unausgesprochenen Ängsten oder Zwangsgedanken leiden. Schlaf ist für das allgemeine Wohlbefinden und die Fähigkeit des Patienten, mit der Krankheit umzugehen, von entscheidender Bedeutung, daher sollten Schlafstörungen nicht ignoriert werden. Das Pflegeteam kann dieses Problem angehen, indem es Entspannungsstrategien anbietet, die Pflegeroutine anpasst, um einen besseren Schlaf zu fördern, oder eine Beratung durch einen Schlafspezialisten oder Psychologen empfiehlt.

Schließlich sollte besonders auf das Auftreten von selbstzerstörerischem Verhalten oder Selbstvernachlässigung geachtet werden. Ein Patient in psychischer Not kann aufhören, seine Medikamente einzunehmen, sich weigern zu essen oder seine Körperhygiene vernachlässigen. Diese Verhaltensweisen können ein Gefühl der Verzweiflung oder einen Verlust des Lebenswillens widerspiegeln. Es ist von entscheidender Bedeutung, dass die Pflegekraft frühzeitig eingreift, indem sie diesen Verhaltensweisen mit Mitgefühl begegnet und versucht, die zugrunde liegenden Motive zu verstehen. Ein frühzeitiges Eingreifen kann die Bereitstellung einer intensiven psychologischen Betreuung und die Einbeziehung der Familie umfassen, um das Unterstützungsnetzwerk um den Patienten herum zu stärken.

- Begleitende Techniken zur Unterstützung bei der Bewältigung von Angstzuständen und Depressionen

Begleitende Techniken zur Unterstützung von Onkologiepatienten bei der Bewältigung von Angstzuständen und Depressionen sind entscheidend für die Verbesserung ihres psychischen Wohlbefindens und ihrer Lebensqualität. Diese emotionalen Zustände sind bei Krebspatienten aufgrund der mit der Krankheit verbundenen Ungewissheit, der oftmals belastenden Behandlungen und der tiefgreifenden Veränderungen, die die Krankheit in ihrem Alltag mit sich bringt, häufig anzutreffen. Eine wirksame Begleitung erfordert einen ganzheitlichen Ansatz, der psychologische Interventionen, Entspannungstechniken und soziale Unterstützung kombiniert, die auf die spezifischen Bedürfnisse jedes einzelnen Patienten zugeschnitten sind.

Eine der ersten Techniken der Begleitung ist das aktive Zuhören. Dabei wird dem Patienten ein sicherer Raum geboten, in dem er seine Ängste, Zweifel und Gefühle ohne Angst vor Verurteilung ausdrücken kann. Indem der Betreuer aufmerksam zuhört, die geäußerten Gefühle umformuliert und Einfühlungsvermögen zeigt, hilft er dem Patienten, sich in seinem Erleben verstanden und weniger isoliert zu fühlen. Diese menschliche Verbindung ist entscheidend für die Verringerung von Angstzuständen, da sie es dem Patienten ermöglicht, seine emotionale Belastung zu teilen und unmittelbare Unterstützung zu erhalten.

Die kognitive Verhaltenstherapie (KVT) ist ein weiterer wirksamer Ansatz, um Patienten bei der Bewältigung von Angstzuständen und Depressionen zu helfen. Diese Therapieform konzentriert sich auf die Veränderung negativer Gedanken und Verhaltensweisen, die diese Gefühlszustände aufrechterhalten. Durch die Zusammenarbeit mit einem in CBT geschulten Psychologen lernt der Patient, ängstliche oder depressive Gedankenmuster zu erkennen, sie zu hinterfragen und durch realistischere und konstruktivere Gedanken zu ersetzen. Die KVT umfasst auch Techniken, um mit stressigen Situationen adaptiver umzugehen, wodurch die Auswirkungen von Angst und Depression auf das tägliche Leben des Patienten verringert werden.

Entspannungstechniken wie Meditation, tiefes Atmen und geführte Visualisierung sind ebenfalls sehr hilfreich, um Angstzustände zu lindern. Diese Praktiken helfen dem Patienten, sich auf den gegenwärtigen Moment zu konzentrieren, den Geist zu beruhigen und die körperliche Anspannung zu lösen, die oft mit Angstzuständen einhergeht. Beispielsweise kann tiefes Atmen gelehrt werden, um dem Patienten zu helfen, seinen Herzrhythmus zu regulieren und einen Zustand der Ruhe herbeizuführen. Auch geführte Visualisierungen, bei denen der Patient aufgefordert wird, sich beruhigende Szenen vorzustellen, können die Angst verringern, indem sie die Aufmerksamkeit von negativen Gedanken ablenken und ein Gefühl der Sicherheit erzeugen.

Die soziale Unterstützung ist ein weiterer wichtiger Pfeiler der Betreuung. Wenn Patienten ermutigt werden, Verbindungen zu ihrer Familie, ihren Freunden und anderen Patienten aufrechtzuerhalten, kann ihnen das helfen, sich unterstützt und verstanden zu fühlen. Insbesondere Selbsthilfegruppen bieten einen Raum, in dem Patienten ihre Erfahrungen teilen, Ratschläge austauschen und sich gegenseitig unterstützen können. Dieses Gefühl der Zugehörigkeit zu einer Gemeinschaft, die Ähnliches durchmacht, kann das Gefühl der Isolation verringern und die emotionale Widerstandsfähigkeit stärken.

Kunst- und Musiktherapie sind weitere Techniken, die in die Betreuung von Angst- oder depressiven Patienten einbezogen werden können. Diese expressiven Therapieformen ermöglichen es den Patienten, ihre Emotionen mithilfe kreativer Mittel zu kanalisieren. Die Kunsttherapie bietet beispielsweise ein Ventil für Gefühle, die sich nur schwer in Worten ausdrücken lassen, während die Musiktherapie den Geist beruhigen und einen Zustand tiefer Entspannung fördern kann. Diese Ansätze sind besonders vorteilhaft für Patienten, denen es schwerfällt, ihre Not zu verbalisieren.

Schließlich ist es von entscheidender Bedeutung, den Patienten bei der Einführung von Alltagsroutinen zu unterstützen, die das psychische Wohlbefinden fördern. Dazu kann auch die Beratung darüber gehören, wie wichtig es ist, regelmäßige, auch moderate körperliche Aktivität aufrechtzuerhalten, die sich nachweislich positiv auf die Stimmung auswirkt. Auch die Integration angenehmer Aktivitäten in den Tagesablauf des Patienten, wie Lesen, Gartenarbeit oder andere Hobbys, hilft, die Aufmerksamkeit von der Krankheit abzulenken und Gefühle der Freude und Zufriedenheit zu verstärken.

  ◦ Die Rolle von therapeutischen Aktivitäten und Animation bei der psychologischen Unterstützung

Therapeutische Aktivitäten und Animation spielen bei der psychologischen Unterstützung von Onkologiepatienten eine wichtige Rolle, wenn es darum geht, ihre Lebensqualität zu verbessern und ihnen zu helfen, ihren Behandlungsweg mit mehr Gelassenheit und innerer Stärke zu durchlaufen. Diese Aktivitäten sind mehr als nur Zeitvertreib, sie bieten emotionale Unterstützung und Entspannung und ermöglichen es den Patienten, sich auszudrücken, sich mit sich selbst und anderen in Verbindung zu setzen und trotz der mit der Krankheit verbundenen Schwierigkeiten eine gewisse Lebensfreude wiederzugewinnen.

Therapeutische Aktivitäten wie Kunsttherapie, Musiktherapie und therapeutisches Schreiben spielen eine besonders wichtige Rolle, da sie den Patienten Möglichkeiten bieten, Emotionen auszudrücken, die oft schwer zu verbalisieren sind. Die Kunsttherapie beispielsweise ermöglicht es den Patienten, ihre Gefühle von Angst, Furcht oder Traurigkeit durch künstlerisches Schaffen zu kanalisieren. Malen, Zeichnen oder Ton formen wird zu einem Mittel, um innere Spannungen zu lösen, komplexen Gedanken eine Form zu geben und Leiden in etwas Greifbares und manchmal auch Schönes zu verwandeln. Diese Aktivitäten fördern nicht nur den Ausdruck von Emotionen, sondern können auch zu einem Gefühl der Selbstverwirklichung, des Stolzes und des Trostes führen.

Die Musiktherapie bietet auch erhebliche Vorteile für die psychologische Unterstützung der Patienten. Musik hat die Kraft, die Stimmung zu beeinflussen, Stress abzubauen und angenehme Erinnerungen hervorzurufen. Das Hören beruhigender Musik oder das Spielen eines Instruments schafft eine entspannte Atmosphäre, die Ängste und Schmerzen lindern kann. Bei manchen Patienten vermittelt die aktive Teilnahme am Musikmachen, sei es durch Singen, Komponieren oder einfach durch das Spielen von Instrumenten, ein Gefühl der Kontrolle und Freude, das die negativen Aspekte der Krankheit ausgleicht.

Beim therapeutischen Schreiben hingegen können Patienten ihre Gedanken und Gefühle zu Papier bringen, was eine kathartische Wirkung haben kann. Das Schreiben hilft, Gefühle zu strukturieren, Abstand zu den erlebten Ereignissen zu gewinnen und manchmal einen Sinn in dem zu finden, was sinnlos erscheint. Diese intime Ausdrucksform bietet einen persönlichen

Kommunikationsweg, auf dem die Patienten ihre Ängste und Hoffnungen ohne Angst vor Verurteilung erforschen und gleichzeitig eine greifbare Spur ihres Weges hinterlassen können.

Animationsaktivitäten wie Gruppenworkshops, Spielsitzungen oder soziale Aktivitäten spielen ebenfalls eine entscheidende Rolle bei der psychologischen Unterstützung. Sie schaffen Gelegenheiten für Patienten, aus ihrer Isolation herauszukommen, sich in einer geselligen Umgebung zu treffen und Momente der Leichtigkeit und des Vergnügens mit anderen Menschen zu teilen, die ähnliche Erfahrungen machen. Diese sozialen Interaktionen sind lebenswichtig, um die Bindungen zwischen den Patienten zu stärken und ein Gemeinschaftsgefühl zu schaffen. Durch die Teilnahme an gemeinschaftlichen Aktivitäten fühlen sich Patienten in ihrem Kampf gegen die Krankheit weniger allein, erhalten Unterstützung von anderen und entdecken die Freude an der Kameradschaft wieder.

Die Animation kann auch angepasste körperliche Aktivitäten wie Yoga, Wandern oder Entspannungsübungen beinhalten. Diese Aktivitäten steigern nicht nur das körperliche Wohlbefinden, sondern haben auch einen direkten Einfluss auf die Stimmung und das Selbstwertgefühl. Selbst mäßige körperliche Betätigung regt die Produktion von Endorphinen, den Wohlfühlhormonen, an, die dazu beitragen, Depressionen und Angstzustände zu verringern. Außerdem stärken diese Aktivitäten den Körper, was dazu beitragen kann, dass sich die Patienten stärker fühlen und besser in der Lage sind, die Herausforderungen der Krankheit und der Behandlung zu bewältigen.

Schließlich bieten therapeutische und animierende Aktivitäten den Patienten einen Rahmen, in dem sie neue Fähigkeiten entwickeln oder vergessene Leidenschaften wiederentdecken können. Etwas Neues zu lernen, wie eine künstlerische Technik oder ein Spiel, kann Patienten ein Gefühl der Erfüllung und Erneuerung vermitteln und sie daran erinnern, dass die Krankheit nicht ihr ganzes Leben bestimmt und dass es noch positive Aspekte gibt, die es zu erforschen und zu genießen gilt.

Kapitel 4
Palliativmedizinische Versorgung in Onkologie

- **Palliativmedizin verstehen**

    ○ Definition und Ziele der Palliativmedizin in der Onkologie

Die Palliativpflege in der Onkologie ist ein umfassender Pflegeansatz, der die Lebensqualität von Patienten mit schweren Krankheiten wie Krebs und ihren Familien verbessern soll. Diese Versorgung konzentriert sich nicht auf die Heilung der Krankheit, sondern auf die Linderung von Symptomen, die Bewältigung von Schmerzen und die psychologische, soziale und spirituelle Begleitung. **Palliativmedizin** kommt zu einem Zeitpunkt zum Einsatz, an dem kurative **Behandlungen** nicht mehr wirksam sind oder vom Patienten nicht mehr gewünscht werden und das Hauptziel darin besteht, dem Patienten bis zum Ende seines Lebens Komfort zu bieten und seine Würde zu bewahren.

Die Definition von Palliativmedizin beruht auf einer Betreuungsphilosophie, die den Menschen in seiner Gesamtheit in den Mittelpunkt stellt. Das bedeutet, dass die Palliativmedizin nicht nur die körperlichen Aspekte der Krankheit betrachtet, sondern auch die emotionalen, psychologischen, sozialen und spirituellen Dimensionen. Ziel ist es, das Leiden in all seinen Formen zu lindern, sei es körperlich, wie z. B. Schmerzen oder Übelkeit, oder emotional, wie z. B. Angst und Furcht vor dem Tod. Die **Palliativmedizin** versucht auch, die Angehörigen zu unterstützen, indem sie ihnen einen Raum zum Zuhören bietet und ihnen hilft, mit den Herausforderungen umzugehen, die das Lebensende eines geliebten Menschen mit sich bringt.

Die Ziele der Palliativmedizin in der Onkologie sind vielfältig und miteinander verbunden. Eines der Hauptziele ist die Behandlung von Schmerzen und Symptomen. In der Onkologie können Patienten im fortgeschrittenen Stadium ihrer Erkrankung unter starken Schmerzen, Atembeschwerden, Übelkeit, extremer Müdigkeit und vielen anderen Symptomen leiden, die ihre Lebensqualität stark beeinträchtigen. Die Palliativmedizin zielt darauf ab, diese Symptome durch einen individuellen Ansatz zu lindern, der Medikamente, nicht-medikamentöse Techniken und

Komfortpflege wie Wärmetherapie oder Massagen umfassen kann.

Ein weiteres grundlegendes Ziel der Palliativmedizin ist die psychologische Betreuung des Patienten. Die Mitteilung, dass die Krankheit unheilbar ist, ist ein äußerst schwieriger Moment, der komplexe Emotionen wie Angst, Wut, Traurigkeit und Verzweiflung auslöst. Palliativmediziner bieten eine kontinuierliche psychologische Unterstützung an, indem sie dem Patienten helfen, seine Gefühle auszudrücken, sich seinen Ängsten zu stellen und einen Sinn in dieser letzten Lebensphase zu finden. Diese Unterstützung kann auch Gespräche über den Willen des Patienten bezüglich seines Lebensendes umfassen, wie z. B. das Verfassen einer Patientenverfügung oder die Gestaltung der letzten Tage in einer Weise, die seinen Wünschen entspricht.

Ein weiteres Ziel der Palliativmedizin ist die Unterstützung der Familien. Die Angehörigen eines unheilbar kranken Patienten durchleben oft eine Zeit großer emotionaler Not, die von der Erwartung der Trauer, Unsicherheit und dem Stress der täglichen Pflege geprägt ist. Die Palliativmedizin umfasst auch Unterstützungsangebote für die Familien, wie psychologische Beratung, Selbsthilfegruppen oder die Begleitung bei administrativen und logistischen Aufgaben. Ziel ist es, die Belastung der Angehörigen so weit wie möglich zu verringern und ihnen gleichzeitig zu helfen, auch in den schwierigsten Zeiten für ihre Lieben präsent und verfügbar zu bleiben.

Darüber hinaus zielt die Palliativmedizin darauf ab, die Würde des Patienten zu wahren. Dies geschieht durch die Achtung seiner Entscheidungen und Werte, durch eine klare und ehrliche Kommunikation über seinen Gesundheitszustand und durch eine Versorgung, die seine Bedürfnisse und Vorlieben berücksichtigt. Palliativmediziner bemühen sich, eine Umgebung zu schaffen, in der sich der Patient respektiert und angehört fühlt, in der sein Wille gewürdigt wird und in der er seine letzten Momente in Komfort und Frieden verbringen kann.

Schließlich ist die Palliativmedizin Teil eines Teamansatzes, bei dem verschiedene Gesundheitsberufe zusammenarbeiten, um eine umfassende und kohärente Betreuung zu bieten. Zu diesem Team können Ärzte, Krankenschwestern, Pfleger, Psychologen, Sozialarbeiter, Physiotherapeuten und Seelsorger gehören, die jeweils ihr Fachwissen einbringen, um den unterschiedlichen Bedürfnissen des Patienten und seiner Familie gerecht zu werden. Dieser interdisziplinäre Ansatz gewährleistet, dass alle Aspekte des Leidens des Patienten berücksichtigt werden und dass die Versorgung so koordiniert wird, dass die bestmögliche Unterstützung geboten wird.

- Unterschied zwischen palliativer und kurativer Versorgung

Der Unterschied zwischen Palliativmedizin und kurativer Versorgung liegt vor allem in ihren Zielen und ihrem Ansatz zur Behandlung der Krankheit. Während die kurative Versorgung darauf abzielt, die Krankheit auszurotten oder ihr Fortschreiten zu verlangsamen, konzentriert sich die Palliativversorgung darauf, die Lebensqualität der Patienten durch Linderung der Symptome und umfassende Unterstützung zu verbessern, ohne die Krankheit heilen zu wollen.

Bei der kurativen Versorgung steht die Idee der Heilung im Mittelpunkt. In der Onkologie kann dies Behandlungen wie Chemotherapie, Strahlentherapie, chirurgische Eingriffe oder Immuntherapie umfassen, die darauf abzielen, Krebszellen zu zerstören, Tumore zu verkleinern oder das Leben durch Kontrolle der Krankheit zu verlängern. Die kurative Versorgung bindet häufig erhebliche medizinische Ressourcen und erfordert eine strenge Überwachung der Ergebnisse, um die Behandlungen an den Krankheitsverlauf anzupassen. Der Erfolg der kurativen Versorgung wird anhand von Indikatoren wie vollständige Remission, Tumorschrumpfung oder Verlängerung der Überlebenszeit gemessen. Bei diesem Ansatz besteht das Hauptziel darin, die Krankheit aggressiv zu bekämpfen, indem alle verfügbaren Behandlungsoptionen genutzt werden, um dem

Patienten die besten Chancen auf Heilung oder Remission zu geben.

Die Palliativmedizin hingegen kommt zum Einsatz, wenn die Krankheit nicht mehr geheilt werden kann oder wenn der Patient sich dafür entscheidet, schwere und invasive Behandlungen nicht mehr fortzusetzen. Das Ziel der Palliativmedizin ist nicht, das Leben um jeden Preis zu verlängern, sondern das Leben so angenehm wie unter den gegebenen Umständen möglich zu gestalten. Die Palliativmedizin berücksichtigt nicht nur die körperlichen Symptome wie Schmerzen, Übelkeit oder Müdigkeit, sondern auch die psychologischen, sozialen und spirituellen Dimensionen des Leidens. Sie zielt darauf ab, Leiden zu lindern, emotionale Unterstützung zu bieten und Patienten auf respektvolle und beruhigende Weise in ihrer letzten Lebensphase zu begleiten.

Ein weiterer zentraler Unterschied zwischen den beiden Ansätzen ist der Zeitpunkt, zu dem sie angewendet werden. Die kurative Versorgung erfolgt in der Regel unmittelbar nach der Diagnose und kann so lange fortgesetzt werden, wie es eine Möglichkeit gibt, die Krankheit zu kontrollieren. Die palliative Versorgung hingegen kann zu jedem Zeitpunkt des Krankheitsverlaufs eingeleitet werden, häufig parallel zur kurativen Behandlung, um die Symptome zu bewältigen und die Lebensqualität zu verbessern. Sie werden jedoch zum Hauptansatz, wenn die kurativen Behandlungen nicht mehr wirksam sind oder vom Patienten nicht mehr gewünscht werden.

Auch die Kommunikation unterscheidet sich in den beiden Kontexten. In der kurativen Versorgung ist die Kommunikation häufig auf die Behandlungsoptionen, die Erfolgsaussichten und den Umgang mit Nebenwirkungen ausgerichtet. Es handelt sich um einen pragmatischen Ansatz, der sich an den medizinischen Ergebnissen orientiert. In der Palliativmedizin wird die Kommunikation stärker auf den Patienten als Person, seine emotionalen Bedürfnisse, seine Werte und seine Präferenzen für das Lebensende ausgerichtet. In Gesprächen in der

Palliativmedizin geht es oft um sensible Themen wie den Willen am Lebensende, die Schmerzbehandlung und die Wünsche des Patienten hinsichtlich seines Wohlbefindens und seiner Würde.

◦ Das Konzept der Lebensqualität am Lebensende
Das Konzept der Lebensqualität am Lebensende ist zentral für den Ansatz der Palliativmedizin, bei dem es nicht mehr um die Heilung der Krankheit geht, sondern darum, dass die letzten Momente des Lebens so angenehm, würdevoll und ruhig wie möglich verbracht werden. Die Lebensqualität am Lebensende ist definiert als die Gesamtheit der Aspekte, die zum Wohlbefinden einer Person beitragen, selbst wenn sie mit einer unheilbaren Krankheit konfrontiert ist. Es handelt sich um einen zutiefst individuellen Begriff, der sowohl die körperlichen, emotionalen, sozialen als auch spirituellen Dimensionen des Lebens umfasst.

In körperlicher Hinsicht beruht die Lebensqualität am Lebensende vor allem auf der Linderung von Schmerzen und anderen unangenehmen Symptomen wie Übelkeit, Kurzatmigkeit oder extremer Müdigkeit. Das Pflegeteam bemüht sich, die Behandlung und Pflege so anzupassen, dass diese Leiden auf ein Minimum reduziert werden, und vermeidet gleichzeitig Nebenwirkungen von Medikamenten, die das Wohlbefinden des Patienten beeinträchtigen könnten. Komfortpflege wie Massagen, Entspannungsbäder oder Hautpflege spielen ebenfalls eine wichtige Rolle bei der Verbesserung des körperlichen Wohlbefindens.

Neben der körperlichen Pflege gehört zur Lebensqualität am Lebensende auch die Berücksichtigung der emotionalen Bedürfnisse des Patienten. Das Lebensende wird oft von einem Wirbelsturm von Emotionen wie Angst, Furcht, Traurigkeit und manchmal sogar Wut begleitet. Es ist von entscheidender Bedeutung, dass diese Emotionen erkannt und berücksichtigt werden. Psychologische Unterstützung, sei es durch einen Psychologen, einen Seelsorger oder einfach durch ein Mitglied des Behandlungsteams, hilft dem Patienten, einen Raum zu finden, in dem er seine Gefühle ausdrücken, über sein Leben nachdenken und, wenn möglich, eine gewisse Beruhigung im Hinblick auf den bevorstehenden Tod finden kann.

Soziale Beziehungen sind ebenfalls eine Schlüsseldimension der Lebensqualität am Lebensende. Für viele Patienten ist es ein wesentlicher Aspekt ihrer letzten Tage, von ihren Angehörigen umgeben zu sein, sinnvolle Gespräche zu führen und sich von ihren Lieben verabschieden zu können. Das Pflegeteam sollte diese Momente erleichtern, indem es die Wünsche des Patienten bezüglich der Besuche respektiert, eine Umgebung schafft, die Intimität und Ruhe fördert, und die Familien bei ihrem eigenen Trauerprozess unterstützt. Die Aufrechterhaltung starker sozialer Bindungen kann dem Patienten ein Gefühl von Frieden und Verbundenheit vermitteln, das für ein würdiges Lebensende grundlegend ist.

Schließlich steht die spirituelle Dimension häufig im Mittelpunkt des Konzepts der Lebensqualität am Lebensende. Unabhängig von der Art des Glaubens des Patienten nehmen in dieser Lebensphase Fragen nach dem Sinn des Lebens, dem Tod und dem, was danach kommt, häufig einen zentralen Platz ein. Die palliativmedizinische Versorgung umfasst häufig eine spirituelle Begleitung, die die Überzeugungen und Werte des Patienten respektiert, sei es durch religiöse Praktiken, Meditation oder einfach durch Gespräche über den Sinn des Lebens. Diese spirituelle Unterstützung kann eine Quelle des Trostes und des inneren Friedens bieten und dem Patienten helfen, dem Lebensende mit mehr Gelassenheit zu begegnen.

Die Lebensqualität am Lebensende bemisst sich nicht nur nach dem körperlichen Komfort, sondern nach der Achtung des Menschen in seiner Gesamtheit. Es geht darum, den Wert des Lebens bis zum letzten Augenblick anzuerkennen und dafür zu sorgen, dass der Patient diese Momente mit größtmöglicher Würde und im Einklang mit seinen Wünschen und Werten erleben kann. Dazu gehört auch, dass seine Entscheidungen in Bezug auf die Versorgung berücksichtigt werden, z. B. der Wunsch, zu

Hause oder in einem Krankenhaus zu sterben, die Möglichkeit, eine Patientenverfügung zu verfassen, und die Teilnahme an ehrlichen Gesprächen über die Präferenzen für das Lebensende.

- **Die Einbeziehung der Pflegekraft in die Palliativpflege**

    ◦ Die Begleitung des Patienten im Endstadium

Die Begleitung von Patienten in der Endphase ihres Lebens ist ein zutiefst menschlicher und empathischer Prozess, der darauf abzielt, einer Person, die mit dem Ende ihres Lebens konfrontiert ist, eine umfassende und individuelle Unterstützung zu bieten. Diese Phase, die die letzten Momente eines oftmals anstrengenden Weges markiert, erfordert eine besondere Aufmerksamkeit seitens des **Pflegepersonals**, der Angehörigen und des gesamten medizinischen Teams. Ziel ist es, dem Patienten ein würdiges, beruhigtes und seinen Wünschen entsprechendes Lebensende zu garantieren, indem nicht nur seine körperlichen, sondern auch seine emotionalen, psychologischen und spirituellen Bedürfnisse berücksichtigt werden.

Der erste Aspekt der Begleitung in der Endphase des Lebens betrifft die Linderung von Schmerzen und Symptomen. In diesem Stadium ist es von entscheidender Bedeutung, wirksame palliative Maßnahmen zu ergreifen, um das körperliche Leiden zu minimieren. Dazu kann die Verabreichung starker **Schmerzmittel**, die **Inanspruchnahme** von Komfortpflege und die Anpassung der Behandlung zur Bewältigung von Symptomen wie Kurzatmigkeit, Übelkeit oder Angstzuständen gehören. Die Pflege muss ständig angepasst werden, um den sich ändernden Bedürfnissen des Patienten gerecht zu werden, wobei der Komfort und das Wohlbefinden des Patienten sorgfältig überwacht werden müssen. Die Schmerzlinderung ist nicht nur eine Frage der medizinischen Behandlung, sondern erfordert auch eine sanfte und respektvolle Herangehensweise des Pflegepersonals, das auf die verbalen und nonverbalen Signale des Patienten achten muss, um schnell und effektiv eingreifen zu können.

Die psychologische Betreuung ist ein weiterer grundlegender Pfeiler der Sterbebegleitung. Das Lebensende wird oft von intensiven Gefühlen begleitet, wie der Angst vor dem Unbekannten, Reue oder der Angst, seine Angehörigen zurückzulassen. Die Rolle des **Pflegepersonals** besteht darin, eine beruhigende Präsenz, aktives Zuhören und ständige Unterstützung anzubieten, um dem Patienten durch diese schwierige Zeit zu helfen. Dies kann durch offene Gespräche über den Tod und die damit verbundenen Gefühle geschehen oder einfach durch die Bereitschaft, sich die Sorgen des Patienten ohne Wertung anzuhören. Der Pfleger muss in der Lage sein, eine Umgebung zu schaffen, in der sich der Patient frei fühlt, seine Gefühle mitzuteilen, und gleichzeitig eine einfühlsame Unterstützung erhält, die seine Not lindern kann.

Spirituelle Unterstützung ist auch bei der Begleitung von Patienten in der Endphase des Lebens von entscheidender Bedeutung. Für viele Menschen ist das Lebensende ein Zeitpunkt, an dem Fragen nach Sinn, Glauben und Spiritualität zentral werden. Ob es sich nun um religiöse Praktiken, Meditation oder Überlegungen zum Sinn des Lebens handelt, das Pflegepersonal muss die Überzeugungen und Werte des Patienten respektieren und sie in die Pflege einbeziehen. Dies kann bedeuten, den Zugang zu spirituellen Beratern zu erleichtern, religiöse Rituale zu respektieren oder den Patienten einfach bei seiner Suche nach innerem Frieden zu unterstützen. Spirituelle Begleitung hilft dem Patienten oft dabei, eine Form von Trost und Akzeptanz zu finden, indem sie ihm eine beruhigende Perspektive auf das Ende seines Lebens bietet.

Die Begleitung der Angehörigen ist ebenfalls ein Schlüsselelement in dieser Phase. Auch die Familien und Freunde des Patienten erleben Momente großer Not, die von der Erwartung der Trauer und dem Schmerz, einen geliebten Menschen am Lebensende zu sehen, geprägt sind. Das

Pflegepersonal sollte nicht nur den Patienten unterstützen, sondern auch den Angehörigen emotionale Unterstützung bieten, indem es ihnen hilft zu verstehen, was vor sich geht, ihre Fragen beantwortet und ihnen Ressourcen zur Verfügung stellt, die ihnen helfen, diese Zeit zu überstehen. Dazu gehört auch die Organisation von Besuchen, die Erleichterung des Abschiednehmens und manchmal auch die Vermittlung bei familiären Spannungen, die in dieser schwierigen Zeit entstehen können. Die Unterstützung der Angehörigen ist entscheidend für die Schaffung einer liebevollen und tröstenden Umgebung um den Patienten herum, was wesentlich zur Lebensqualität am Lebensende beiträgt.

Schließlich beruht die Begleitung eines Patienten in der Endphase seines Lebens auf der Achtung seines Willens und seiner Würde. In dieser Lebensphase ist es von entscheidender Bedeutung, dass das Pflegepersonal die Entscheidungen des Patienten bezüglich seines **Lebensendes** respektiert, seien es Entscheidungen über die Fortsetzung oder Beendigung der Behandlung, Präferenzen bezüglich des Ortes, an dem der Patient seine letzten Momente verbringen möchte, oder der in einer Patientenverfügung geäußerte Wille. Die Achtung dieser Entscheidungen ist ein Zeichen des Respekts für den Menschen in seiner Gesamtheit und trägt dazu bei, dass der Patient seine letzte Lebenszeit im Einklang mit seinen Werten und Wünschen verbringen kann.

- Techniken der Komfortpflege: Flüssigkeitszufuhr, Vermeidung von Druckgeschwüren, Mundpflege

Techniken der Komfortpflege sind für das Wohlbefinden der Patienten von entscheidender Bedeutung, insbesondere in der Onkologie, wo Krankheit und Behandlung zu erheblichen körperlichen Beschwerden führen können. Diese Pflege zielt darauf ab, die Lebensqualität der Patienten zu verbessern, indem sie ganzheitlich auf ihre Bedürfnisse eingeht und dabei nicht nur ihren Gesundheitszustand, sondern auch ihr physisches und psychisches Wohlbefinden berücksichtigt. Unter diesen Techniken spielen die Hydratation, die Dekubitusprophylaxe und die Mundpflege eine zentrale Rolle.

Die Hydratation ist ein grundlegender Aspekt der Komfortpflege. Die Aufrechterhaltung einer ausreichenden Flüssigkeitszufuhr ist für die normale Funktion des Körpers von entscheidender Bedeutung und wird bei Patienten im fortgeschrittenen Krankheitsstadium noch wichtiger, da sie aufgrund von Fieber, Erbrechen, Durchfall oder einfach aufgrund von Schwierigkeiten beim Trinken an Dehydrierung leiden können. Eine ausreichende Flüssigkeitszufuhr trägt nicht nur dazu bei, trockene Haut und Schleimhäute zu verhindern, sondern verbessert auch das allgemeine Wohlbefinden des Patienten, indem sie das Risiko von Verwirrtheit, Müdigkeit und Verstopfung verringert, die durch eine Dehydrierung oft noch verstärkt werden. Das Pflegepersonal sollte darauf achten, dass der Patient regelmäßig mit Flüssigkeit versorgt wird, sei es oral, wenn dies möglich ist, oder durch alternative Mittel wie subkutane oder intravenöse Infusionen. Es ist auch wichtig, die Formen der angebotenen Flüssigkeiten anzupassen und Getränke zu bevorzugen, die der Patient am besten verträgt, und bei Patienten mit Schluckbeschwerden geeignete Texturen zu verwenden, z. B. feuchtigkeitsspendende Gele.

Die Vermeidung von Druckgeschwüren ist ein weiterer wichtiger Bestandteil der Komfortpflege, insbesondere bei bettlägerigen oder in ihrer Mobilität eingeschränkten Patienten. Dekubitus oder Druckgeschwüre sind Hautverletzungen, die durch anhaltenden Druck auf bestimmte Körperstellen entstehen, häufig an den Fersen, am Kreuzbein oder an den Hüften. Sie können äußerst schmerzhaft und schwer zu behandeln sein, weshalb es wichtig ist, ihnen von Anfang an vorzubeugen. Hierfür ist es entscheidend, die Position des Patienten regelmäßig, mindestens alle zwei Stunden, zu ändern, um den Druck auf die gefährdeten Stellen zu verringern. Die Verwendung von Antidekubitusmatratzen und -kissen, die das Körpergewicht gleichmäßig verteilen und den Druck minimieren sollen, wird ebenfalls empfohlen. Außerdem ist es wichtig, den Hautzustand des Patienten sorgfältig zu überwachen und auf erste Anzeichen von Rötung oder Reizung zu achten sowie Feuchtigkeitspflege aufzutragen, um die Haut geschmeidig und widerstandsfähig zu halten.

Die Mundpflege ist auch ein entscheidender Aspekt der Komfortpflege, der oft unterschätzt wird, aber für das Wohlbefinden des Patienten unerlässlich ist. Eine schlechte Mundhygiene kann zu Schmerzen, Infektionen, Schwierigkeiten beim Essen und einer Verschlechterung des Allgemeinzustands des Patienten führen. In der Onkologie können Behandlungen wie Chemo- oder Strahlentherapie zu oralen Nebenwirkungen führen, wie Mukositis (Entzündung der Mundschleimhaut), Mundtrockenheit (Xerostomie) oder Pilzinfektionen wie Soor. Um diesen Komplikationen vorzubeugen, ist es wichtig, eine regelmäßige Mundpflegeroutine aufrechtzuerhalten, die das sanfte **Putzen** der Zähne und des Zahnfleischs mit einer weichen Zahnbürste, die Verwendung geeigneter Mundspülungen und die Befeuchtung der Schleimhäute mit feuchtigkeitsspendenden Sprays oder Gelen umfasst. In Fällen, in denen das Putzen schwierig oder schmerzhaft ist, können Alternativen wie Mundschwämme verwendet werden, um den Mund sanft zu reinigen. Das Pflegepersonal sollte auch auf Anzeichen von Schmerzen oder Infektionen achten und schnell eingreifen, um diese Symptome zu lindern.

- Psychologische Unterstützung am Lebensende

Die psychologische Unterstützung am Lebensende ist ein wesentlicher Bestandteil der Palliativmedizin, die darauf abzielt, Patienten in einer der heikelsten und emotionalsten Phasen ihres Lebens zu begleiten. In dieser Phase werden Patienten oft mit intensiven Gefühlen wie Angst, Traurigkeit, Wut und Verzweiflung konfrontiert, während sie sich mit der Akzeptanz des bevorstehenden Endes ihres Lebens auseinandersetzen müssen. Die Aufgabe der psychologischen Unterstützung besteht darin, den Patienten dabei zu helfen, durch diese Gefühle zu navigieren, eine gewisse Beruhigung zu finden und ihre letzten Momente so ruhig und würdevoll wie möglich zu erleben.

Einer der ersten Aspekte der psychologischen Unterstützung am Lebensende ist das aktive Zuhören. Die Betreuer, seien es Psychologen, Krankenschwestern oder Pflegehelfer, müssen einen Raum bieten, in dem sich der Patient frei fühlt, seine Gefühle ohne Angst vor Verurteilung auszudrücken. Es ist von entscheidender Bedeutung, dass der Patient über seine Ängste, sein Bedauern, seine Hoffnungen und alles, was er angesichts des Todes empfindet, sprechen kann. Dieses Zuhören beschränkt sich nicht darauf, die Worte des Patienten zu hören, sondern beinhaltet echtes Einfühlungsvermögen, die Fähigkeit, zu verstehen, was der Patient erlebt, und ihm eine beruhigende Präsenz zu bieten. Aktives Zuhören gibt dem Patienten das Gefühl, verstanden und unterstützt zu werden, was für die Linderung des Gefühls der Isolation, das viele am Lebensende empfinden, von entscheidender Bedeutung ist.

Zur psychologischen Unterstützung gehört auch die Begleitung im Prozess der Akzeptanz des Todes. Dieser Prozess ist zutiefst persönlich und für jeden Menschen einzigartig. Manche Patienten durchlaufen Phasen der Verleugnung, der Wut oder der Depression, bevor sie eine gewisse Form der Akzeptanz erreichen. Die Rolle des Betreuers besteht darin, den Patienten durch diese Phasen zu begleiten, indem er ihm ständige Unterstützung anbietet und sein Tempo respektiert. Dies kann offene Gespräche über den Tod beinhalten, wenn der Patient dies wünscht, oder einfach nur eine stille, tröstende Präsenz, wenn Worte nicht mehr ausreichen. Ziel ist es, dem Patienten zu helfen, einen gewissen inneren Frieden zu finden, indem er akzeptiert, was nicht geändert werden kann, und sich auf die positiven Aspekte konzentriert, die in seinem Leben verbleiben.

Der Umgang mit Angst und Depression am Lebensende ist ein weiterer entscheidender Aspekt der psychologischen Unterstützung. Viele Patienten haben starke Angst vor dem Tod, sei es aufgrund der Ungewissheit darüber, was passieren wird, der

Angst vor Schmerzen oder der Sorge um ihre Angehörigen. Depressionen wiederum können aus dem Gefühl des Kontrollverlusts, aus Trauer über die bevorstehende Trennung oder aus dem Gefühl, dass das Leben keinen Sinn mehr hat, resultieren. Entspannungstechniken, kognitive Verhaltenstherapie oder einfach nur beruhigende Gespräche können helfen, diese Angst- und Depressionsgefühle zu reduzieren. In einigen Fällen können auch angstlösende oder antidepressive Medikamente eingesetzt werden, um dem Patienten zu helfen, mit diesen Gefühlen besser umzugehen.

Die psychologische Unterstützung am Lebensende umfasst auch die spirituelle Begleitung, die für Patienten, die mit tiefgreifenden existenziellen Fragen konfrontiert sind, oft von entscheidender Bedeutung ist. Für viele ist das Lebensende ein Zeitpunkt, an dem spirituelle oder religiöse Überzeugungen eine zentrale Rolle spielen und Fragen über den Sinn des Lebens, den Tod und das, was danach kommt, auftauchen. Pflegende sollten diese Überzeugungen respektieren und, wo es angebracht ist, den Zugang zu spirituellen Beratern, religiösen Riten oder spirituellen Praktiken, die dem Patienten Trost spenden, erleichtern. Spirituelle Begleitung hilft oft, Existenzängste zu lindern und eine Form von tiefem Trost zu bieten.

Die psychologische Unterstützung am Lebensende beschränkt sich nicht nur auf den Patienten selbst, sondern auch auf die Angehörigen, die ebenfalls eine Zeit großer emotionaler Belastung durchleben. Das Pflegepersonal sollte den Angehörigen einen Raum bieten, in dem sie ihre Trauer, Angst und Wut ausdrücken können, und ihnen helfen, ihre Angehörigen so ruhig wie möglich zu begleiten. Diese Unterstützung kann Gespräche darüber umfassen, wie man Abschied nimmt, Ratschläge zur Bewältigung der bevorstehenden Trauer und praktische Hilfe bei der Bewältigung der logistischen Aspekte des Lebensendes.

- **Teamarbeit in der Palliativmedizin**

  ○ Die Zusammenarbeit mit Krankenschwestern, Ärzten und Psychologen

Die Zusammenarbeit mit Krankenschwestern, Ärzten und Psychologen ist ein Grundpfeiler der onkologischen Betreuung, insbesondere der Palliativmedizin. Diese interdisziplinäre Zusammenarbeit ist unerlässlich, um dem Patienten eine ganzheitliche Betreuung zu bieten, die all seinen Bedürfnissen gerecht wird - physisch, emotional und psychologisch. Jedes Teammitglied bringt sein spezifisches Fachwissen ein, und nur durch eine koordinierte Zusammenarbeit kann die Lebensqualität des Patienten wirklich verbessert werden.

Krankenschwestern und Krankenpfleger spielen bei dieser Zusammenarbeit eine zentrale Rolle. Da sie täglich mit dem Patienten in Kontakt stehen, sind sie oft die ersten, die Veränderungen im Gesundheitszustand des Patienten feststellen, seien es Anzeichen einer körperlichen Verschlechterung, nicht gelinderte Schmerzen oder Anzeichen von psychischer Not. Sie sind das Bindeglied zwischen dem Patienten und den anderen Teammitgliedern, indem sie wichtige Informationen an Ärzte und Psychologen weiterleiten. Ihre Rolle geht über die technische Pflege hinaus; sie leisten auch wertvolle emotionale Unterstützung, indem sie sich die Sorgen des Patienten anhören, ihn in Momenten der Unsicherheit begleiten und eine tröstende Präsenz bieten. Die reibungslose Kommunikation zwischen Krankenschwestern und anderen Gesundheitsfachkräften ist entscheidend, um sicherzustellen, dass die Bedürfnisse des Patienten umfassend und in Echtzeit berücksichtigt werden.

Ärzte wiederum stellen ihr medizinisches Fachwissen zur Verfügung, um die Krankheit zu diagnostizieren, zu behandeln und das Fortschreiten der Krankheit zu überwachen. Sie sind dafür verantwortlich, die Behandlung zu steuern, sei es kurativ oder palliativ, und die Pflege an den sich verändernden Zustand des Patienten anzupassen. In Zusammenarbeit mit den

Krankenschwestern passen sie die Behandlungen an, um die Symptome zu kontrollieren und das Wohlbefinden des Patienten zu verbessern. Ärzte spielen auch eine Schlüsselrolle bei der Kommunikation mit dem Patienten und seinen Angehörigen, indem sie Behandlungsmöglichkeiten erläutern, Fragen beantworten und bei schwierigen Entscheidungen behilflich sind. Ihre Zusammenarbeit mit Psychologen ist besonders wichtig, wenn der Patient Momente großer emotionaler Not durchlebt oder am Lebensende vor komplexen Entscheidungen steht.

Psychologen wiederum sind für die emotionale und psychologische Betreuung des Patienten und seiner Angehörigen von entscheidender Bedeutung. Sie helfen dem Patienten, mit Ängsten, Depressionen und anderen krankheitsbedingten psychischen Belastungen umzugehen. Ihre Zusammenarbeit mit Ärzten und Krankenschwestern ermöglicht es, eine Betreuung zu schaffen, die neben den körperlichen Bedürfnissen auch den mentalen Zustand des Patienten berücksichtigt. Psychologen können auch eine Rolle bei der Betreuung der Pflegekräfte selbst spielen und ihnen dabei helfen, mit dem Stress und den Emotionen umzugehen, die mit der Betreuung von Patienten am Lebensende verbunden sind. Sie bieten eine ergänzende Perspektive zur medizinischen Versorgung, indem sie je nach den Bedürfnissen des Patienten Techniken zur Stressbewältigung, kognitive Verhaltenstherapien und Ansätze zur spirituellen Unterstützung einbeziehen.

Der Schlüssel zu dieser Zusammenarbeit liegt in der Kommunikation und dem **Austausch** von Informationen. Die multidisziplinären Besprechungen sind ein entscheidender Moment, in dem alle Teammitglieder zusammenkommen, um die Fälle der Patienten zu besprechen, Meinungen auszutauschen und geeignete Pflegepläne zu erstellen. Diese Treffen stellen sicher, dass alle Aspekte des Patientenwohls berücksichtigt und die Maßnahmen koordiniert werden. Sie bieten auch Raum, um die spezifischen Herausforderungen jedes einzelnen Patienten anzusprechen, sei es die Schmerzbehandlung, der Umgang mit psychologischen Symptomen oder der Bedarf an spiritueller Unterstützung.

Die Zusammenarbeit beschränkt sich nicht nur auf den formellen Austausch, sondern findet auch in der täglichen Pflege statt, wo die Pflegekräfte ständig Informationen austauschen, um die Pflege an die unmittelbaren Bedürfnisse des Patienten anzupassen. Diese Flexibilität und Reaktionsfähigkeit sind entscheidend für eine qualitativ hochwertige Pflege, die sich an die raschen Veränderungen des Zustands des Onkologiepatienten anpasst.

- Die Bedeutung von Zusammenfassungssitzungen für die Anpassung der Pflege

Zusammenfassende Besprechungen nehmen einen zentralen Platz in der Patientenversorgung ein, insbesondere in der Onkologie, wo die Komplexität der Fälle und die Notwendigkeit eines multidisziplinären Ansatzes die Koordination zwischen den verschiedenen Akteuren der Pflege unabdingbar machen. Diese regelmäßigen Treffen ermöglichen es, die Entwicklung jedes einzelnen Patienten zu überprüfen, entscheidende Informationen auszutauschen und die Pflege an die sich ändernden Bedürfnisse anzupassen. Sie sind ein Schlüsselmoment, um sicherzustellen, dass die Pflege kohärent, individuell und auf das allgemeine Wohlbefinden des Patienten ausgerichtet bleibt.

Die Bedeutung von Zusammenfassungssitzungen liegt zunächst einmal in ihrer Fähigkeit, alle am Behandlungspfad des Patienten beteiligten Berufsgruppen zusammenzubringen. Ärzte, Krankenschwestern, Pfleger, Psychologen, Sozialarbeiter und manchmal sogar Familienmitglieder kommen zusammen, um ihre Beobachtungen und Sorgen auszutauschen. Diese Vielfalt an Perspektiven ist von entscheidender Bedeutung, da sie es ermöglicht, den Fall des Patienten aus verschiedenen Blickwinkeln zu betrachten und dabei nicht nur die medizinischen Aspekte, sondern auch die psychologischen, sozialen und spirituellen Dimensionen der Behandlung zu berücksichtigen. Jedes Teammitglied bringt sein spezifisches Fachwissen ein, das das Gesamtverständnis für den Zustand des Patienten bereichert und die Entwicklung eines wirklich ganzheitlichen Behandlungsplans ermöglicht.

Diese **Besprechungen** sind auch für die kontinuierliche Anpassung der Pflege entscheidend. In der Onkologie kann sich der Zustand der Patienten schnell ändern, indem sich Symptome verändern, Behandlungen angepasst werden müssen oder neue Bedürfnisse entstehen. Zusammenfassende Besprechungen bieten einen strukturierten Rahmen, in dem diese Entwicklungen in Echtzeit besprochen werden können, was eine schnellere Reaktionsfähigkeit bei der Entscheidungsfindung ermöglicht. Wenn ein Patient beispielsweise unkontrollierte Schmerzen hat, kann das Team bei der Besprechung beschließen, das Protokoll zur Schmerzbehandlung zu ändern, zusätzliche Behandlungen hinzuzufügen oder einen Spezialisten hinzuzuziehen. Diese Fähigkeit, die Pflege schnell anzupassen, ist entscheidend, um sicherzustellen, dass der Patient während seiner gesamten Reise den bestmöglichen Komfort genießt.

Zusammenfassende Besprechungen spielen ebenfalls eine wichtige Rolle für die Kommunikation und den Zusammenhalt des Pflegeteams. Indem sie jedem die Möglichkeit geben, seine Beobachtungen und Vorschläge zu äußern, fördern diese Treffen eine offene und transparente Kommunikation, die für das reibungslose Funktionieren des Teams von grundlegender Bedeutung ist. Sie helfen dabei, die Rollen und Verantwortlichkeiten jedes Einzelnen zu klären, die Pflegeziele aufeinander abzustimmen und Missverständnisse oder Doppelarbeit zu vermeiden. Diese Abstimmung der Bemühungen stärkt die Qualität der Pflege, da sie sicherstellt, dass alle Fachkräfte in die gleiche Richtung arbeiten und eine gemeinsame Sicht auf die Prioritäten des Patienten haben.

Ein weiterer entscheidender Aspekt der **Zusammenfassungssitzungen** ist, dass sie einen Raum für ethische Überlegungen bieten. Die Situationen in der Onkologie sind oft komplex und können heikle Fragen aufwerfen, wie z. B. die Grenzen der kurativen Behandlung, Entscheidungen am

Lebensende oder der Umgang mit Patientenverfügungen. Diese Treffen ermöglichen es, diese Fragen gemeinsam zu diskutieren und dabei die Wertvorstellungen des Patienten, die Meinungen der Angehörigen und die medizinischen Empfehlungen zu berücksichtigen. Diese gemeinsame ethische Reflexion ist entscheidend, um informierte Entscheidungen zu treffen, die die Wünsche des Patienten respektieren und gleichzeitig einen ethischen und professionellen Pflegerahmen aufrechterhalten.

Schließlich tragen die Besprechungen auch zur Unterstützung der Pflegenden selbst bei. Die Arbeit in der Onkologie und insbesondere in der Palliativmedizin ist emotional anspruchsvoll, und diese Treffen bieten einen Raum, in dem die Pflegenden ihre Herausforderungen, Zweifel und Emotionen austauschen können. Dies fördert nicht nur den Teamgeist, sondern beugt auch Burnout vor, indem es einen Rahmen bietet, in dem Schwierigkeiten besprochen und gemeinsam bewältigt werden können.

○ Die Rolle von Freiwilligen in der Palliativmedizin

Die Rolle der Freiwilligen in der Palliativmedizin ist von unschätzbarer Bedeutung. Sie bringen eine menschliche und warmherzige Dimension ein, die die Arbeit der Gesundheitsfachkräfte ergänzt und bereichert. Diese Ehrenamtlichen tragen durch ihre diskrete und wohlwollende Präsenz dazu bei, die Lebensqualität von Patienten am Lebensende zu verbessern und bieten ihren Familien wertvolle Unterstützung. Ihr Einsatz ist zwar nicht medizinisch, spielt aber eine wesentliche Rolle in der Gesamtbetreuung des Patienten, indem sie zuhören, Trost spenden und emotionale Unterstützung bieten, die nur durch einfache und aufrichtige Gesten möglich ist.

Einer der wichtigsten Beiträge von Freiwilligen in der Palliativmedizin ist ihre Fähigkeit, Zeit zu schenken und zuzuhören. Im Gegensatz zu Pflegekräften, die oft von den technischen Aspekten der Pflege in Anspruch genommen werden, haben Freiwillige die Möglichkeit, sich voll und ganz auf

Momente des Austauschs mit den Patienten zu konzentrieren. Sie hören sich ihre Geschichten an, teilen ihre Erinnerungen und bieten eine beruhigende Präsenz. Durch dieses aktive Zuhören fühlen sich die Patienten gehört und verstanden, was in Zeiten, in denen Isolation und Einsamkeit oft empfunden werden, besonders tröstlich sein kann. Für viele Patienten wird die regelmäßige Anwesenheit eines ehrenamtlichen Helfers zu einem Hauch von frischer Luft, einem Moment der Normalität in einer von der Krankheit geprägten Situation.

Freiwillige spielen auch eine entscheidende Rolle bei der Bereitstellung emotionaler Unterstützung. Sie begleiten die Patienten in Momenten des Zweifels, der Angst oder der Traurigkeit und bieten ihnen einen Raum, in dem sie ihre Gefühle frei ausdrücken können. Diese Beziehung, die oft frei von beruflichen Zwängen ist, ermöglicht eine informellere und spontanere menschliche Verbindung, in der sich der Patient wohlfühlen kann, wenn er über seine Ängste oder Hoffnungen spricht, ohne sich verurteilt zu fühlen. Freiwillige Helfer bringen oft einen Blick von außen mit, eine freundschaftliche Unterstützung, die die Begleitung durch Pflegepersonal und Psychologen ergänzt, indem sie eine empathische Präsenz bieten, die kein anderes Ziel hat, als den Patienten zu trösten und zu begleiten.

Darüber hinaus leisten ehrenamtliche Hospizhelfer praktische Unterstützung für die Familien. Sie können den Angehörigen eine Auszeit bieten, indem sie sie bei dem Patienten ablösen und ihnen so die Möglichkeit geben, sich zu erholen oder sich um andere Aspekte ihres Lebens zu kümmern. Diese Hilfe ist besonders wertvoll in Situationen, in denen die Familien durch die emotionale und physische Belastung der Sterbebegleitung erschöpft sind. Indem sie ihre Zeit zur Verfügung stellen, ermöglichen es die Freiwilligen den Angehörigen, wieder etwas Kraft zu schöpfen und gleichzeitig zu wissen, dass ihr geliebter Mensch in guten Händen ist. Diese logistische und emotionale Unterstützung der Familien trägt dazu bei, ihre Last zu verringern und ihnen zu ermöglichen, diese schwierige Zeit besser zu bewältigen.

Freiwillige tragen auch zur Humanisierung der Pflegeumgebung bei. Sie bringen Leben und Wärme in Orte, die oft als nüchtern und beängstigend empfunden werden. Ob durch ein nettes Gespräch, ein Gesellschaftsspiel, einen Spaziergang im Freien oder einfach nur durch ihre stille Anwesenheit, Freiwillige bringen Momente der Sanftheit und Normalität in den Alltag der Patienten. Sie können geeignete Aktivitäten wie Lesen, Musizieren oder kreative Workshops organisieren, die es den Patienten ermöglichen, für einen Moment ihrer Realität zu entfliehen, ihre Leidenschaften wieder aufleben zu lassen oder sich einfach abzulenken.

Schließlich bieten ehrenamtliche Hospizhelfer eine unerschütterliche moralische Unterstützung. Ihr Engagement wird oft durch tiefes Mitgefühl und den Wunsch motiviert, das Lebensende der Patienten erträglicher zu machen. Ihre Rolle geht über ihre eigentlichen Aufgaben hinaus: Sie verkörpern eine beruhigende Präsenz, ein freundliches Gesicht und eine Quelle des Trostes in einer Zeit, in der Patienten und ihre Familien dies am meisten brauchen. Ihre Arbeit ist zwar oft unauffällig und bescheiden, hat aber einen enormen Einfluss auf das Wohlbefinden von Patienten und Familien, da sie Licht in Zeiten großer Verletzlichkeit bringt.

Kapitel 5
Verwaltung
schwierige Situationen

- **Emotionale Herausforderungen für die Pflegekraft**

  ○ Wie man mit Stress und Burnout (Ausbrennen) umgeht

Der Umgang mit Stress und Burnout, oft auch als Ausbrennen bezeichnet, ist für Angehörige der Gesundheitsberufe von entscheidender Bedeutung, insbesondere in der Onkologie, wo die emotionalen und körperlichen Anforderungen der Arbeit überwältigend sein können. Burnout, ein Zustand extremer Erschöpfung, der mit einem Gefühl des Ausgeliefertseins und der Desillusionierung einhergeht, kann schwerwiegende Folgen haben, nicht nur für die Pflegekraft selbst, sondern auch für die Patienten, die von ihr abhängig sind. Daher ist es von entscheidender Bedeutung, wirksame Strategien zur Vorbeugung und Bewältigung von Stress zu entwickeln, um das persönliche und berufliche Gleichgewicht zu erhalten.

Der erste Schritt zur Bewältigung von Stress und zur Vermeidung von Burnout besteht darin, die Warnzeichen zu erkennen. Zu diesen Anzeichen gehören anhaltende Müdigkeit, erhöhte Reizbarkeit, nachlassende Motivation, ein Gefühl des Zynismus oder der Gleichgültigkeit gegenüber der Arbeit sowie körperliche Symptome wie Kopfschmerzen, Schlafstörungen oder Muskelverspannungen. Wenn Sie auf Ihren Körper und Ihren Geist hören, können Sie diese Signale erkennen und reagieren, bevor sich ein Burnout tief **eingräbt**. Es ist wichtig, diese Symptome nicht zu ignorieren und bei den ersten Anzeichen einer Notlage Maßnahmen zu ergreifen.

Eine der wirksamsten Strategien zur Stressbewältigung besteht darin, ein Gleichgewicht zwischen Arbeits- und Privatleben zu wahren. Es ist entscheidend, klare Grenzen zu setzen, um zu verhindern, dass die Arbeit in alle Lebensbereiche eindringt. Dazu können einfache Praktiken gehören, wie das Vermeiden, **Arbeit** mit nach Hause zu nehmen, das Einlegen regelmäßiger Pausen während des Tages und das Sicherstellen, dass man sich Zeit für Aktivitäten nimmt, die Freude und Erholung bringen. Sich außerhalb der Arbeit um sich selbst zu kümmern ist grundlegend, um die Batterien aufzuladen und eine gesunde Perspektive auf berufliche Herausforderungen aufrechtzuerhalten.

Auch die soziale Unterstützung spielt eine entscheidende Rolle bei der Stressbewältigung. Gespräche mit Kollegen, die die spezifischen Herausforderungen der Arbeit verstehen, können moralische Unterstützung und wertvolle Ratschläge bieten. Die Teilnahme an Diskussionsgruppen oder beruflichen Supervisionssitzungen ermöglicht es, Erfahrungen und Lösungen auszutauschen und sich bei Schwierigkeiten weniger allein zu fühlen. Außerhalb des beruflichen Umfelds ist es auch wichtig, sich auf Freunde, Familie oder ein persönliches Unterstützungsnetzwerk zu stützen, um seine Gefühle auszudrücken und emotionale Unterstützung zu erhalten.

Regelmäßige körperliche Betätigung ist eine weitere wirksame Methode, um Stress zu bewältigen und Burnout vorzubeugen. Körperliche Betätigung, sei es Gehen, Laufen, Yoga oder Schwimmen, hilft bei der Freisetzung von Endorphinen, den Wohlfühlhormonen, die Stress abbauen und die Stimmung verbessern. Außerdem hilft regelmäßige körperliche Aktivität dabei, besser zu schlafen, die Energie zu steigern und die Stressresistenz zu stärken. Es ist empfehlenswert, Bewegung in die tägliche Routine einzubauen, auch wenn es nur ein paar Minuten am Tag sind.

Entspannungstechniken wie Meditation, tiefes Atmen oder progressive Muskelentspannung sind ebenfalls mächtige Werkzeuge zur Stressbewältigung. Diese Techniken helfen dabei, den Geist zu beruhigen, körperliche Spannungen abzubauen und die Konzentration zu verbessern. Insbesondere die Achtsamkeitsmeditation wird zunehmend für ihre positiven Auswirkungen auf den Stressabbau und die Vermeidung von Burnout anerkannt. Wenn man sich jeden Tag ein paar Minuten Zeit nimmt, um sich zu zentrieren und tief durchzuatmen, kann dies einen erheblichen Einfluss darauf haben, wie man mit den täglichen Herausforderungen umgeht.

Es ist auch wichtig, nicht zu zögern, bei Bedarf professionelle Hilfe in Anspruch zu nehmen. Wenn der Stress nicht mehr zu bewältigen ist oder Anzeichen von Burnout auftreten, kann der Besuch bei einem Psychologen oder Berater gezielte Unterstützung bieten, um zu lernen, mit Emotionen umzugehen und effektivere Coping-Strategien zu entwickeln. Eine kognitive Verhaltenstherapie kann z. B. dabei helfen, negative Gedanken, die den Stress anheizen, zu verändern und positivere, belastbarere Einstellungen zu entwickeln.

Schließlich ist es von entscheidender Bedeutung, ein Gefühl der Dankbarkeit zu kultivieren und sich daran zu erinnern, warum man diesen Beruf gewählt hat. Einen Schritt zurückzutreten und die positiven Aspekte der eigenen Arbeit zu erkennen, auch in schwierigen Zeiten, kann dabei helfen, ein Gefühl der Zufriedenheit und Motivation wiederzufinden. Dazu kann es gehören, sich an die Momente zu erinnern, in denen man einem Patienten geholfen hat, an berufliche Erfolge oder einfach an das Privileg, im Leben anderer einen Unterschied zu machen.

- Techniken zur Resilienz und Stressbewältigung

Resilienz- und Stressbewältigungstechniken sind wichtige Fähigkeiten, um die unvermeidlichen Herausforderungen des Lebens zu meistern, insbesondere in einem anspruchsvollen Umfeld wie der Onkologiepflege. Resilienz, die Fähigkeit, sich von Widrigkeiten zu erholen, und Stressmanagement, das die Aufrechterhaltung des geistigen und emotionalen Gleichgewichts ermöglicht, sind die Grundpfeiler, um die geistige Gesundheit zu erhalten und auch unter Druck weiterhin effektiv zu funktionieren.

Eine der ersten Techniken der Resilienz besteht darin, eine positive Einstellung gegenüber Schwierigkeiten zu kultivieren. Das bedeutet nicht, Probleme zu leugnen oder eine naiv-optimistische Sichtweise einzunehmen, sondern sich darin zu üben, Herausforderungen als Lern- und Wachstumschancen zu sehen. Indem man sich auf das konzentriert, was kontrolliert werden kann, und akzeptiert, was nicht kontrolliert werden kann, kann man eine ausgewogenere Perspektive entwickeln, die dabei hilft, Stress abzubauen und besser mit schwierigen Situationen umzugehen. Sich die Zeit zu nehmen, auch kleine, alltägliche Siege anzuerkennen und zu feiern, stärkt ebenfalls diese positive Einstellung und nährt die Motivation.

Zur Stressbewältigung gehört auch das Üben von Entspannungstechniken, die körperliche und geistige Spannungen abbauen. Die Tiefenatmung ist eine einfache und effektive Methode, um das Nervensystem zu beruhigen. Durch langsames und tiefes Atmen wird die **Entspannungsreaktion** des Körpers aktiviert, wodurch sich die Herzfrequenz verringert und der Spiegel des Stresshormons Cortisol gesenkt wird. Eine weitere nützliche Technik ist die **Achtsamkeitsmeditation**, die dabei hilft, die Aufmerksamkeit im gegenwärtigen Moment zu verankern und so das Grübeln über die Vergangenheit oder die ängstliche Vorfreude auf die Zukunft zu vermeiden. Einige Minuten Meditation jeden Tag können die Fähigkeit, angesichts von Schwierigkeiten gelassen zu bleiben, stark verbessern.

Der Aufbau starker sozialer Verbindungen ist ebenfalls eine Schlüsselkomponente der Resilienz. Sich mit Menschen zu umgeben, denen man vertraut, seien es Kollegen, Freunde oder Familienmitglieder, bietet eine unverzichtbare emotionale Unterstützung. Sorgen mitzuteilen, Ratschläge zu erhalten oder einfach nur Zeit mit geliebten Menschen zu verbringen, kann das Gefühl von Sicherheit und Unterstützung verstärken, sodass Herausforderungen leichter zu bewältigen sind. Resilienz ist oft eine Angelegenheit der Gemeinschaft, bei der das Teilen und die gegenseitige Unterstützung eine entscheidende Rolle spielen.

Körperliche Aktivität ist eine weitere wirksame Technik zur Stressbewältigung. Regelmäßige Bewegung stärkt nicht nur den Körper, sondern hat auch einen direkten Einfluss auf das geistige Wohlbefinden. Bewegung setzt Endorphine, die Wohlfühlhormone, frei, die gegen Stress helfen und die Stimmung verbessern. Ob Gehen, Laufen, Yoga oder Schwimmen

- eine körperliche Aktivität zu finden, die einem Spaß macht, und sie in die eigene Routine einzubauen, kann einen großen Unterschied in der Art und Weise machen, wie man mit dem täglichen Stress umgeht.

Die Entwicklung einer gesunden Schlafroutine ist ebenfalls entscheidend für die Stärkung der Resilienz und die Bewältigung von Stress. Ein qualitativ hochwertiger Schlaf ermöglicht es Körper und Geist, sich zu regenerieren, Emotionen zu verarbeiten und sich auf einen neuen Tag vorzubereiten. Die Etablierung regelmäßiger Schlafgewohnheiten, das Vermeiden von Bildschirmen vor dem Schlafengehen und die Schaffung einer ruhigen Schlafumgebung sind einfache, aber wirkungsvolle Strategien zur Verbesserung der Schlafqualität und damit der Fähigkeit, mit Stress umzugehen.

Zeitmanagement ist eine weitere wichtige Fähigkeit, um Stress abzubauen. Indem man seine Aufgaben effizient organisiert, klare Prioritäten setzt und nach Möglichkeit delegiert, kann man das Gefühl der Überwältigung vermeiden, das oft mit einem hektischen Tag einhergeht. Bei der Technik des "Time Blocking" z. B. werden bestimmte Zeitfenster für bestimmte Aufgaben reserviert, was dabei hilft, sich zu konzentrieren und in kürzerer Zeit mehr zu erledigen. Dadurch lässt sich nicht nur der mit der Verantwortung verbundene Stress besser bewältigen, sondern es bleibt auch mehr Zeit für Ruhe und Freizeit, die für das Gleichgewicht wichtig sind.

Die kognitive Anpassung schließlich ist eine Resilienztechnik, die darin besteht, negative Gedanken neu zu bewerten und neu zu fokussieren. Angesichts einer stressigen Situation kann es leicht passieren, dass man sich von katastrophalen oder pessimistischen Gedanken mitreißen lässt. Zu lernen, diese Gedanken zu identifizieren und sie durch realistischere und konstruktivere Alternativen zu ersetzen, hilft, die Auswirkungen von Stress auf die psychische Gesundheit zu verringern. Anstatt zum Beispiel zu denken "Das schaffe ich nie", kann man sich sagen "Es wird schwierig, aber ich kann Lösungen finden". Dieser differenziertere Ansatz hilft dabei, auch in schwierigen Situationen motiviert zu bleiben und ein Gefühl der Kontrolle zu behalten.

◦ Die Bedeutung der Unterstützung unter Kollegen

Die Bedeutung der Unterstützung unter Kollegen, insbesondere in anspruchsvollen Arbeitsumgebungen wie der Onkologiepflege, kann nicht hoch genug eingeschätzt werden. Die Zusammenarbeit in einem Bereich, in dem der emotionale Druck, die Arbeitsbelastung und die täglichen Herausforderungen hoch sind, schafft einzigartige Bindungen und eine Solidarität, die nicht nur für die berufliche Effizienz, sondern auch für das persönliche Wohlbefinden jedes einzelnen Teammitglieds von entscheidender Bedeutung wird.

Die Unterstützung unter Kollegen beginnt mit einfühlsamem Zuhören und dem Austausch von Erfahrungen. Wenn Pflegekräfte mit schwierigen Situationen konfrontiert sind - sei es die Schmerzbehandlung eines Patienten, die Sterbebegleitung oder die Interaktion mit den Familien - ist es von unschätzbarem Wert, mit Kollegen darüber sprechen zu können, die diese Herausforderungen verstehen. Diese Gespräche bieten nicht nur die Möglichkeit, aufgestaute Emotionen zu ventilieren, sondern auch Ratschläge, neue Perspektiven oder einfach ein offenes Ohr zu erhalten. Dieses gegenseitige Zuhören schafft ein Umfeld, in dem sich jeder gehört und unterstützt fühlt, und stärkt so den Zusammenhalt des Teams.

Die Unterstützung unter Kollegen spielt auch eine entscheidende Rolle bei der Stressbewältigung und der Vermeidung von Burnout. In einem Bereich mit hohem Burnout-Risiko macht es einen großen Unterschied, wenn man weiß, dass man sich auf seine Kollegen verlassen kann, wenn es darum geht, die Arbeitslast zu teilen, eine helfende Hand anzubieten oder einfach nur ein tröstendes Lächeln auszutauschen. Kleine Gesten der Solidarität - wie das Angebot, eine schwierige Aufgabe zu übernehmen, Hilfe in Zeiten der Überlastung anzubieten oder sich einfach die Zeit zu nehmen, um zu fragen, wie es einem geht - tragen dazu bei, die Last, die jeder Einzelne zu tragen hat, zu verringern. Diese Art der Unterstützung stärkt nicht nur die Resilienz des Einzelnen, sondern auch die des Teams als Ganzes.

Der Austausch von Wissen und Fähigkeiten ist ein weiterer wichtiger Aspekt der Unterstützung unter Kollegen. In einem schnelllebigen Bereich wie der Onkologie, in dem sich Protokolle und Behandlungsmethoden regelmäßig ändern, ist es von entscheidender Bedeutung, sich auf das Fachwissen und die Erfahrung anderer verlassen zu können. Kollegen werden zu wertvollen Ressourcen, um Informationen auszutauschen, praktische Ratschläge weiterzugeben oder komplexe Fälle zu besprechen. Diese Zusammenarbeit stärkt nicht nur die Fähigkeiten jedes Einzelnen, sondern verbessert auch die Gesamtqualität der Patientenversorgung. Indem sie sich gegenseitig in ihrer beruflichen Entwicklung unterstützen, tragen die Kollegen zu einer kontinuierlichen Lernumgebung bei, die dem gesamten Team zugute kommt.

Gegenseitige Anerkennung und Wertschätzung sind ebenfalls Schlüsselelemente der Unterstützung unter Kollegen. In Berufen, in denen Erfolge manchmal von den ständigen Herausforderungen überschattet werden, ist es von entscheidender Bedeutung, sich die Zeit zu nehmen, um gute Arbeit anzuerkennen und den Kollegen für ihren Beitrag zu danken. Diese Anerkennung stärkt das Selbstwertgefühl, fördert ein Gefühl des kollektiven Stolzes und schafft eine positive Dynamik im Team. Ein einfaches Wort der Anerkennung oder eine Geste der Wertschätzung kann eine tiefgreifende Wirkung haben und die Motivation und das Gefühl des Wertes eines jeden Einzelnen stärken.

Schließlich ist die Unterstützung unter Kollegen für die Schaffung eines humanen und wohlwollenden Arbeitsumfelds von entscheidender Bedeutung. Wenn sich Teammitglieder gegenseitig unterstützen, schafft dies eine Atmosphäre des Vertrauens und des Respekts, in der sich jeder sicher fühlt, seine

Ideen zu äußern, Fragen zu stellen oder um Hilfe zu bitten, ohne Angst vor Verurteilung haben zu müssen. Diese Kultur der Unterstützung und Solidarität macht das Team enger zusammen, effizienter und widerstandsfähiger gegenüber Herausforderungen. Sie sorgt auch für ein Arbeitsklima, in dem das Wohlbefinden jedes Einzelnen an erster Stelle steht, und trägt so zur Arbeitszufriedenheit und Mitarbeiterbindung bei.

- **Umgang mit Tod und Trauer**
  - Den Patienten am Lebensende begleiten: ein humanistischer Ansatz

Die Begleitung eines Patienten am Lebensende ist ein zutiefst humanistischer Ansatz, der auf Respekt, Mitgefühl und Zuhören beruht. Dieser Ansatz beschränkt sich nicht auf die **Bewältigung** körperlicher Symptome, sondern umfasst alle Dimensionen der menschlichen Existenz: emotionale, psychologische, soziale und spirituelle. Ziel ist es, dem Patienten zu ermöglichen, seine letzten Momente in Würde zu verbringen, umgeben von einer Pflege, die seinen tiefsten Bedürfnissen entspricht, und unter Berücksichtigung seiner Werte und Wünsche.

Ein humanistischer Ansatz beginnt mit einem aufmerksamen und respektvollen Zuhören. Am Lebensende können Patienten von einer Flut komplexer Emotionen überwältigt werden: Angst, Trauer, **Beklemmung**, aber manchmal auch Akzeptanz oder innerer Frieden. Es ist entscheidend, dass das Pflegepersonal verfügbar ist, um zuzuhören, ohne zu urteilen, indem es dem Patienten erlaubt, seine Gefühle, Ängste und Wünsche auszudrücken. Dieses aktive Zuhören ist ein Akt der Empathie, der die volle Menschlichkeit des Patienten anerkennt, indem er ihm einen Raum bietet, in dem er sich verstanden und unterstützt fühlt.

Ein weiterer Pfeiler dieses Ansatzes ist die Achtung der Autonomie des Patienten. Auch am Lebensende muss der Patient weiterhin im Mittelpunkt der ihn betreffenden Entscheidungen stehen. Das bedeutet, dass seine Wünsche in Bezug auf die Pflege respektiert werden müssen, sei es die Entscheidung, bestimmte Behandlungen fortzusetzen oder abzubrechen, zu Hause oder im Krankenhaus zu sterben oder eine Patientenverfügung zu verfassen. Die Aufgabe des Pflegepersonals ist es, dafür zu sorgen, dass diese Wünsche berücksichtigt werden, und gleichzeitig die notwendigen Informationen bereitzustellen, damit der Patient eine fundierte Entscheidung treffen kann. Diese Achtung der Autonomie stärkt die Würde des Patienten, indem sie ihm das Gefühl vermittelt, bis zuletzt die Kontrolle über sein Leben zu behalten.

Auch die Begleitung am Lebensende erfordert einen ganzheitlichen Ansatz, der die psychologische und spirituelle Unterstützung mit einbezieht. Das Lebensende ist oft eine Zeit, in der existenzielle Fragen eine zentrale Rolle spielen. Patienten können mit tiefgreifenden Fragen über den Sinn des Lebens, den Tod und das, was danach kommt, konfrontiert werden. Es ist von entscheidender Bedeutung, dass die Betreuer für diese Dimensionen sensibel sind und eine angemessene Unterstützung anbieten können, sei es durch Gespräche über diese Themen, die Vermittlung von Seelsorgern oder einfach durch eine beruhigende Präsenz. Diese Unterstützung hilft dem Patienten, einen gewissen inneren Frieden zu finden, indem sie ihn auf seinem persönlichen Weg zur Akzeptanz des Todes begleitet.

Die Rolle der Pflegenden in diesem humanistischen Ansatz geht über die technische Pflege hinaus und umfasst auch die Schaffung einer beruhigenden und sicheren Umgebung. Dies kann sich in einfachen Gesten äußern, wie z. B. in der Gestaltung von Räumen, die bequem und einladend sind, in der Anwesenheit von Angehörigen, soweit dies möglich ist, oder in der Ermöglichung von Momenten der Intimität und des Austauschs zwischen dem Patienten und seinen Lieben. Diese Aspekte tragen dazu bei, die Pflege menschlicher zu gestalten und eine Atmosphäre zu schaffen, in der sich der Patient von Liebe und Respekt umgeben fühlt.

Die Begleitung der Angehörigen ist ebenfalls ein integraler Bestandteil dieses humanistischen Ansatzes. Auch die Familien und Freunde des Patienten durchleben Zeiten großer Not, und es ist entscheidend, ihnen Unterstützung zu bieten. Das Pflegepersonal sollte verfügbar sein, um ihre Fragen zu beantworten, ihnen zu helfen, zu verstehen, was passiert, und sie bei ihrem eigenen Trauerprozess zu unterstützen. Diese Zuwendung zu den Angehörigen ermöglicht es, eine unterstützende Gemeinschaft um den Patienten herum aufzubauen, wodurch Liebe und Solidarität in den letzten Momenten seines Lebens gestärkt werden.

Schließlich erfordert ein humanistischer Ansatz in der **Sterbebegleitung,** dass die Pflegenden auch auf sich selbst achten. Die Arbeit mit Patienten am Lebensende ist emotional anspruchsvoll, und es ist von entscheidender Bedeutung, dass Pflegende Wege finden, mit ihrem eigenen Stress und ihren Emotionen umzugehen. Dazu können Entspannungsübungen, Gespräche mit Kollegen oder sogar die Teilnahme an Selbsthilfegruppen gehören. Sich um sich selbst zu kümmern ermöglicht es den Pflegern, verfügbar und einfühlsam zu bleiben und gleichzeitig ihr eigenes Wohlbefinden zu bewahren.

- Der Trauerprozess eines Pflegers: Umgang mit dem Verlust eines Patienten

Der Trauerprozess für **Pflegende** angesichts des Verlusts eines Patienten ist eine zutiefst persönliche und oftmals komplexe Erfahrung. Die Arbeit in der Onkologie oder in der Palliativmedizin setzt die Pflegekräfte regelmäßig dem Tod aus, und trotz ihrer Professionalität und Ausbildung kann jeder Verlust sehr intensiv empfunden werden. Der Umgang mit dem Verlust eines Patienten erfordert nicht nur Resilienz, sondern auch das Erkennen der aufkommenden Emotionen und einen Weg zur Akzeptanz.

Die Bindung, die der Pflegehelfer gegenüber seinen Patienten entwickelt, ist natürlich und oft unvermeidlich. Wenn man Zeit damit verbringt, sich um einen Menschen zu kümmern, ihm zuzuhören und ihn in Momenten der Verletzlichkeit zu unterstützen, entsteht eine starke menschliche Bindung. Wenn dieser Patient stirbt, kann der **Pflegende** eine Reihe von Emotionen empfinden, die von Traurigkeit über Frustration bis hin zu einem Gefühl der Leere oder der Infragestellung der Wirksamkeit der geleisteten Pflege reichen. Das Erkennen dieser Emotionen ist der erste Schritt, um den Verlust zu bewältigen. Für die Pflegekraft ist es wichtig, sich selbst zu erlauben, Trauer zu empfinden, und zu verstehen, dass diese Emotionen ein normaler Teil des Trauerprozesses sind.

Die Unterstützung unter Kollegen spielt in diesem Prozess eine entscheidende Rolle. Erfahrungen auszutauschen, über die Beziehung zu dem **verstorbenen** Patienten zu sprechen und die eigenen Gefühle in einem Rahmen auszudrücken, in dem man sich verstanden fühlt, kann eine erhebliche Erleichterung bringen. Kollegen, die oft ähnliche Erfahrungen durchmachen, können Perspektiven, Ratschläge oder einfach nur ein einfühlsames Zuhören anbieten, das hilft, die emotionale Belastung zu lindern. Nachbesprechungen, die nach dem Verlust eines Patienten abgehalten werden, bieten dem Pflegeteam oft die Gelegenheit, sich gegenseitig zu unterstützen, sich über das Erlebte auszutauschen und eine Form der kollektiven Abschließung zu finden.

Es ist auch von entscheidender Bedeutung, dass sich der **Pfleger** nach dem Verlust eines Patienten um sich selbst kümmert. Dies kann durch Momente des Alleinseins geschehen, in denen er nachdenken kann, durch Aktivitäten, bei denen er neue Kraft schöpfen kann, oder durch Entspannungspraktiken wie Meditation oder tiefes Atmen. Die Bedeutung dieser Auszeiten besteht darin, dass der Pfleger die Möglichkeit hat, sich wieder mit sich selbst zu verbinden, seine Emotionen zu verarbeiten und sich zu erholen, bevor er in eine Umgebung zurückkehrt, in der der Tod Teil der täglichen Realität ist. Sich um sich selbst zu kümmern, sei es durch regelmäßige Pausen, Ruhe oder angenehme Aktivitäten, ist grundlegend, um einer emotionalen Erschöpfung vorzubeugen.

Manchmal kann die **Trauerbewältigung** schwieriger sein, insbesondere wenn es sich um einen Patienten handelt, zu dem die Pflegekraft eine besonders starke Bindung aufgebaut hat. In solchen Fällen kann es hilfreich sein, sich professionelle Unterstützung zu suchen, z. B. einen Psychologen aufzusuchen oder an speziellen Selbsthilfegruppen für Pflegekräfte teilzunehmen. Diese Ressourcen bieten einen sicheren Raum, um tiefe Emotionen zu erforschen und Ratschläge für einen gesunden Umgang mit der Trauer zu erhalten.

Ein weiterer wichtiger Aspekt der Trauerarbeit für den Pfleger ist es, trotz des Verlustes einen Sinn in seiner Arbeit zu finden. Sich daran zu erinnern, dass jede Pflege zum Komfort und Wohlbefinden des Patienten beigetragen hat, selbst in seinen letzten Momenten, kann helfen, das Gefühl der Hilflosigkeit oder Schuld zu mildern. **Oft** ist es tröstlich, daran zu denken, dass der Patient dank der Pflege seine letzten Tage in Würde und umgeben von Aufmerksamkeit verbringen konnte. Diese Perspektive hilft dem Pflegenden, den Wert seiner Arbeit zu erkennen, selbst in der scheinbaren Niederlage, die **der** Tod darstellt.

Schließlich ist es für den Betreuer wichtig zu erkennen, dass Trauer ein Prozess ist, der Zeit braucht und für jeden Menschen einzigartig ist. Es gibt keine "richtige" oder "falsche" Art zu trauern und auch keinen festen Zeitplan für die Bewältigung des Verlustes. Es handelt sich um einen persönlichen Weg, auf dem die Akzeptanz allmählich kommt, oft in Wellen, mit Höhen und Tiefen. Diesen Prozess zu respektieren, ohne sich selbst dafür zu verurteilen, wie man durch die Trauer geht, ist entscheidend, um einen Zustand des inneren Friedens zu erreichen.

- Ressourcen und Unterstützung für Pflegekräfte nach dem Verlust eines Patienten

Nach dem Verlust eines Patienten sehen sich Pflegende oft mit einer komplexen Mischung von Emotionen konfrontiert, die Trauer, Verlustgefühle und manchmal sogar emotionale Erschöpfung umfassen können. Obwohl der Tod ein integraler Bestandteil der Arbeit in der Onkologie und der Palliativmedizin ist, ist er für diejenigen, die die Patienten täglich begleiten, nicht weniger schwierig zu erleben. Daher ist der Zugang zu angemessenen Ressourcen und Unterstützung von entscheidender Bedeutung, damit die Betreuer diese Prüfung durchstehen und gleichzeitig ihr emotionales und mentales Wohlbefinden bewahren können.

Eine der ersten Ressourcen für **Pflegekräfte** nach dem Verlust eines Patienten ist die Unterstützung unter Kollegen. Die Arbeit im Team schafft starke Bindungen, die auf gemeinsamen Erfahrungen und einem gegenseitigen Verständnis für die Herausforderungen des Berufs beruhen. Nach dem Verlust eines Patienten können Kollegen einfühlsames Zuhören, Raum für Schmerzäußerungen und unverzichtbare moralische Unterstützung bieten. Informelle Gespräche, gemeinsame Kaffeerunden oder Nachbesprechungen nach einem Todesfall ermöglichen es den Pflegekräften, ihre Gefühle zu verbalisieren, ihre Trauer in Worte zu fassen und sich in ihrer Trauer weniger allein zu fühlen.

Vor allem die Nachbesprechungen sind eine wesentliche Ressource für die Pflegekräfte. Diese Treffen geben dem Team die Möglichkeit, auf die geleistete **Pflege** zurückzuschauen, zu diskutieren, was gut gelaufen ist, was hätte anders gemacht werden können, und die Bemühungen jedes Einzelnen anzuerkennen. Sie bieten auch Raum, um Gefühle der Traurigkeit oder Frustration auszudrücken und kollektive Unterstützung zu erhalten. Diese Treffen können von einem Teammitglied oder einer externen Fachkraft, z. B. einem Psychologen, geleitet werden, der die Diskussion leiten und dabei helfen kann, Emotionen konstruktiv zu kanalisieren.

Professionelle psychologische Unterstützung ist eine weitere Schlüsselressource für **Pflegende** nach dem Verlust eines Patienten. Die Zusammenarbeit mit einem Psychologen oder Berater, der auf die Unterstützung von Pflegekräften spezialisiert ist, hilft dabei, die tieferen und komplexeren Emotionen zu verarbeiten, die nach einem Todesfall auftreten können. Diese Unterstützung ist besonders wichtig für diejenigen, die Schwierigkeiten haben, den Verlust zu verarbeiten, die emotionale Erschöpfung empfinden oder die beginnen, Anzeichen von Burnout zu zeigen. Die Therapiesitzungen bieten einen sicheren Raum, in dem die Pflegenden ihre Gefühle erkunden, Werkzeuge zur Stressbewältigung erhalten und lernen, Resilienzmechanismen zu entwickeln.

Selbsthilfegruppen für Pflegekräfte sind ebenfalls wertvolle Ressourcen. In diesen Gruppen treffen sich Angehörige der Gesundheitsberufe mit ähnlichen Erfahrungen und bieten Raum, um sich auszutauschen, sich gegenseitig zu unterstützen und voneinander zu lernen. Die Teilnahme an einer Selbsthilfegruppe kann dazu beitragen, Trauergefühle zu normalisieren, Wege zu finden, mit ihnen umzugehen, und das Gemeinschaftsgefühl unter den Pflegenden zu stärken. Solche Gruppen können formell sein, von Gesundheitseinrichtungen oder Verbänden organisiert, oder eher informell, von Pflegenden selbst gegründet, um ein gemeinsames Bedürfnis zu befriedigen.

Weiterbildung und persönliche Entwicklung sind weitere Ressourcen, die **Pflegekräften** helfen können, besser mit dem Verlust eines Patienten umzugehen. Workshops zu Stressbewältigung, Resilienz oder emotionalen Debriefing-Techniken vermitteln Pflegekräften praktische Fähigkeiten, um mit den emotionalen Aspekten ihrer Arbeit umzugehen. Schulungen zu Palliativmedizin oder Techniken der einfühlsamen Kommunikation können ebenfalls die Fähigkeit von Pflegekräften stärken, Patienten am Lebensende zu begleiten und mit den damit verbundenen Emotionen besser umzugehen.

Schließlich ist es wichtig, dass sich **Pflegekräfte** nach dem Verlust eines Patienten Zeit nehmen, um neue Energie zu tanken und sich wieder mit sich selbst zu verbinden. Dazu können Aktivitäten wie Meditation, Yoga, Spaziergänge an der frischen Luft oder andere Praktiken gehören, die dabei helfen, Stress abzubauen und ein Gefühl des inneren Friedens zu erlangen. Sich um sein körperliches und geistiges Wohlbefinden zu kümmern ist entscheidend, um weiterhin eine qualitativ hochwertige Patientenversorgung anbieten zu können und gleichzeitig das eigene Gleichgewicht zu wahren.

- **Konflikte mit Familien und Patienten bewältigen**
  - Techniken zur Konfliktlösung im medizinischen Umfeld

Konflikte im medizinischen Bereich sind angesichts der Komplexität der Pflege, der hohen Erwartungen der Patienten und Familien und des intensiven Drucks, dem die Pflegekräfte täglich ausgesetzt sind, unvermeidlich. Diese Konflikte können zwischen Mitgliedern des Pflegeteams, zwischen Pflegekräften und Patienten oder auch mit den Familien der Patienten auftreten. Die Fähigkeit, diese Konflikte effektiv zu bewältigen, ist nicht nur für die Aufrechterhaltung eines harmonischen Arbeitsumfelds, sondern auch für die Gewährleistung der Pflegequalität von entscheidender Bedeutung. Die Techniken zur Lösung von Konflikten im medizinischen Bereich beruhen auf Kommunikation, aktivem Zuhören, Verhandeln und der Suche nach gemeinschaftlichen Lösungen.

Kommunikation ist das Herzstück der Konfliktlösung. Sehr oft entstehen Missverständnisse oder Frustrationen im medizinischen Umfeld durch eine unzureichende oder mehrdeutige Kommunikation. Um einen Konflikt zu lösen, ist es entscheidend, eine klare und offene Kommunikation zwischen den beteiligten Parteien wiederherzustellen. Dazu gehört, dass man den

Standpunkten aller **Beteiligten** aufmerksam zuhört, ohne sie zu unterbrechen oder zu bewerten, und das Gesagte umformuliert, um sicherzustellen, dass man die Bedenken des anderen richtig verstanden hat. Durch eine effektive Kommunikation können Missverständnisse geklärt, Spannungen abgebaut und ein konstruktiver Dialog aufgebaut werden.

Aktives Zuhören ist eine grundlegende Technik zur Lösung von Konflikten. Es bedeutet, dem **Gesprächspartner** die volle Aufmerksamkeit **zu schenken**, Einfühlungsvermögen zu zeigen und seine Gefühle zu bestätigen, auch wenn man nicht unbedingt mit seiner Meinung übereinstimmt. Im medizinischen Bereich, wo die Emotionen durch Stress und Dringlichkeit verstärkt werden können, ist es entscheidend, einen Raum zu schaffen, in dem sich jeder gehört und respektiert fühlt. Aktives Zuhören hilft, Spannungen zu entschärfen und ein Klima des Vertrauens zu schaffen, das es leichter macht, eine für beide Seiten akzeptable Lösung zu finden.

Verhandeln ist eine weitere Schlüsseltechnik bei der Lösung von Konflikten. Dabei geht es darum, eine gemeinsame Basis zu finden, auf der die Bedürfnisse und Interessen aller Parteien berücksichtigt werden. Im medizinischen Bereich kann dies bedeuten, Kompromisse bei der **Handhabung** einer Behandlung, der Aufgabenverteilung innerhalb des Teams oder der Art und Weise der Kommunikation mit einem Patienten oder seiner Familie zu suchen. Effektives Verhandeln beruht auf der Fähigkeit, flexibel zu bleiben, Alternativen vorzuschlagen und nach Lösungen zu suchen, von denen beide Seiten profitieren. Sie erfordert auch einen guten Umgang mit Emotionen, denn ruhig und rational zu bleiben ist entscheidend für eine konstruktive Einigung.

Die Mediation kann auch eine nützliche Technik zur Lösung von Konflikten im medizinischen Bereich sein. Manchmal brauchen die an einem Konflikt beteiligten Parteien einen neutralen Dritten, der ihnen hilft, ihre Positionen zu klären und eine Lösung zu finden. Der Mediator, der ein Teammitglied oder eine externe

Fachkraft sein kann, hilft dabei, die Diskussion zu lenken, den Fokus wieder auf die eigentlichen Probleme und nicht auf die Personen zu richten und eine friedliche Lösung zu fördern. Die Mediation ist besonders wirksam, wenn die Spannungen hoch sind und die Parteien Schwierigkeiten haben, konstruktiv zu kommunizieren.

Die Suche nach kollaborativen Lösungen ist ein proaktiver Ansatz, um Konflikten vorzubeugen oder sie nachhaltig zu lösen. Im medizinischen Umfeld bedeutet dies, dass man zusammenarbeitet, um die eigentlichen Ursachen des Konflikts zu ermitteln und Strategien zu entwickeln, die den Bedürfnissen aller Beteiligten gerecht werden. Wenn z. B. ein Konflikt um die Arbeitsbelastung entsteht, kann das Team zusammenarbeiten, um Aufgaben neu zu organisieren, Arbeitszeiten anzupassen oder Wege zu finden, die gemeinsame Effizienz zu steigern. Dieser kollaborative Ansatz löst nicht nur den Konflikt, sondern stärkt auch den Zusammenhalt des Teams und verbessert die Arbeitsdynamik.

Es ist auch wichtig, die Rolle der Emotionen bei Konflikten zu erkennen und angemessen mit ihnen umzugehen. Im medizinischen Bereich, wo Stress, Müdigkeit und emotionaler Druck üblich sind, können Konflikte durch intensive emotionale Reaktionen verschärft werden. Zu lernen, die eigenen Emotionen und die der anderen zu erkennen und sie konstruktiv auszudrücken, ist entscheidend, um zu verhindern, dass Konflikte eskalieren. Dazu können Techniken zur Stressbewältigung gehören, wie tiefes Atmen, Abstand gewinnen, bevor man reagiert, oder die Praxis der Achtsamkeit.

Schließlich ist die Weiterbildung in Kommunikation und Konfliktlösung eine wertvolle Ressource für Gesundheitsfachkräfte. Die Teilnahme an Workshops, Schulungen oder Simulationen zur Konfliktbewältigung ermöglicht es, spezifische Fähigkeiten zu entwickeln und sich darauf vorzubereiten, mit schwierigen Situationen effektiver umzugehen. Dies trägt nicht nur zur Lösung von Konflikten bei, sondern beugt auch zukünftigen Meinungsverschiedenheiten vor, indem die Kommunikations- und Kooperationsfähigkeiten innerhalb des Teams gestärkt werden.

- Professionelle Kommunikation in Krisensituationen aufrechterhalten

Die Aufrechterhaltung einer professionellen Kommunikation in Krisensituationen ist eine entscheidende Fähigkeit, vor allem im medizinischen Bereich, wo die unvorhersehbare und stressige Natur der Arbeit oft zu Momenten hoher Anspannung führen kann. Die Art und Weise, wie Angehörige der Gesundheitsberufe in solchen Situationen kommunizieren, kann sich direkt auf die Qualität der Pflege, die Patientensicherheit und den Zusammenhalt des Teams auswirken. Eine klare, ruhige und respektvolle Kommunikation ist daher entscheidend, um effektiv durch eine Krise zu navigieren.

Die erste Regel für die Aufrechterhaltung einer professionellen Kommunikation in Krisensituationen ist es, ruhig zu bleiben. Stress und Dringlichkeit können leicht zu impulsiven Reaktionen führen, aber es ist wichtig, sich einen Moment Zeit zu nehmen, um tief durchzuatmen und die Situation zu bewerten, bevor man antwortet. Ein ruhiger Tonfall und eine kontrollierende Haltung helfen nicht nur, Spannung zu verbreiten, sondern auch, bei den anderen Teammitgliedern Vertrauen zu wecken. Diese Selbstbeherrschung ist wichtig, um eine klare Kommunikation zu ermöglichen und Missverständnisse zu vermeiden, die die Situation verschlimmern könnten.

Ein weiteres grundlegendes Element ist die Klarheit. In Krisensituationen müssen Informationen kurz und präzise vermittelt werden. Es ist wichtig, eine einfache und direkte Sprache zu verwenden und Fachjargon zu vermeiden, der zu Verwirrung führen könnte. Anweisungen sollten klar und **deutlich** gegeben werden, und oft ist es hilfreich, die

Gesprächspartner zu bitten, das Verstandene zu wiederholen oder zu bestätigen, um sicherzustellen, dass die Botschaft auch wirklich angekommen ist. Diese Klarheit ist lebenswichtig, um Fehler zu vermeiden und sicherzustellen, dass alle Teammitglieder in Bezug auf die zu ergreifenden Maßnahmen auf einer Linie sind.

Auch das aktive Zuhören spielt bei der Kommunikation in Krisensituationen eine entscheidende Rolle. Neben dem deutlichen Sprechen ist es entscheidend, genau zuzuhören, was andere Teammitglieder, Patienten oder deren Familien sagen. Das bedeutet, nicht nur auf die Worte, sondern auch auf den Tonfall und die Körpersprache zu achten, die oft wichtige Informationen preisgeben können. Indem man zeigt, dass man aktiv zuhört, fördert man eine bidirektionale Kommunikation, bei der sich jedes Teammitglied gehört und respektiert fühlt, was für eine schnelle und effektive Entscheidungsfindung von entscheidender Bedeutung ist.

Der Umgang mit Emotionen ist ein weiterer Schlüsselaspekt der Kommunikation in Krisensituationen. Krisen können starke Emotionen wie Angst, Frustration oder Wut hervorrufen. Es ist entscheidend, diese Emotionen zu erkennen, aber nicht zuzulassen, dass sie die Kommunikation dominieren. Ein empathischer und respektvoller Ansatz, bei dem man die Gefühle anderer anerkennt, ohne sich davon überwältigen zu lassen, hilft dabei, ein professionelles Umfeld auch in den schwierigsten Momenten aufrechtzuerhalten. Dazu gehört auch die Fähigkeit, Konfliktsituationen zu entpersonalisieren und sich auf die Lösung von Problemen statt auf zwischenmenschliche Spannungen zu konzentrieren.

Delegation und Rollenklärung sind ebenfalls wichtig für eine effektive Kommunikation in Krisensituationen. Wenn eine kritische Situation eintritt, ist es von entscheidender Bedeutung, dass jedes Teammitglied klar weiß, was es zu tun hat. Die Verantwortlichkeiten müssen schnell und präzise zugewiesen werden, wobei die Fähigkeiten jedes Einzelnen zu berücksichtigen sind. Diese klare Aufgabenverteilung minimiert das Risiko von Verwechslungen oder Doppelarbeit und stellt sicher, dass alle notwendigen Maßnahmen abgedeckt sind.

Schließlich ist die Nachbesprechung nach der Krise ein unverzichtbarer Schritt, um eine professionelle Kommunikation aufrechtzuerhalten. Sobald die Situation unter Kontrolle ist, ist es wichtig, das Team zusammenzurufen, um die Geschehnisse zu besprechen und zu ermitteln, was gut funktioniert hat und was verbessert werden könnte. Dieses Feedback ermöglicht es nicht nur, aus der Krise zu lernen, sondern stärkt auch den Zusammenhalt des Teams, indem es die Bemühungen jedes Einzelnen anerkennt und Raum für Emotionen und Bedenken bietet, die während der Krise aufgekommen sind.

Kapitel 6
Weiterbildung und berufliche Entwicklung

- **Aus- und Weiterbildung in der Onkologie**

  ○ Die erforderlichen Fähigkeiten eines Onkologiepflegers

Die Fähigkeiten, die ein/e Onkologiepflegehelfer/in mitbringen muss, sind vielfältig und spezifisch, da dieser Gesundheitsbereich einzigartige Herausforderungen mit sich bringt, die sowohl technisches Fachwissen als auch ein hohes Maß an menschlichem Einfühlungsvermögen erfordern. Die Onkologiepflegehelferin spielt eine entscheidende Rolle bei der Begleitung der Patienten auf ihrem Weg durch die Pflege, der oft von schweren Behandlungen, Momenten des Zweifels und intensiven Emotionen geprägt ist. Um sich in dieser Rolle auszuzeichnen, muss die Pflegekraft über eine Reihe von technischen, zwischenmenschlichen und emotionalen Fähigkeiten verfügen, die es ihr ermöglichen, auf die komplexen Bedürfnisse der Patienten einzugehen und einen wichtigen Beitrag zum Pflegeteam zu leisten.

Eine der ersten Fähigkeiten, die für eine Pflegekraft in der Onkologie unerlässlich sind, sind solide Kenntnisse der Grundpflege, die auf diesen speziellen Kontext zugeschnitten sind. Die Pflegekraft muss die Techniken der täglichen Pflege beherrschen, wie z. B. Körperhygiene, Hilfe bei der Mobilisierung, Umgang mit den Nebenwirkungen der Behandlung und Überwachung der klinischen Zeichen. Diese technischen Fähigkeiten müssen an die Besonderheiten von onkologischen Patienten angepasst werden, die durch die Krankheit oder die Behandlung geschwächt sein können und eine behutsame und sorgfältige Pflege benötigen. Beispielsweise sind Schmerzmanagement und die Vermeidung von Druckgeschwüren besonders wichtige Aspekte bei der Pflege von Onkologiepatienten.

Parallel dazu muss die Pflegekraft eine ausgeprägte Beobachtungsgabe entwickeln. In der Onkologie kann sich der Zustand der Patienten schnell ändern, und es ist entscheidend, dass die Pflegekraft in der Lage ist, Anzeichen einer

Verschlechterung oder Nebenwirkungen der Behandlung zu erkennen. Es ist eine ständige Wachsamkeit erforderlich, um subtile Veränderungen im körperlichen oder emotionalen Zustand des Patienten zu erkennen, wie z. B. zunehmende Schmerzen, Anzeichen von Dehydrierung oder psychologische Not. Diese Beobachtungsfähigkeit ermöglicht es, dem medizinischen Team jede Anomalie schnell zu melden, was für die Anpassung der Pflege und das rechtzeitige Eingreifen von entscheidender Bedeutung ist.

Auch zwischenmenschliche Fähigkeiten stehen im Mittelpunkt des Berufs des Onkologiepflegers. Aktives Zuhören und einfühlsame Kommunikation sind Schlüsselkompetenzen, die es ermöglichen, eine vertrauensvolle Beziehung zum Patienten aufzubauen. Onkologiepatienten durchleben oft Momente großer Verletzlichkeit, und es ist von entscheidender Bedeutung, dass sie sich zugehörig und verstanden fühlen. Die Pflegekraft muss in der Lage sein, sanft und respektvoll zu kommunizieren, den Patienten zu beruhigen und seine Fragen klar und ehrlich zu beantworten. Diese Kommunikation beschränkt sich nicht auf den verbalen Austausch, sondern umfasst auch das Verstehen nonverbaler Signale wie Mimik oder Körpersprache, die Emotionen oder Bedürfnisse offenbaren können, die der Patient nicht direkt ausdrückt.

Der Umgang mit Emotionen ist eine weitere entscheidende Fähigkeit eines Pflegehelfers in der Onkologie. Die Arbeit mit schwerkranken und manchmal todkranken Patienten setzt den Krankenpflegehelfer emotional belastenden Situationen aus. Es ist von entscheidender Bedeutung, dass er in der Lage ist, seine eigenen Emotionen zu steuern und gleichzeitig den Patienten und ihren Familien emotionale Unterstützung zu bieten. Dies erfordert ein hohes Maß an Belastbarkeit, die Fähigkeit, einen Schritt zurückzutreten, ohne sich selbst zu entmenschlichen, und die Fähigkeit, ein Gleichgewicht zwischen der für eine gute Pflege notwendigen emotionalen Beteiligung und der Wahrung des eigenen Wohlbefindens zu finden. Die Entwicklung dieser Kompetenz erfolgt durch Stressbewältigungspraktiken, die

Teilnahme an Selbsthilfegruppen oder den Zugang zu psychologischer Unterstützung.

Teamgeist und Zusammenarbeit sind ebenfalls unerlässliche Fähigkeiten für eine Pflegekraft in der Onkologie. Die Behandlung von Krebspatienten ist multidisziplinär und erfordert eine enge Zusammenarbeit zwischen Ärzten, Krankenschwestern, Psychologen und anderen Gesundheitsfachkräften. Die Pflegekraft muss in der Lage sein, in diesem Team harmonisch zusammenzuarbeiten, indem sie effektiv mit ihren Kollegen kommuniziert, relevante Informationen weitergibt und aktiv an Besprechungen teilnimmt. Diese Zusammenarbeit ist von entscheidender Bedeutung, um eine umfassende und einheitliche Patientenversorgung zu gewährleisten und sicherzustellen, dass alle Aspekte des Wohlbefindens der Patienten berücksichtigt werden.

Schließlich sind ständige Weiterbildung und Anpassungsfähigkeit entscheidende Fähigkeiten für eine Onkologiepflegehelferin. Die Behandlungen und Protokolle in der Onkologie entwickeln sich schnell weiter, und es ist wichtig, dass sich die Pflegekraft über neue Praktiken und Technologien auf dem Laufenden hält. Dies kann durch die Teilnahme an Schulungen, Workshops oder Seminaren sowie durch die Lektüre von Fachliteratur geschehen. Anpassungsfähigkeit ist ebenfalls wichtig, um mit unvorhergesehenen Situationen umzugehen und die Pflege an die sich ändernden Bedürfnisse der Patienten anzupassen.

◦ Spezialisierte Ausbildungen und Zertifikate
Fachausbildungen und Zertifikate spielen eine entscheidende Rolle in der beruflichen Entwicklung von Pflegehilfskräften, insbesondere von solchen, die in anspruchsvollen Bereichen wie der Onkologie arbeiten. Diese Fortbildungen ermöglichen es, spezifische Fähigkeiten zu erwerben, das eigene Wissen zu vertiefen und sich über die neuesten Entwicklungen im Pflegebereich auf dem Laufenden zu halten. Sie stärken nicht nur das technische Fachwissen, sondern tragen auch dazu bei, die

Qualität der Patientenversorgung zu verbessern und die Karriere von Pflegekräften aufzuwerten.

Spezialisierte Ausbildungen bieten Krankenpflegehelfern die Möglichkeit, spezifische Aspekte ihres Berufs zu vertiefen, je nach den Bedürfnissen ihres Arbeitsumfelds. In der Onkologie gibt es beispielsweise spezielle Ausbildungen für die Betreuung von Krebspatienten, die Themen wie Schmerzmanagement, Palliativpflege, Kommunikationstechniken in Situationen am Lebensende und die Vermeidung von Nebenwirkungen der Behandlung abdecken. Diese Schulungen bieten Pflegekräften die Möglichkeit, fortgeschrittene Fähigkeiten zu erwerben und sich auf die einzigartigen Herausforderungen vorzubereiten, denen sie in diesem Bereich begegnen. Sie beinhalten häufig praktische Module, die es den Teilnehmern ermöglichen, die erworbenen Fähigkeiten sofort in ihrer täglichen Praxis anzuwenden.

Zertifikate wiederum sind häufig das Ergebnis dieser Spezialausbildungen und stellen eine offizielle Anerkennung der erworbenen Kompetenzen dar. Sie sind ein Zeichen für Qualität und Seriosität, sowohl für die Pflegekraft als auch für die Arbeitgeber. Ein Zertifikat in Onkologiepflege z. B. bescheinigt, dass die Pflegekraft über die notwendigen Fähigkeiten verfügt, um effektiv mit Krebspatienten zu arbeiten und dabei die neuesten Pflegestandards einzuhalten. Diese Art von Zertifizierung kann ein wichtiger Pluspunkt bei der Karriereentwicklung sein, da sie Türen zu spezialisierten Positionen öffnet oder die Aufstiegschancen innerhalb einer Einrichtung erhöht.

Fortbildungen und Zertifikate sind ebenfalls unerlässlich, um in einem sich ständig verändernden Bereich wie dem Gesundheitswesen auf dem Laufenden zu bleiben. Medizinische Fortschritte, neue Technologien und Änderungen in den Pflegeprotokollen erfordern, dass sich das Pflegepersonal regelmäßig weiterbildet. Die Teilnahme an Fortbildungen ermöglicht es, sich mit den neuesten Forschungsergebnissen und Innovationen vertraut zu machen, neue Praktiken zu übernehmen und sicherzustellen, dass die geleistete Pflege stets auf den besten verfügbaren Nachweisen beruht. Die Zertifikate, die man nach Abschluss dieser Fortbildungen erhält, sind nicht nur ein Beweis für diese Aktualität, sondern auch ein Mittel, um das ständige Engagement für die Verbesserung der beruflichen Fähigkeiten zu demonstrieren.

Darüber hinaus beinhalten einige Fachausbildungen ganzheitliche Ansätze, die sich nicht nur auf technische Fertigkeiten beschränken, sondern auch Aspekte wie Stressbewältigung, Entwicklung von Resilienz oder Verbesserung der zwischenmenschlichen Kommunikation behandeln. Diese Schulungen sind besonders wertvoll in Arbeitsumgebungen, in denen Pflegekräfte emotional schwierigen Situationen ausgesetzt sind, wie z. B. in der Onkologie. Sie ermöglichen es den Pflegekräften, ihre eigenen Reaktionen auf Leiden besser zu verstehen, zu lernen, mit ihren Emotionen umzugehen, und Strategien zu entwickeln, um einen Burnout zu vermeiden.

Schulungen und Zertifikate können auch den Zugang zu spezialisierteren Rollen oder fortgeschrittenen Funktionen innerhalb des Gesundheitssystems erleichtern. Beispielsweise kann eine Pflegekraft, die ein Zertifikat in Palliativmedizin erwirbt, eine Schlüsselrolle in einem Team spielen, das sich mit dem Lebensende befasst, indem sie spezifisches Fachwissen und besondere Unterstützung für Patienten und ihre Familien bereitstellt. Ebenso können Zertifikate in Schmerzmanagement, klinischer Ernährung oder der Pflege geriatrischer Patienten Möglichkeiten in spezialisierten Abteilungen eröffnen, in denen diese Fähigkeiten besonders gefragt sind.

Schließlich sind **Fachausbildungen** und Zertifikate ein Mittel, um die wichtige Rolle der Pflegekraft im Pflegeverlauf der Patienten aufzuwerten und anzuerkennen. Indem sie in ihre Ausbildung investieren, zeigen Pflegehelferinnen und Pflegehelfer, dass sie sich für ihren Beruf einsetzen und eine Pflege von höchster Qualität leisten wollen. Dies stärkt nicht nur ihre eigene Berufszufriedenheit, sondern auch die Wahrnehmung ihrer Rolle durch die anderen Mitglieder des Pflegeteams und durch die Patienten selbst.

   ◦ Die Wichtigkeit, das medizinische Wissen auf dem neuesten Stand zu halten

In einem so dynamischen und sich ständig weiterentwickelnden Bereich wie dem Gesundheitswesen ist es von entscheidender Bedeutung, dass die medizinischen Kenntnisse auf dem neuesten Stand gehalten werden. Wissenschaftliche Fortschritte, technologische Innovationen und die Entwicklung von Pflegeprotokollen machen es für alle Beschäftigten im Gesundheitswesen, auch für Pflegekräfte, erforderlich, sich ständig weiterzubilden. Es ist auch eine Verpflichtung, die Qualität der Patientenversorgung zu verbessern und sicherzustellen, dass die angewandten Praktiken den neuesten und effektivsten Standards entsprechen.

Die Medizin ist ein Bereich, der sich ständig weiterentwickelt. Jedes Jahr werden neue Forschungsergebnisse veröffentlicht, Behandlungsmethoden verbessert und innovative Technologien entwickelt, um Krankheiten besser diagnostizieren und behandeln zu können. In diesem Zusammenhang ist es von entscheidender Bedeutung, dass sich die Beschäftigten im Gesundheitswesen, einschließlich der Pflegekräfte, über diese Veränderungen auf dem Laufenden halten. Eine regelmäßige Aktualisierung des Wissens stellt sicher, dass die Pflege auf den neuesten wissenschaftlichen Erkenntnissen beruht, und bietet den Patienten so die besten Chancen auf Genesung und Wohlbefinden.

Das medizinische Wissen auf dem neuesten Stand zu halten, ist auch für die Anpassung an neue Technologien und Pflegemethoden von entscheidender Bedeutung. Die moderne Medizin konzentriert sich zunehmend auf fortschrittliche Technologien wie bildgebende Verfahren, Telemedizin oder vernetzte medizinische Geräte. Diese Technologien zu verstehen und sie richtig anwenden zu können, ist für eine wirksame und sichere Pflege unerlässlich. Fortbildungen ermöglichen es

Pflegekräften, sich mit diesen Innovationen vertraut zu machen und sie in ihre tägliche Praxis zu integrieren, wodurch die Qualität der Pflege und die Wirksamkeit der Interventionen verbessert werden.

Darüber hinaus ist die Aktualisierung des medizinischen Wissens von entscheidender Bedeutung, um den neuen Erwartungen und Anforderungen der Patienten gerecht zu werden. Die Patienten von heute sind dank des Zugangs zu Informationen über das Internet und die Medien oft besser informiert. Sie erwarten von ihren Betreuern nicht nur eine qualitativ hochwertige Pflege, sondern auch klare und präzise Erklärungen zu ihrem Gesundheitszustand, den Behandlungsmöglichkeiten und den Zukunftsaussichten. Ein Gesundheitsexperte, der auf dem Laufenden bleibt, ist besser darauf vorbereitet, diese Erwartungen zu erfüllen, genaue Informationen zu liefern und Patienten auf informierte und beruhigende Weise durch ihre Behandlungswege zu führen.

Darüber hinaus trägt die regelmäßige Aktualisierung des Wissens zur Vermeidung von medizinischen Fehlern bei. Die Kenntnis der neuesten Protokolle, Kontraindikationen und Wechselwirkungen von Medikamenten ist entscheidend, um das Risiko von Fehlern in der täglichen Praxis zu minimieren. Eine gut informierte Pflegekraft ist eher in der Lage, Warnzeichen zu erkennen, fundierte Entscheidungen zu treffen und effektiv mit dem medizinischen Team zusammenzuarbeiten, um die Sicherheit der Patienten zu gewährleisten.

Das Wissen auf dem neuesten Stand zu halten, fördert auch die berufliche und persönliche Entfaltung. Für Pflegekräfte ist das Erlernen neuer Fähigkeiten und die Vertiefung ihres Verständnisses der Medizin nicht nur intellektuell bereichernd, sondern auch beruflich stimulierend. Es stärkt das Selbstvertrauen, erhöht die Arbeitszufriedenheit und eröffnet neue Karriereperspektiven. Indem sie in ihre eigene Weiterbildung investieren, zeigen Pflegekräfte, dass sie sich für ihren Beruf einsetzen und sich ständig weiterentwickeln wollen.

Schließlich ist das Aktualisieren des medizinischen Wissens ein Akt ethischer Verantwortung. Pflegekräfte sind dafür verantwortlich, ihren Patienten die bestmögliche Pflege zukommen zu lassen, und das geht nur, indem sie sich über die neuesten Entwicklungen und besten Praktiken im Gesundheitswesen auf dem Laufenden halten. Diese Verpflichtung zum lebenslangen Lernen spiegelt eine patientenzentrierte Pflegeethik wider, bei der das ultimative Ziel darin besteht, eine Pflege zu bieten, die den höchsten Standards des Berufsstandes entspricht.

- **Die Karriereentwicklung eines Pflegehelfers in der Onkologie**

  ◦ Möglichkeiten der Spezialisierung und des Kompetenzaufbaus

Möglichkeiten zur Spezialisierung und zum Kompetenzaufbau sind wesentliche Hebel für die berufliche Entwicklung von Pflegekräften, insbesondere in einem so großen und komplexen Bereich wie dem Gesundheitswesen. Diese Möglichkeiten bieten nicht nur die Möglichkeit, neue technische Fähigkeiten zu erwerben und sich in einem bestimmten Bereich zu spezialisieren, sondern auch die Möglichkeit, beruflich voranzukommen, die tägliche Praxis zu bereichern und die Qualität der Patientenversorgung zu verbessern.

Eine Spezialisierung bietet Pflegekräften die Möglichkeit, sich auf einen bestimmten Bereich der Medizin zu konzentrieren, in dem sie ein umfassendes Fachwissen entwickeln können. Beispielsweise kann sich eine Pflegekraft dafür entscheiden, sich auf Onkologie, Palliativpflege, Geriatrie oder Pädiatrie zu spezialisieren. Jede dieser Spezialisierungen erfordert spezifische Fähigkeiten und Kenntnisse, die man sich durch spezielle Ausbildungen, Praktika und gezielte Berufserfahrung aneignen kann. Durch diese Spezialisierung wird der Pfleger zu einem Experten auf seinem Gebiet, der sich um komplexe Fälle kümmern und eine Pflege anbieten kann, die auf die besonderen Bedürfnisse seiner Patienten zugeschnitten ist.

Der Kompetenzaufbau hingegen umfasst den Erwerb neuer Kenntnisse und die Beherrschung fortgeschrittener Techniken, die die beruflichen Fähigkeiten einer Pflegekraft erweitern. Dies kann das Erlernen neuer Pflegemethoden, den Umgang mit innovativen medizinischen Technologien oder die Entwicklung von Kommunikationsfähigkeiten und die Bewältigung schwieriger Situationen umfassen. Beispielsweise erhöht eine Pflegekraft, die sich in Schmerzmanagement oder der Pflege chronischer Wunden fortbildet, ihre Fähigkeit, spezialisierte Pflege anzubieten, was nicht nur die Ergebnisse für die Patienten verbessern, sondern auch ihre Rolle im Pflegeteam stärken kann.

Möglichkeiten zur Spezialisierung und zum Kompetenzaufbau sind häufig über Weiterbildungen, Zertifizierungsprogramme und spezielle Workshops zugänglich. Gesundheitseinrichtungen, Universitäten und Berufsverbände bieten eine breite Palette an Schulungen an, die auf die Bedürfnisse von Pflegekräften zugeschnitten sind. Die Teilnahme an diesen Programmen ermöglicht es, sich über die neuesten Entwicklungen in diesem Bereich auf dem Laufenden zu halten, neue evidenzbasierte Praktiken zu übernehmen und sich auf die neuen Herausforderungen des Berufs vorzubereiten. Diese Schulungen sind auch ein Mittel, um das Selbstvertrauen zu stärken, die Motivation aufrechtzuerhalten und in einer oftmals anspruchsvollen Karriere engagiert zu bleiben.

Die Spezialisierung und der Aufbau von Kompetenzen eröffnen auch breitere Karriereperspektiven. Eine Pflegekraft, die ein spezifisches Fachwissen entwickelt, kann in verantwortungsvolle Positionen aufsteigen, z. B. als Referent oder Koordinator in einer bestimmten Abteilung, oder auch in die Rolle eines Ausbilders oder Supervisors schlüpfen. Diese Karriereentwicklungen bieten nicht nur die Möglichkeit, die beruflichen Erfahrungen zu erweitern, sondern auch einen wichtigen Beitrag zur Verbesserung der Praxis in der jeweiligen Gesundheitseinrichtung zu leisten. Sie bieten auch berufliche Anerkennung, die sich häufig in einem Gehaltsanstieg und einer höheren Arbeitszufriedenheit niederschlägt.

Darüber hinaus kann durch Spezialisierung und Höherqualifizierung die Qualität der Patientenversorgung verbessert werden. Eine spezialisierte Pflegekraft ist besser darauf vorbereitet, auf die komplexen Bedürfnisse ihrer Patienten einzugehen, mit schwierigen klinischen Situationen umzugehen und eine individuelle und qualitativ hochwertige Pflege anzubieten. Dieses Fachwissen trägt zu einer besseren Patientenversorgung, weniger medizinischen Fehlern und insgesamt besseren Gesundheitsergebnissen bei. Für Patienten ist die Betreuung durch eine spezialisierte und kompetente Pflegekraft eine Quelle der Beruhigung und des Vertrauens, was sich positiv auf ihren Behandlungsverlauf auswirken kann.

Schließlich sind diese Entwicklungsmöglichkeiten auch eine Möglichkeit für Pflegekräfte, sich persönlich und beruflich weiterzuentwickeln. Die Möglichkeit, Neues zu lernen, sich Herausforderungen zu stellen und die konkreten Ergebnisse ihrer Arbeit zu sehen, stärkt das Gefühl von Stolz und Erfüllung. Indem sie in ihre eigene Ausbildung investieren und ständig nach Verbesserungen streben, zeigen Pflegende, dass sie sich ihrem Beruf verpflichtet fühlen und ihren Patienten die bestmögliche Pflege bieten wollen.

- Aussichten auf andere Rollen im Gesundheitssektor

Die Aussicht, in andere Rollen im Gesundheitswesen zu wechseln, bietet Pflegekräften einen Weg, ihre Karriere zu diversifizieren, ihre Berufserfahrung zu erweitern und neue Verantwortlichkeiten zu übernehmen. Diese Perspektiven ermöglichen es Gesundheitsfachkräften, sich **weiterzuentwickeln**, verwandte oder spezialisiertere Bereiche zu erkunden, ihre persönlichen und beruflichen Wünsche zu erfüllen und gleichzeitig einen wichtigen Beitrag zum Gesundheitssystem zu leisten.

Eine der wichtigsten Entwicklungsmöglichkeiten für eine Pflegekraft besteht darin, in eine beaufsichtigende oder koordinierende Rolle zu schlüpfen. Mit Erfahrung und entsprechender Ausbildung kann eine Pflegekraft in Positionen wie Teamleiter, Pflegekoordinator oder sogar Dienstleistungsmanager aufsteigen. In diesen Rollen ist die Gesundheitsfachkraft für die Beaufsichtigung eines Teams, die Planung der **Pflege,** die Verwaltung der Ressourcen und die Qualitätssicherung verantwortlich. Dieser Übergang zu einer Führungsrolle ermöglicht es, einen größeren Einfluss auf die Organisation der **Pflege** zu nehmen, die Arbeitsabläufe zu verbessern und die Entwicklung der Teammitglieder zu unterstützen.

Ein weiterer möglicher Entwicklungspfad ist die weitere Spezialisierung auf einen bestimmten Bereich, z. B. Geriatrie, **Palliativmedizin,** Onkologie oder Pädiatrie. Durch die Teilnahme an speziellen Schulungen und den Erwerb von Zertifizierungen kann ein Pfleger zum Experten in einem bestimmten Bereich werden, was Möglichkeiten für spezialisiertere Rollen eröffnet, z. B. als klinischer Referent oder Fachberater. Diese Positionen ermöglichen nicht nur eine gezieltere Arbeit mit bestimmten Patientenpopulationen, sondern spielen auch eine entscheidende Rolle bei der Umsetzung der besten klinischen Praxis und der Schulung von Kollegen.

Für diejenigen, die ihre Karriere noch weiter diversifizieren möchten, stellt das Unterrichten und Ausbilden eine interessante Entwicklungsperspektive dar. Nachdem ein Pfleger solide klinische Erfahrung gesammelt hat, kann er sich dafür entscheiden, sich der Ausbildung zukünftiger Gesundheitsfachkräfte zuzuwenden. Dies kann Rollen als Ausbilder in einem Ausbildungsinstitut für Krankenpflege (IFSI) oder in einem Ausbildungszentrum für Pflegehilfskräfte umfassen. Durch das Unterrichten können Sie Ihr Wissen weitergeben, Ihre Erfahrungen teilen und zur Ausbildung neuer Generationen von Pflegekräften beitragen. Es ist auch eine Möglichkeit, einen positiven Einfluss auf die Zukunft des Gesundheitswesens auszuüben.

Darüber hinaus können sich Pflegekräfte auch in Rollen im Bereich der Gesundheitsforschung entwickeln. Durch Spezialisierung und weitere Studien, insbesondere in klinischer Forschung oder Gesundheitswissenschaften, kann ein Pfleger an **Forschungsprojekten** teilnehmen, die darauf abzielen, die Pflegepraxis zu verbessern, neue Behandlungsansätze zu entwickeln oder die Wirksamkeit von Interventionen zu bewerten. Die Arbeit in der Forschung bietet die Möglichkeit, einen wichtigen Beitrag zur Weiterentwicklung des medizinischen Wissens und zur Verbesserung der Gesundheitsfürsorge auf globaler Ebene zu leisten.

Pflegekräfte können auch eine Entwicklung in Richtung Qualitäts- und Sicherheitsmanagement in der Pflege in Betracht ziehen. In diesen Positionen spielen sie eine Schlüsselrolle bei der Bewertung und Verbesserung von **Pflegeprozessen**, beim Risikomanagement und bei der Sicherstellung der Einhaltung von Standards und Regulierungen. Diese Rollen sind entscheidend, um sicherzustellen, dass die geleistete Pflege den höchsten Standards entspricht, und um medizinische Fehler zu minimieren. Gesundheitsfachkräfte mit klinischer Erfahrung und einem Interesse an kontinuierlicher Verbesserung finden in diesem Bereich oft eine Möglichkeit, ihr Fachwissen in der direkten Pflege mit einem umfassenderen Ansatz zur Qualität der Pflege zu verbinden.

Für diejenigen, die innovativere Wege beschreiten möchten, gibt es schließlich Möglichkeiten im Bereich der digitalen Gesundheit und der Telemedizin. Mit der zunehmenden Verbreitung von Informationstechnologien im Gesundheitswesen werden Rollen wie Koordinator für Telemedizin, Manager für elektronische Patientenakten oder Spezialist für digitale Gesundheit immer gefragter. Diese Rollen ermöglichen es, an der Schnittstelle zwischen Technologie und Gesundheit zu arbeiten, an der digitalen Transformation des Gesundheitswesens mitzuwirken und dazu beizutragen, dass die Gesundheitsversorgung zugänglicher und effizienter wird.

- **Beteiligung an Forschung und klinischen Protokollen**
  - Teilnahme an klinischen Studien und Forschungsprotokollen in der Onkologie

Die Teilnahme an klinischen Studien und Forschungsprotokollen in der Onkologie ist für das Pflegepersonal eine stimulierende und bereichernde Gelegenheit. Diese Teilnahme spielt eine entscheidende Rolle bei der Weiterentwicklung der wissenschaftlichen Erkenntnisse und der Verbesserung der Krebstherapie. Indem sie sich an diesen Projekten beteiligen, tragen die Angehörigen der Gesundheitsberufe direkt zur medizinischen Innovation und zur Weiterentwicklung der klinischen Praxis bei und bieten den Patienten die Möglichkeit, Zugang zu modernsten Behandlungsmethoden zu erhalten, die ihnen sonst nicht zur Verfügung stehen würden.

Klinische Studien sind das Herzstück der medizinischen Forschung in der Onkologie. Sie dienen dazu, die Wirksamkeit und Sicherheit neuer Medikamente, Therapien oder medizinischer Geräte im Vergleich zu den aktuellen Behandlungsstandards zu testen. Die Teilnahme an diesen Studien bedeutet, an vorderster Front der therapeutischen Innovation zu stehen, indem man dazu beiträgt, festzustellen, ob eine aufkommende Behandlung zu einem neuen Standard in der Versorgung von Krebspatienten werden könnte. Für das Pflegepersonal ist es eine einzigartige Gelegenheit, sich mit den neuesten medizinischen Entwicklungen vertraut zu machen, neue Fähigkeiten zu entwickeln und eine aktive Rolle im Kampf gegen Krebs zu spielen.

Die Arbeit an Forschungsprotokollen in der Onkologie erfordert ein hohes Maß an Disziplin und Genauigkeit. Klinische Studien folgen strengen Protokollen, um die Gültigkeit der Ergebnisse und die Sicherheit der Teilnehmer zu gewährleisten. Die beteiligten Pflegekräfte müssen sich strikt an die festgelegten Verfahren halten, Daten genau sammeln und die Patienten sorgfältig nachverfolgen. Diese Detailgenauigkeit ist entscheidend, um sicherzustellen, dass die Ergebnisse der Studie zuverlässig sind und zur Verbesserung künftiger Behandlungen beitragen können. Es ist auch eine große Verantwortung, da die Ergebnisse klinischer Studien direkte Auswirkungen auf die Gesundheit der Patienten und die Entwicklung von Pflegestandards haben können.

Ein weiterer Schlüsselaspekt der Teilnahme an klinischen Studien ist die enge Bindung, die zwischen den Betreuern und den Patienten entsteht. Patienten, die an klinischen Studien teilnehmen, sind häufig Menschen, für die herkömmliche Behandlungsmöglichkeiten nur begrenzt zur Verfügung stehen. Indem die Betreuer ihnen die Möglichkeit bieten, an einer klinischen Prüfung teilzunehmen, verschaffen sie ihnen Zugang zu neuen Therapien, die potenziell ihre Prognose oder ihre Lebensqualität verbessern könnten. Diese Beziehung ist von einer hoffnungsvollen und begleitenden Dimension geprägt, bei der der Pflegende eine wesentliche unterstützende Rolle spielt, um dem Patienten zu helfen, den Prozess zu verstehen, Unsicherheiten zu überwinden und die emotionalen Herausforderungen zu navigieren, die mit der Teilnahme an einer Studie verbunden sind.

Auch Pflegekräfte, die an klinischen Studien und Forschungsprotokollen beteiligt sind, profitieren von einer kontinuierlichen Fortbildung. Klinische Studien erfordern oft spezifisches Wissen über neue Therapien, die Kriterien für die Eignung von Patienten und die Methoden der Nachsorge. Die Teilnahme an klinischen Studien ermöglicht es den Pflegekräften, sich über die neuesten Entwicklungen in der Onkologie auf dem Laufenden zu halten, Fachwissen in hochaktuellen Bereichen zu erwerben und sich beruflich weiterzuentwickeln. Diese

Weiterbildung ist nicht nur für die persönliche Entwicklung von Vorteil, sondern stärkt auch die Qualität der Patientenversorgung.

Schließlich trägt die Teilnahme an klinischen Studien und Forschungsprotokollen in der Onkologie zum Fortschritt der Medizin im weiteren Sinne bei. Die aus diesen Versuchen gewonnenen Ergebnisse können zur Zulassung neuer Medikamente, zur Änderung von Behandlungsempfehlungen oder zur Verbesserung von Therapieansätzen führen. Als Teilnehmer an diesem Prozess spielen Pflegekräfte eine entscheidende Rolle bei der Weiterentwicklung des medizinischen Wissens und der Verbesserung der Versorgung künftiger Generationen von Patienten. Dies ist ein Aspekt der Arbeit, der besonders lohnend sein kann, da man die greifbaren Auswirkungen des eigenen Engagements auf die Entwicklung von Pflegepraktiken und das Leben der Patienten sehen kann.

- Die Rolle der Pflegekraft bei der Umsetzung von Protokollen

Die Rolle der Pflegekraft bei der Umsetzung von Protokollen ist von entscheidender Bedeutung, um die Qualität und Sicherheit der Patientenversorgung zu gewährleisten. In der Onkologie, wo die Pflege oft komplex und die Patienten besonders verletzlich sind, spielt die Pflegekraft eine Schlüsselrolle bei der strikten Umsetzung der vom medizinischen Team erstellten Protokolle. Diese Rolle ist zwar oft unauffällig, aber von grundlegender Bedeutung, um die Kohärenz, Wirksamkeit und Sicherheit der Maßnahmen zu gewährleisten.

Protokolle im medizinischen Bereich sind Sätze detaillierter Richtlinien, die beschreiben, welche Verfahren in bestimmten Situationen zu befolgen sind, sei es bei der Pflege, der Verwaltung von Behandlungen oder der Reaktion auf Notfälle. Diese Protokolle sollen Praktiken standardisieren, das Fehlerrisiko minimieren und sicherstellen, dass jeder Patient entsprechend seinem Zustand und seinen Bedürfnissen die richtige Pflege erhält. Der **Pflegehelfer** ist als Mitglied des **Pflegeteams** dafür verantwortlich, diese Protokolle im Alltag umzusetzen und sicherzustellen, dass sie genau befolgt und an die Besonderheiten jedes einzelnen Patienten angepasst werden.

Eine der ersten Aufgaben der **Krankenpflegehelfer** bei der Umsetzung der Protokolle ist die Durchführung der Grundpflege gemäß den Richtlinien. Dazu gehören Aufgaben wie die Körperhygiene, die Mobilisierung von Patienten, die Vermeidung von Druckgeschwüren und die Verabreichung bestimmter Behandlungen unter Aufsicht von Krankenschwestern oder Ärzten. Durch das Befolgen von Protokollen stellt die Pflegekraft sicher, dass jede Handlung konsequent und sicher durchgeführt wird, wodurch das Risiko von Komplikationen für den Patienten verringert wird. Diese Strenge ist in der Onkologie besonders wichtig, da die Patienten immunsupprimiert sein oder unter schweren Nebenwirkungen der Behandlung leiden können.

Die Pflegekraft spielt auch eine entscheidende Rolle bei der Überwachung der Patienten, indem sie die Überwachungsprotokolle befolgt. Dazu gehören das regelmäßige Messen von Vitalparametern, das Beobachten klinischer Anzeichen und das frühzeitige Erkennen von Anomalien oder Verschlechterungen des Zustands des Patienten. Die Protokolle legen die Alarmschwellen und die Maßnahmen fest, die bei der Feststellung besorgniserregender Anzeichen zu ergreifen sind. Indem die Pflegekraft diese Richtlinien beachtet, gewährleistet sie eine kontinuierliche und reaktive Überwachung, die es ihr ermöglicht, bei Bedarf schnell einzugreifen und schwerwiegende Komplikationen zu vermeiden.

Darüber hinaus trägt die Pflegekraft zur Umsetzung der Protokolle bei, die mit der Verwaltung der Behandlungen verbunden sind. In der Onkologie, wo die **Behandlungen** Chemotherapie, Strahlentherapie oder gezielte Therapien umfassen können, ist die strikte Einhaltung der Protokolle entscheidend für die Wirksamkeit der Pflege und die Sicherheit der Patienten. Der Krankenpflegehelfer unterstützt das **Pflegepersonal** bei der Vorbereitung und Durchführung der

Behandlungen und stellt sicher, dass alle Schritte gemäß den Richtlinien eingehalten werden. Er ist auch an der Behandlung von Nebenwirkungen beteiligt, indem er die Protokolle zur Linderung von Symptomen anwendet und den Zustand des Patienten nach jeder Behandlung überwacht.

Die Dokumentation der Pflege ist ein weiterer wichtiger Aspekt der Rolle der Pflegekraft bei der Umsetzung der Protokolle. Jede Handlung, Beobachtung oder Intervention muss gemäß den Dokumentationsprotokollen genau in der Patientenakte festgehalten werden. Diese Nachvollziehbarkeit ist entscheidend, um die Kontinuität der Pflege zu gewährleisten, eine effiziente Kommunikation zwischen den Teammitgliedern zu ermöglichen und eine genaue Nachverfolgung des Pflegeverlaufs des Patienten sicherzustellen. Indem die Pflegekraft eine klare und genaue Dokumentation aufrechterhält, trägt sie zur Gesamtqualität der Pflege und zur Patientensicherheit bei.

Schließlich hat der **Pflegehelfer** auch eine Rolle bei der Aufklärung von Patienten und ihren Familien, indem er die Informations- und Unterstützungsprotokolle anwendet. Es kann sein, dass er bestimmte Verfahren erklärt, Ratschläge für den Umgang mit Symptomen zu Hause gibt oder Fragen von Patienten und ihren Angehörigen beantwortet. Durch die Einhaltung der Kommunikations- und Aufklärungsprotokolle stellt der **Pflegehelfer** sicher, dass die Patienten gut informiert sind, was zu ihrer Autonomie und zu einem besseren Umgang mit ihrer Behandlung beiträgt.

- Forschung in der Onkologie: Herausforderungen und Hoffnungen für die Zukunft

Die onkologische Forschung ist sowohl ein Bereich mit immensen Herausforderungen als auch mit großen Hoffnungen für die Zukunft. Angesichts einer so komplexen und verheerenden Krankheit wie Krebs steht die onkologische Forschung an der Spitze der medizinischen Innovation, mit dem ultimativen Ziel, die Krankheit besser zu verstehen, wirksamere Behandlungsmethoden zu entwickeln und die Lebensqualität der Patienten zu verbessern. Die Fortschritte, die im Laufe der Jahre erzielt wurden, haben die Landschaft der Onkologiepflege verändert, doch der Weg ist noch weit und jede Entdeckung eröffnet neue Perspektiven und zeigt neue Herausforderungen auf.

Eine der größten Herausforderungen für die Onkologieforschung liegt in der Natur des Krebses selbst. Es handelt sich nicht um eine einzige Krankheit, sondern um eine Reihe äußerst unterschiedlicher Krankheiten, von denen jede ihre eigenen Merkmale, genetischen Mutationen und Verhaltensweisen aufweist. Diese Komplexität macht Krebs besonders schwer zu behandeln, da eine Behandlung, die bei einer Krebsart wirksam ist, bei einer anderen völlig unwirksam sein kann. Die Forschung muss sich daher ständig anpassen und zunehmend personalisierte Ansätze entwickeln, die den Besonderheiten jedes Tumors und jedes Patienten Rechnung tragen. Die Präzisionsmedizin, die darauf abzielt, die Behandlung an die genetischen und biologischen Merkmale jedes Krebses **anzupassen**, ist eine der großen Hoffnungen der heutigen Forschung, auch wenn ihre Umsetzung noch immer eine große Herausforderung darstellt.

Eine weitere wichtige Herausforderung ist die Therapieresistenz. Obwohl viele Patienten anfänglich gut auf die Behandlungen ansprechen, ist es nicht ungewöhnlich, dass der Krebs schließlich eine Resistenz entwickelt und die Therapien unwirksam macht. Diese Resistenz kann als Folge von genetischen Mutationen oder zellulären Anpassungen auftreten und stellt ein großes Hindernis für die langfristige Wirksamkeit der Behandlungen dar. Die Forschung bemüht sich, die Mechanismen dieser Resistenz zu verstehen, um Strategien zu entwickeln, mit denen sie umgangen werden kann, z. B. durch den Einsatz von **Kombinationstherapien** oder die Erforschung neuer therapeutischer Ziele. Diese Bemühungen geben Anlass zur Hoffnung, da sie die Lebenszeit der Patienten verlängern und gleichzeitig ihre Lebensqualität verbessern könnten.

Trotz dieser Herausforderungen ist die Forschung in der Onkologie auch eine Quelle enormer Hoffnung. In den letzten Jahrzehnten wurden spektakuläre Fortschritte erzielt. Die Einführung neuer Medikamentenklassen, wie zielgerichtete Therapien und Immuntherapie, hat die Behandlung vieler Krebsarten revolutioniert. Insbesondere die Immuntherapie hat ein außerordentliches Potenzial gezeigt, indem sie sich das Immunsystem des Patienten zunutze macht, um die Krebszellen zu bekämpfen. Diese neuen Ansätze haben nicht nur das Überleben der Patienten verlängert, sondern in einigen Fällen auch vollständige Remissionen erzielt, wo herkömmliche Therapien versagt hatten.

Auch die Fortschritte bei der Früherkennung sind vielversprechend. Die Entwicklung präziserer und weniger invasiver Screening-Techniken wie Flüssigbiopsien ermöglicht es, Krebs in viel früheren Stadien zu erkennen, in denen die Heilungschancen deutlich höher sind. Diese Fortschritte in der Frühdiagnose sind von entscheidender Bedeutung, da sie den Weg für schnellere und gezieltere Interventionen ebnen und so das Risiko des Fortschreitens der Krankheit verringern.

Die Forschung in der Onkologie beschränkt sich zudem nicht auf die Entdeckung neuer Behandlungsmethoden. Sie befasst sich auch mit der Verbesserung der Lebensqualität der Patienten, wobei der Schwerpunkt auf der Behandlung von Nebenwirkungen der Behandlung, der Schmerzbehandlung und der psychologischen Unterstützung liegt. Dieser ganzheitliche Ansatz ist von entscheidender Bedeutung, da er anerkennt, dass das Wohlbefinden der Patienten nicht nur von der Bekämpfung der Krankheit abhängt, sondern auch davon, wie sie ihre Behandlung erleben und ob sie in der Lage sind, eine gute Lebensqualität aufrechtzuerhalten.

Schließlich liegt die Hoffnung für die Zukunft auch in der internationalen Zusammenarbeit und der Beschleunigung der Forschung durch neue Technologien. Der Zugang zu riesigen genetischen Datenbanken, der Einsatz künstlicher Intelligenz zur

Analyse von Millionen von Daten und die Zusammenarbeit zwischen Forschungszentren auf der ganzen Welt ermöglichen es, schneller Fortschritte beim Verständnis von Krebs und bei der Entwicklung neuer Therapien zu machen. Diese globale Zusammenarbeit ist entscheidend, um die Herausforderungen von Krebs zu bewältigen und sicherzustellen, dass die Vorteile der Forschung allen Patienten auf der ganzen Welt zur Verfügung stehen.

Kapitel 7
Technologische Innovationen in Onkologie und ihre Auswirkungen über den Beruf eines Pflegehelfers

- **Telemedizin in der Onkologie**

  ○ Einführung in die Telemedizin und ihre Anwendung in der Onkologie

Die Telemedizin stellt eine Revolution im Gesundheitswesen dar und bietet eine neue Möglichkeit, mit Patienten zu interagieren und Fernbehandlungen durchzuführen. Dank des technologischen Fortschritts ermöglicht sie es Gesundheitsfachkräften, geografische Barrieren zu überwinden, Patienten in abgelegenen Gebieten den Zugang zu medizinischer Versorgung zu erleichtern und die Kontinuität der Versorgung zu verbessern, insbesondere in anspruchsvollen Fachgebieten wie der Onkologie. In der Onkologie, wo die regelmäßige Nachsorge und die Koordination der Behandlung von entscheidender Bedeutung sind, eröffnet die Telemedizin neue Möglichkeiten zur Optimierung der Patientenversorgung und bietet gleichzeitig erhebliche Vorteile in Bezug auf Effizienz und Komfort.

Die Telemedizin umfasst verschiedene Anwendungen, von Videokonsultationen in Echtzeit über die Übertragung medizinischer Daten zur Ferndiagnose bis hin zur häuslichen Betreuung von Patienten mithilfe von vernetzten Geräten. In der Onkologie ermöglicht sie es Onkologen, den Krankheitsverlauf genau zu verfolgen, die Behandlung an die unmittelbaren Bedürfnisse des Patienten anzupassen und regelmäßigen Kontakt mit den Patienten zu halten, selbst wenn persönliche Besuche aufgrund der Entfernung schwierig sind. Dieses Modell der Fernbehandlung ist besonders wertvoll für Patienten, die weit entfernt von spezialisierten Zentren leben, da sie auf diese Weise von medizinischem Fachwissen profitieren können, ohne häufig reisen zu müssen.

Einer der Hauptvorteile der Telemedizin in der Onkologie ist die Verbesserung des Zugangs zu medizinischer Versorgung. Für viele Patienten, insbesondere solche, die in ländlichen oder abgelegenen Gebieten leben, kann der Zugang zu einem Onkologen aufgrund der Entfernung oder fehlender lokaler Ressourcen eingeschränkt sein. Die Telemedizin hilft, diese

Hindernisse zu überwinden, indem sie die Möglichkeit von Fernkonsultationen bietet, bei denen der Patient seinen Zustand mit einem Spezialisten besprechen, Ratschläge zu seiner Behandlung erhalten und sogar Rezepte einholen kann, ohne sein Haus verlassen zu müssen. Dies ist besonders vorteilhaft für Patienten, die aufgrund ihres fragilen Gesundheitszustands möglicherweise Schwierigkeiten haben, sich zu bewegen.

Die Telemedizin erleichtert auch die Koordination der Pflege zwischen den verschiedenen Gesundheitsfachkräften, die an der Behandlung eines Onkologiepatienten beteiligt sind. Die onkologische Versorgung ist häufig multidisziplinär und bezieht Onkologen, Strahlentherapeuten, Chirurgen, Fachkrankenschwestern und manchmal auch Psychologen mit ein. Dank der Telemedizin können diese Fachleute effektiver zusammenarbeiten, Informationen in Echtzeit austauschen und multidisziplinäre Fernkonsultationen durchführen, wodurch schnellere und fundiertere Entscheidungen über die Behandlung des Patienten getroffen werden können. Dieser integrierte Ansatz trägt dazu bei, die Kohärenz und Effizienz der Versorgung zu verbessern und gleichzeitig das Risiko von Fehlern oder Verzögerungen bei der Behandlung zu verringern.

Ein weiterer entscheidender Aspekt der Telemedizin in der Onkologie ist die Überwachung der Patienten zu Hause. Mithilfe von vernetzten Geräten ist es nun möglich, Vitalparameter wie Temperatur, Blutdruck oder sogar spezifische krebsbedingte Marker aus der Ferne zu überwachen. Die gesammelten Daten können in Echtzeit an das medizinische Team übermittelt werden, das so Anomalien oder Komplikationen schnell erkennen und bei Bedarf eingreifen kann. Diese Fernüberwachung bietet den Patienten zusätzliche Sicherheit und ermöglicht es ihnen, in ihrer vertrauten Umgebung zu bleiben, was erheblich zu ihrem Komfort und ihrem psychologischen Wohlbefinden beitragen kann.

Die Telemedizin spielt auch eine wichtige Rolle bei der psychologischen Unterstützung von Krebspatienten. Die

Diagnose und Behandlung von Krebs geht oft mit intensivem emotionalem Stress einher, und der Zugang zu psychologischer Unterstützung ist von entscheidender Bedeutung, um den Patienten bei der Bewältigung dieser Herausforderungen zu helfen. Die Telemedizin ermöglicht es, psychologische Unterstützung aus der Ferne zu organisieren, sei es in Form von Einzeltherapie, Selbsthilfegruppen oder Beratungen durch spezialisierte Psychologen. Diese aus der Ferne zugängliche Unterstützung ist besonders wertvoll für Patienten, die sich möglicherweise isoliert fühlen oder Schwierigkeiten haben, sich zu bewegen.

- Die Rolle der Pflegekraft bei der Fernbetreuung von Patienten

Die Rolle der Pflegekraft bei der Fernbetreuung von Patienten ist mit dem Aufschwung der Telemedizin und der vernetzten Technologien immer wichtiger geworden. In einem Umfeld, in dem sich die häusliche Pflege und die Fernbetreuung rasch entwickeln, spielt der Pfleger eine entscheidende Rolle als Vermittler zwischen dem Patienten und dem medizinischen Team und trägt dazu bei, die Kontinuität und Qualität der Pflege auch außerhalb der Krankenhausmauern zu gewährleisten. Diese Rolle unterscheidet sich zwar von der traditionellen Präsenzbetreuung, erfordert aber eine Kombination aus technischen, zwischenmenschlichen und organisatorischen Fähigkeiten und eröffnet dem Beruf des Pflegehelfers eine neue Dimension.

Eine der Hauptaufgaben der Pflegekraft bei der Fernbetreuung von Patienten ist das Sammeln und Übertragen von Gesundheitsdaten. Mithilfe von vernetzten medizinischen Geräten wie Blutdruckmessgeräten, Blutzuckermessgeräten oder Herzfrequenzmessgeräten können Patienten nun verschiedene Vitalparameter von zu Hause aus überwachen. Die Pflegekraft spielt eine Schlüsselrolle, indem sie den Patienten hilft, diese Geräte richtig zu bedienen, indem sie sicherstellt, dass die Daten zuverlässig erfasst werden, und indem sie diese dann zur Analyse an das medizinische Team weiterleitet. Diese Datenerfassung aus der Ferne ermöglicht es, den **Gesundheitszustand** des Patienten in Echtzeit zu überwachen, Anomalien schnell zu erkennen und zu reagieren, bevor sich die Situation verschlechtert.

Neben der Verwaltung der medizinischen Geräte trägt der Pflegehelfer auch zur Aufklärung und Unterstützung der Patienten bei der Fernüberwachung bei. Viele Patienten, insbesondere ältere Menschen oder solche, die mit der Technik nicht vertraut sind, haben möglicherweise Schwierigkeiten, die Fernüberwachungsgeräte zu bedienen oder die Informationen, die sie erhalten, zu verstehen. Die Pflegekraft ist dazu da, sie anzuleiten, ihnen zu erklären, wie sie diese Hilfsmittel selbstständig nutzen können, und ihnen Sicherheit über deren Funktionsweise zu geben. Diese Unterstützung ist entscheidend, um das Vertrauen der Patienten in die Fernüberwachung zu stärken und sicherzustellen, dass sie von diesem innovativen Ansatz der Gesundheitsversorgung voll profitieren.

Die Rolle des Pflegehelfers bei der Fernbetreuung umfasst auch eine koordinierende Dimension. Indem er regelmäßig mit den Patienten in **Kontakt** bleibt, kann der **Pflegehelfer** Bedürfnisse oder Bedenken erkennen, die das Eingreifen anderer Mitglieder des medizinischen Teams erfordern. Wenn ein Patient beispielsweise über ungewöhnliche Schmerzen oder Nebenwirkungen berichtet, kann der **Pflegehelfer** die Krankenschwester oder den Arzt alarmieren, die dann schnell eingreifen können. Diese Koordination ist entscheidend, um sicherzustellen, dass die Fernpflege trotz des fehlenden direkten physischen Kontakts so reaktionsschnell und persönlich wie möglich bleibt.

Ein weiterer wichtiger Aspekt der Rolle der Pflegekraft bei der Fernbetreuung ist die emotionale Unterstützung. Die Betreuung zu Hause kann bei manchen Patienten Gefühle der Isolation oder Angst auslösen, sodass sie sich weniger mit dem Pflegesystem verbunden fühlen. Der Pfleger spielt durch seine Hausbesuche oder regelmäßigen Anrufe eine entscheidende Rolle bei der

Aufrechterhaltung einer menschlichen Verbindung zum Patienten, indem er ihm zuhört, seine Fragen beantwortet und ihm moralische Unterstützung bietet. Diese Verbindung ist für das psychologische Wohlbefinden des Patienten von grundlegender Bedeutung und trägt dazu bei, dass er sich besser an die medizinische Betreuung hält.

Schließlich spielt die Pflegekraft auch eine Rolle bei der kontinuierlichen Bewertung der Wirksamkeit der Fernbetreuung. Durch den direkten Kontakt mit dem Patienten und die **Beobachtung** seiner Reaktionen im Alltag kann der Pfleger wertvolles Feedback darüber geben, was gut funktioniert und was verbessert werden könnte. Er kann auch Patienten identifizieren, für die eine Fernbetreuung möglicherweise nicht geeignet ist, und diese Fälle dem medizinischen Team melden, um alternative Betreuungsmöglichkeiten in Betracht zu ziehen. Diese fortlaufende Bewertung ermöglicht es, die **Nachsorgeprotokolle** anzupassen und sicherzustellen, dass sie weiterhin auf die individuellen Bedürfnisse jedes einzelnen Patienten zugeschnitten sind.

- Vorteile und Grenzen der Telemedizin für die Pflege

Die Telemedizin hat die Landschaft der Gesundheitsfürsorge verändert und bietet erhebliche Vorteile, weist aber auch einige Grenzen auf, die es zu erkennen gilt. Diese Technologie, mit der Patienten aus der Ferne versorgt werden können, hat an Popularität gewonnen, insbesondere in Kontexten, in denen der Zugang zur herkömmlichen Gesundheitsversorgung eingeschränkt ist, oder als Reaktion auf Notsituationen wie die COVID-19-Pandemie. Doch obwohl die Telemedizin neue Möglichkeiten zur Verbesserung des Zugangs zur Gesundheitsversorgung und der Behandlungskontinuität eröffnet, ist sie nicht frei von Herausforderungen und kann die persönliche Interaktion zwischen Patienten und Pflegepersonal nicht vollständig ersetzen.

Einer der Hauptvorteile der Telemedizin ist die Verbesserung des Zugangs zu medizinischer Versorgung. Für Patienten, die in ländlichen oder abgelegenen Gebieten leben, in denen die medizinische Infrastruktur oft begrenzt ist, bietet die Telemedizin eine wertvolle Möglichkeit, Spezialisten zu konsultieren, ohne lange Wege zurücklegen zu müssen. Dies ist besonders vorteilhaft für Patienten, die an chronischen Krankheiten leiden oder eine regelmäßige Nachsorge benötigen, wie z. B. in der Onkologie, wo häufige Konsultationen erforderlich sein können. Die Telemedizin hilft auch, Zeit- und Verfügbarkeitsbeschränkungen zu überwinden, indem sie Konsultationen zu Zeiten erleichtert, die für die Patienten günstig sind, was eine bessere Einhaltung der Behandlungen fördern kann.

Ein weiterer bemerkenswerter Vorteil der Telemedizin ist die Kontinuität der Versorgung. Da die Patienten auch über große Entfernungen hinweg regelmäßig mit ihren Betreuern in Kontakt bleiben können, gewährleistet die Telemedizin eine ständige Überwachung der Entwicklung ihres Gesundheitszustands. Fernkonsultationen können die Überprüfung von Behandlungen, die Anpassung von Medikamenten und die Überwachung von Symptomen umfassen, wodurch sichergestellt wird, dass der Patient ohne Unterbrechung eine kontinuierliche Versorgung erhält. Diese Kontinuität ist entscheidend für den Umgang mit chronischen Krankheiten und für die Vermeidung von Komplikationen, da sie im Bedarfsfall ein schnelles Eingreifen ermöglicht.

Die Telemedizin bietet auch Vorteile in Bezug auf Effizienz und Kosteneinsparungen. Für Gesundheitseinrichtungen bedeutet sie eine Rationalisierung der Konsultationen, da die im Wartezimmer verbrachte Zeit verkürzt und die Terminkalender der Ärzte optimiert werden. Für die Patienten entfallen die Reisekosten und die Zeit, die sie für die Anreise aufwenden müssen, und sie können sich bequem von zu Hause aus behandeln lassen. Darüber hinaus kann die Telemedizin dazu beitragen, Notaufnahmen und Arztpraxen zu entlasten, indem sie Konsultationen übernimmt, die keine sofortige physische Anwesenheit erfordern.

Trotz dieser Vorteile hat die Telemedizin jedoch auch einige Einschränkungen. Eine der wichtigsten ist das Fehlen von Körperkontakt, der für eine umfassende Diagnose oft unerlässlich ist. Viele medizinische Untersuchungen erfordern eine Palpation, Auskultation oder andere Techniken, die nicht aus der Ferne durchgeführt werden können. Diese Einschränkung kann die Wirksamkeit der Telemedizin in einigen Fällen einschränken, insbesondere wenn komplexe oder subtile körperliche Symptome beurteilt werden müssen. Bei Fernkonsultationen kann auch die menschliche Dimension fehlen, die mit einem persönlichen Treffen einhergeht, bei dem der direkte Kontakt und die Beobachtung der Körpersprache eine wichtige Rolle in der Beziehung zwischen Patient und Behandler spielen.

Die Telemedizin kann auch durch technische Probleme eingeschränkt werden. Der Zugang zu einer zuverlässigen Internetverbindung und zu geeigneten digitalen Geräten ist nicht immer für alle Patienten gewährleistet, was zu Ungleichheiten beim Zugang zur Gesundheitsversorgung führen kann. Darüber hinaus können technische Pannen, Datenschutzprobleme und die Lernkurve bei der Nutzung dieser neuen Technologien für einige Patienten, insbesondere für ältere Menschen oder solche, die mit der digitalen Welt nicht vertraut sind, ein Hindernis darstellen.

Eine weitere Herausforderung betrifft die Vertraulichkeit und Sicherheit der Daten. Die Übertragung sensibler medizinischer Daten über digitale Plattformen erfordert robuste Sicherheitsmaßnahmen, um die Privatsphäre der Patienten zu schützen. Obwohl viele telemedizinische Systeme mit fortschrittlichen Sicherheitsprotokollen konzipiert sind, bleibt das Risiko von Cyberangriffen oder Datenverletzungen ein Grund zur Sorge, insbesondere in einem Kontext, in dem medizinische Informationen besonders sensibel sind.

Schließlich kann die Telemedizin manchmal auch zu einer Überlastung der Angehörigen der Gesundheitsberufe führen. Sie ermöglicht zwar einen besseren Zugang zur Gesundheitsversorgung, kann aber auch die Arbeitsbelastung der

Pflegekräfte erhöhen, indem sie die Anzahl der Konsultationen vervielfacht und es schwierig macht, die Zeit zwischen persönlichen und Fernkonsultationen einzuteilen. Diese Überlastung kann die Qualität der Pflege und das Wohlbefinden der Pflegekräfte beeinträchtigen, insbesondere wenn die Erwartungen der Patienten nicht gut gehandhabt werden oder die unterstützende Infrastruktur nicht ausreichend ist.

- **Die Auswirkungen neuer Technologien auf die tägliche Pflege**
    - Verwendung von vernetzten medizinischen Geräten

Die Verwendung von vernetzten medizinischen Geräten stellt einen großen Fortschritt im Gesundheitswesen dar und revolutioniert die Art und Weise, wie die Gesundheitsversorgung erbracht, überwacht und verwaltet wird. Diese Geräte, die häufig als vernetzte Gesundheitsobjekte bezeichnet werden, sind so konzipiert, dass sie Gesundheitsdaten in Echtzeit sammeln, übertragen und manchmal auch analysieren können, wodurch Patienten und Gesundheitspersonal ein leistungsstarkes Mittel zur kontinuierlichen und proaktiven Überwachung von Gesundheitsveränderungen zur Verfügung steht. Ihre Integration in die medizinische Praxis verändert nicht nur die Patientenbetreuung, sondern auch die Prävention, den Umgang mit chronischen Krankheiten und die Verbesserung der Lebensqualität.

Vernetzte medizinische Geräte umfassen eine breite Palette von Geräten, von intelligenten Uhren, die die Herzfrequenz und die körperliche Aktivität überwachen, bis hin zu vernetzten Blutzuckermessgeräten, Blutdruckmessgeräten und anderen implantierbaren oder tragbaren Sensoren, die verschiedene Vitalparameter messen. Diese Geräte sind häufig mit mobilen

Anwendungen oder Online-Plattformen verbunden, die es ermöglichen, die Daten in Echtzeit anzuzeigen, sie mit medizinischem Fachpersonal zu teilen und manchmal sogar Warnungen auszulösen, wenn eine Anomalie auftritt. Für die Patienten bieten diese Geräte eine einfache und bequeme Möglichkeit, ihren Gesundheitszustand täglich zu überwachen, ohne regelmäßig zum Arzt gehen zu müssen.

Einer der Hauptvorteile von vernetzten medizinischen Geräten ist ihre Fähigkeit, eine kontinuierliche Überwachung in Echtzeit zu ermöglichen. Im Gegensatz zu herkömmlichen Arztbesuchen, die einen einmaligen Einblick in den Gesundheitszustand des Patienten bieten, können vernetzte Geräte die Entwicklung verschiedener Gesundheitsindikatoren über längere Zeiträume hinweg verfolgen. Beispielsweise kann ein Bluthochdruckpatient mit einem vernetzten Blutdruckmessgerät mehrmals täglich seinen Blutdruck überwachen, wobei die Ergebnisse automatisch an seinen Arzt gesendet werden. Dadurch kann die Behandlung schneller und genauer angepasst werden, wodurch das Risiko von Komplikationen aufgrund unerkannter Schwankungen sinkt.

Diese Geräte spielen auch eine entscheidende Rolle bei der Behandlung chronischer Krankheiten. Diabetespatienten beispielsweise können mithilfe von vernetzten Blutzuckermessgeräten ihren Blutzuckerspiegel selbstständig überwachen und diese Daten sofort mit ihrem medizinischen Team teilen. Dies erleichtert nicht nur eine feinere Steuerung der Krankheit, sondern ermöglicht es dem Patienten auch, ein aktiverer Akteur seiner eigenen Versorgung zu werden, indem er die Faktoren, die seinen Gesundheitszustand beeinflussen, besser versteht und seinen Lebensstil entsprechend anpasst. Diese größere Autonomie verbessert die Lebensqualität der Patienten und kann auch zu besseren langfristigen Gesundheitsergebnissen führen.

Neben der Überwachung chronischer Krankheiten werden vernetzte medizinische Geräte zunehmend auch zur Vorbeugung und Früherkennung von Krankheiten eingesetzt. Beispielsweise können mit Sensoren ausgestattete Smartwatches Unregelmäßigkeiten im Herzrhythmus erkennen und so auf ein potenzielles Problem hinweisen, noch bevor sich Symptome zeigen. Dadurch kann früher eingegriffen werden, oft bevor der Zustand ernst wird, und die Chancen auf eine erfolgreiche Behandlung werden verbessert. Im Rahmen von Präventionsprogrammen können diese Geräte auch gesunde Verhaltensweisen fördern, indem sie Erinnerungen an körperliche Aktivität, Medikamenteneinnahme oder die Überwachung der Ernährung liefern.

Die Verwendung von vernetzten medizinischen Geräten ist jedoch nicht ohne Herausforderungen. Die Verwaltung der von diesen Geräten erzeugten Daten ist eine der größten Herausforderungen. Gesundheitsfachkräfte sehen sich häufig mit einer massiven Menge an zu analysierenden Daten konfrontiert, was eine zusätzliche Belastung darstellen kann und hochentwickelte Analysewerkzeuge erfordert, um die relevantesten Informationen zu sortieren und zu interpretieren. Darüber hinaus ist die Datensicherheit ein wichtiges Anliegen, da diese Geräte sensible Informationen sammeln, die vor Datenschutzverletzungen und Cyberangriffen geschützt werden müssen. Die Gewährleistung der Vertraulichkeit der Daten und die Einhaltung der geltenden Vorschriften ist entscheidend, um das Vertrauen der Patienten zu erhalten und die Sicherheit der Gesundheitsinformationen zu gewährleisten.

Eine weitere Herausforderung besteht in der Zugänglichkeit und Akzeptanz dieser Technologien durch die Patienten. Obwohl vernetzte medizinische Geräte viele Vorteile bieten, fühlen sich nicht alle Patienten mit ihrer Verwendung wohl, insbesondere diejenigen, die mit der Technologie nicht vertraut sind oder Schwierigkeiten beim Zugang zu digitalen Hilfsmitteln haben. Daher ist es von entscheidender Bedeutung, Patienten beim Erlernen dieser Geräte zu begleiten, ihnen technische Unterstützung zu bieten und sicherzustellen, dass diese Technologien auf die Bedürfnisse und Fähigkeiten jedes Einzelnen zugeschnitten sind.

Trotz dieser Herausforderungen entwickeln sich vernetzte medizinische Geräte weiter und werden zunehmend in die Pflegepraxis integriert. Sie stellen einen vielversprechenden Schritt in Richtung einer personalisierten, proaktiven und patientenzentrierten Medizin dar. Durch die Erleichterung einer kontinuierlichen Überwachung, die Verbesserung des Managements chronischer Krankheiten und die Förderung der Prävention haben diese Geräte das Potenzial, das Gesundheitssystem zu verändern, indem sie den Schwerpunkt stärker auf die Prävention und das individuelle Management der Pflege legen. In Zukunft könnte die zunehmende Integration von vernetzten Geräten in die Gesundheitsversorgung nicht nur die Ergebnisse für die Patienten verbessern, sondern auch das Gesundheitssystem effizienter machen, indem die Ressourcen optimal genutzt und die Kosten für vermeidbare Komplikationen gesenkt werden.

○ Verwaltung von Patientendaten : Shared Medical Record und Informationssicherheit

Die Verwaltung von Patientendaten ist ein zentrales Thema im modernen Gesundheitswesen, in dem die Digitalisierung medizinischer Informationen die Art und Weise, wie die Gesundheitsversorgung organisiert und erbracht wird, verändert hat. Die Gemeinsame Medizinische Akte (DMP) ist eine der Schlüsselinnovationen dieser Transformation. Die DMP ist als digitales Gesundheitstagebuch konzipiert und ermöglicht es, alle medizinischen Informationen eines Patienten an einem Ort zu zentralisieren, auf den alle autorisierten Gesundheitsfachkräfte zugreifen können. Diese Zentralisierung soll die Koordinierung der Pflege verbessern, den Zugang zu entscheidenden Informationen erleichtern und die Kontinuität der Pflege stärken. Dieser Fortschritt ist jedoch mit großen Herausforderungen verbunden, insbesondere in Bezug auf die Sicherheit der Informationen, den Schutz der Privatsphäre der Patienten und die Verwaltung des Zugriffs.

Die Gemeinsame Medizinische Akte ist eine Antwort auf die Fragmentierung von Gesundheitsdaten, die auf verschiedene Gesundheitsfachkräfte und -einrichtungen verteilt sein können. Durch die Zusammenführung aller relevanten Informationen - wie **Krankengeschichte**, Krankenhausberichte, Laborergebnisse, Verschreibungen und Impfungen - ermöglicht die DMP allen an der Behandlung eines Patienten beteiligten Gesundheitsfachkräften, sich einen aktuellen Überblick über dessen Situation zu verschaffen. Dies ist besonders wertvoll bei der Betreuung von Patienten mit chronischen oder komplexen Krankheiten, bei denen eine effektive Koordination zwischen den verschiedenen Beteiligten von entscheidender Bedeutung ist. Das DMP erleichtert somit die klinische Entscheidungsfindung, verringert das Risiko medizinischer Fehler und vermeidet redundante Untersuchungen, während es gleichzeitig die Qualität der Versorgung verbessert.

Ein weiterer großer Vorteil der DMP ist ihre Zugänglichkeit für den Patienten selbst. Indem er Zugang zu seiner eigenen medizinischen Online-Akte hat, wird der Patient zu einem besser informierten und engagierten Akteur in seinem Behandlungspfad. Er kann seine medizinischen Informationen jederzeit einsehen, die Entwicklung seines Gesundheitszustands verfolgen und diese Informationen problemlos mit den Angehörigen der Gesundheitsberufe seiner Wahl teilen. Diese Transparenz stärkt das Vertrauen zwischen dem Patienten und seinen Behandlern und ermöglicht eine bessere Einhaltung der verschriebenen Behandlungen.

Die Nutzung der gemeinsamen Gesundheitsakte wirft jedoch wichtige Fragen hinsichtlich der Informationssicherheit auf. Gesundheitsdaten gehören zu den sensibelsten Daten überhaupt, und ihr Schutz hat höchste Priorität, um unbefugten Zugriff oder Informationslecks zu verhindern. Die Sicherheit des DMP beruht auf mehreren Schutzschichten, darunter **Datenverschlüsselung**, starke Benutzerauthentifizierung und strenge Protokolle für die Zugriffsverwaltung. Jeder Angehörige der Gesundheitsberufe kann nur auf Informationen **zugreifen**, die für die Ausübung seiner Aufgaben unbedingt erforderlich sind, wodurch das Risiko einer unnötigen Datenexposition begrenzt wird. Darüber hinaus können die Patienten die Zugriffsrechte auf ihr DMP selbst verwalten und entscheiden, welche Fachkräfte welche Informationen einsehen dürfen.

Der Schutz der Privatsphäre der Patienten ist ein weiterer entscheidender Aspekt der Datenverwaltung im Rahmen des DMP. Geltende Regulierungen, wie die Allgemeine Datenschutzverordnung (GDPR) in Europa, schreiben hohe Standards für die Vertraulichkeit und Sicherheit bei der Verarbeitung persönlicher Daten vor. Dazu gehört auch das Recht der Patienten, auf ihre Daten zuzugreifen, sie bei Bedarf zu berichtigen und unter bestimmten Bedingungen ihre Löschung zu verlangen. Diese Rechte ermöglichen es den Patienten, die Kontrolle über ihre medizinischen Informationen zu behalten und gleichzeitig sicherzustellen, dass diese Informationen auf transparente und sichere Weise verwendet werden.

Trotz der eingeführten **Schutzmaßnahmen** ist die Verwaltung von Patientendaten über das DMP nicht frei von Herausforderungen. Eine der größten Herausforderungen ist die Sensibilisierung der Patienten und der Angehörigen der **Gesundheitsberufe** für die Nutzung des DMP. Damit dieses System seine volle Wirkung entfalten kann, ist es entscheidend, dass die Patienten über seine Existenz und seine Vorteile informiert und zur Nutzung ermutigt werden. Ebenso müssen die **Angehörigen** der Gesundheitsberufe darin geschult werden, die Nutzung des DMP in ihre tägliche Praxis zu integrieren, indem sie dafür sorgen, dass die Informationen regelmäßig aktualisiert und die Zugriffe streng verwaltet werden.

Schließlich hängt der Erfolg des DMP auch von der Interoperabilität der Gesundheitssysteme ab. Damit das DMP wirklich nützlich ist, muss es sich problemlos in die Computersysteme der verschiedenen Gesundheitseinrichtungen, Labors und Apotheken integrieren lassen. Diese Interoperabilität ist von entscheidender Bedeutung, um sicherzustellen, dass die

Informationen reibungslos zwischen den verschiedenen Akteuren des Gesundheitssystems fließen und gleichzeitig die Sicherheit und Vertraulichkeit der Daten gewahrt bleibt.

 ◦ Robotik in der Onkologie: tägliche Unterstützung für das Pflegepersonal

Die Robotik in der Onkologie stellt einen technologischen Fortschritt dar, der den Alltag des Pflegepersonals verändert und die Qualität der Pflege von Krebspatienten deutlich verbessert. Diese technologischen Innovationen, die von **Operationsrobotern** bis hin zu Hilfsgeräten für Mobilität und Behandlung reichen, bieten den medizinischen Teams eine wertvolle Unterstützung und ermöglichen ihnen, mit größerer Präzision und Effizienz zu arbeiten und die Risiken komplexer Eingriffe zu verringern. In einem so anspruchsvollen Bereich wie der Onkologie, in dem die Pflege sowohl präzise als auch menschlich sein muss, wird die Robotik zu einem unverzichtbaren Verbündeten für das Pflegepersonal.

Eines der prominentesten Beispiele für die Anwendung der Robotik in der Onkologie ist der Einsatz von Operationsrobotern. Diese Geräte, wie z. B. der berühmte Da-Vinci-Roboter, ermöglichen es Chirurgen, komplexe Eingriffe mit beispielloser Präzision durchzuführen. Mithilfe von Robotern können Chirurgen minimalinvasive Eingriffe durchführen, wodurch weniger Schnitte erforderlich sind, was das Risiko von Komplikationen verringert und eine schnellere Genesung der Patienten fördert. Für das Pflegepersonal bedeutet dies auch eine vereinfachte postoperative Nachsorge mit geringerem Infektionsrisiko und kürzeren Rehabilitationszeiten, wodurch mehr Zeit für andere Aspekte der Pflege zur Verfügung steht.

Neben chirurgischen Eingriffen spielt die Robotik eine entscheidende Rolle bei der Strahlentherapie, einer Schlüsselbehandlung in der Onkologie. Die in der Strahlentherapie eingesetzten Robotersysteme ermöglichen es,

Tumore mit äußerster Präzision anzuvisieren und gleichzeitig das umliegende gesunde Gewebe zu schonen. Diese Präzision reduziert die Nebenwirkungen, die häufig mit der herkömmlichen Strahlentherapie verbunden sind, und verbessert die Wirksamkeit der Behandlung. Für das Pflegepersonal vereinfachen diese technologischen Fortschritte den Umgang mit Nebenwirkungen und ermöglichen es, die Behandlung auf die spezifischen Bedürfnisse jedes einzelnen Patienten abzustimmen.

Die Robotik in der Onkologie beschränkt sich nicht auf technische Eingriffe. Sie umfasst auch Hilfsgeräte, die das Pflegepersonal bei seiner täglichen Arbeit unterstützen. Beispielsweise können automatisierte Transportroboter eingesetzt werden, um Medikamente, Laborproben oder medizinische Geräte durch die verschiedenen Abteilungen eines Krankenhauses zu bewegen. Diese Roboter reduzieren die physische Arbeitsbelastung der Pflegekräfte, sodass sie sich mehr auf die direkte Patientenversorgung konzentrieren können. Darüber hinaus tragen diese Geräte durch die Automatisierung bestimmter logistischer Aufgaben zur Steigerung der Gesamteffizienz von Krankenhausabteilungen bei, indem sie Wartezeiten verkürzen und das Risiko menschlicher Fehler minimieren.

Auch in der Onkologie kann die Robotik eine Rolle bei der Begleitung von Patienten spielen. Soziale Assistenzroboter, die für die Interaktion mit Patienten konzipiert sind, können emotionale Unterstützung bieten, grundlegende Fragen beantworten oder den Patienten während langer Behandlungszeiten einfach Gesellschaft leisten. Obwohl diese Roboter die menschliche Interaktion nicht ersetzen, können sie Trost spenden, insbesondere in Situationen, in denen Pflegekräfte nicht sofort zur Verfügung stehen. Für die Pflegekräfte bieten diese Roboter eine zusätzliche Unterstützung, mit der sie die Zeit besser einteilen und sicherstellen können, dass sich die Patienten auch in einsamen Momenten immer begleitet fühlen.

Darüber hinaus umfasst die Robotik in der Onkologie auch Geräte, die das Pflegepersonal bei der Mobilitätspflege von

Patienten unterstützen. Exoskelette oder Heberoboter können eingesetzt werden, um bei der Bewegung oder Neupositionierung von Patienten zu helfen, wodurch das Verletzungsrisiko für das Pflegepersonal verringert und ein optimaler Komfort für die Patienten gewährleistet wird. Diese Geräte sind besonders nützlich bei der Pflege von Krebspatienten im fortgeschrittenen Stadium, wo die Mobilität stark eingeschränkt sein kann und die tägliche Pflege besondere Aufmerksamkeit erfordert, um Komplikationen wie Druckgeschwüre zu vermeiden.

Die Integration von Robotik in die Onkologie ist jedoch nicht ohne Herausforderungen. Die Schulung von Pflegekräften im Umgang mit diesen Technologien ist entscheidend, um sicherzustellen, dass sie effektiv und sicher eingesetzt werden. Das Pflegepersonal muss nicht nur lernen, die technischen Aspekte dieser Geräte zu beherrschen, sondern auch verstehen, wie sie diese harmonisch in ihre tägliche Praxis integrieren können, ohne den menschlichen Aspekt der Pflege zu beeinträchtigen. Darüber hinaus ist es von entscheidender Bedeutung, ein Gleichgewicht zwischen technologischer Innovation und der Beziehung zwischen Pfleger und Patient zu wahren und sicherzustellen, dass die Technologie die Empathie und das Mitgefühl, die das Herzstück der onkologischen Pflege bilden, nicht ersetzt, sondern ergänzt.

- **Ausbildung und Anpassung an neue Technologien**

  - Technologische Ausbildungen für Pflegeassistenten

Technologische Schulungen für Krankenpflegehelfer sind in einem Gesundheitssektor, der sich im digitalen Wandel befindet, unverzichtbar geworden. Da technologische Innovationen wie vernetzte medizinische Geräte, Telemedizin und Robotik in der täglichen Praxis immer mehr an Bedeutung gewinnen, ist es von entscheidender Bedeutung, dass Pflegehilfskräfte darin geschult werden, diese Werkzeuge effektiv und sicher einzusetzen. Diese Schulungen sind nicht nur eine Antwort auf die neuen Anforderungen des Berufs, sondern bieten den Pflegekräften auch die Möglichkeit, ihre Kompetenzen zu erweitern, die Qualität der Pflege zu verbessern und ihre Rolle in den Gesundheitsteams zu stärken.

Vernetzte medizinische Geräte, die die Überwachung von Vitalparametern in Echtzeit ermöglichen, erfordern von Pflegekräften nicht nur technisches Geschick bei der Handhabung, sondern auch ein tiefgreifendes Verständnis der von ihnen gesammelten Daten. In technologischen Schulungen, die sich mit diesen Geräten befassen, lernen Pflegekräfte, wie sie die Geräte installieren, kalibrieren und die von ihnen gelieferten Informationen interpretieren. Dazu gehört auch, wie man mit Warnmeldungen umgeht, Anomalien erkennt und relevante Daten an andere Mitglieder des medizinischen Teams weiterleitet. Diese Fähigkeiten ermöglichen es den Pflegekräften, eine aktivere Rolle bei der Patientenbetreuung zu spielen, indem sie eng mit Krankenschwestern und Ärzten zusammenarbeiten, um die Pflege auf die individuellen Bedürfnisse der Patienten abzustimmen.

Die Telemedizin, die die Möglichkeit von Konsultationen und Nachsorge aus der Ferne bietet, ist eine weitere Technologie, die eine spezielle Ausbildung für Pflegehilfskräfte erfordert. In diesem Bereich konzentrieren sich die Schulungen auf die Nutzung von telemedizinischen Plattformen, die Verwaltung von Videosprechstunden und die effektive Kommunikation mit Fernpatienten. Pflegehelfer/innen lernen, wie man Patienten auf Fernkonsultationen vorbereitet, wie man sicherstellt, dass die Geräte ordnungsgemäß funktionieren, und wie man administrative Aspekte wie Terminvereinbarungen und die Aktualisierung von Krankenakten verwaltet. Diese Fähigkeiten sind entscheidend, um sicherzustellen, dass die Fernpflege genauso reibungslos und effizient abläuft wie die persönliche Pflege.

Ein weiterer Bereich, in dem Pflegehilfskräfte ausgebildet werden müssen, ist die Robotik, die in Krankenhäusern und Pflegeheimen immer mehr an Bedeutung gewinnt. Assistenzroboter, ob sie nun zum Transport von Material, zur Begleitung von Patienten oder bei chirurgischen Eingriffen eingesetzt werden, erfordern spezielle technische Kenntnisse. Robotikschulungen für Pflegehilfskräfte beinhalten häufig praktische Einheiten, in denen sie lernen, mit diesen Robotern zu interagieren, ihre Funktionsweise zu verstehen und ihren Einsatz in den täglichen Arbeitsablauf zu integrieren. Diese Schulungen machen Pflegehilfskräfte mit Werkzeugen vertraut, die die Effizienz der Pflege erhöhen und gleichzeitig die körperliche Belastung durch bestimmte Aufgaben verringern.

Über die bloße Nutzung neuer Technologien hinaus beinhalten die Ausbildungen für Krankenpflegehelfer auch Module zu Datensicherheit und Datenschutz. Mit der Zunahme von vernetzten Geräten und digitalen Systemen ist es von entscheidender Bedeutung, dass Pflegehelfer sich der Herausforderungen bewusst sind, die mit dem Schutz der persönlichen Daten von Patienten verbunden sind. In diesen Schulungen lernen sie, wie sie den Zugriff auf IT-Systeme verwalten, die Vertraulichkeit der übertragenen Daten sicherstellen und geltende Regulierungen wie die DSGVO einhalten können. Dieser Aspekt der Schulung ist entscheidend, um sicherzustellen, dass die Nutzung der Technologie nicht das Vertrauen der Patienten untergräbt und die Sicherheit ihrer sensiblen Informationen gefährdet.

Schließlich trägt die technologische Ausbildung für Pflegehelfer auch zu ihrer beruflichen Entwicklung und ihrer Arbeitszufriedenheit bei. Indem sie neue technische Fertigkeiten beherrschen, können Pflegehilfskräfte ihren Handlungsspielraum erweitern, sich autonomer fühlen und aktiver an der komplexen Pflege teilnehmen. Diese Schulungen können Türen zu spezialisierteren oder koordinierenden Rollen öffnen, bei denen die Beherrschung fortgeschrittener Technologien von Vorteil ist. Außerdem können Pflegehilfskräfte durch diese Ausbildungen in einem sich ständig verändernden Sektor auf dem Laufenden bleiben, was für ihre Motivation und berufliche Erfüllung von entscheidender Bedeutung ist.

- Wie man sich an den technologischen Wandel anpasst

Die Anpassung an den technologischen Wandel ist in der modernen Welt und insbesondere im Gesundheitswesen, wo technologische Innovationen die Arbeitspraktiken und -methoden grundlegend verändern, zu einer Schlüsselkompetenz geworden. Für die Beschäftigten im Gesundheitswesen, einschließlich der Pflegekräfte, erfordert diese Anpassung eine Kombination aus Flexibilität, Lernbereitschaft und der Fähigkeit, diese neuen Technologien in ihren Alltag zu integrieren, ohne das Wesentliche ihrer Aufgabe aus den Augen zu verlieren: das Wohlergehen der Patienten. Die Anpassung an den technologischen Wandel ist daher ein kontinuierlicher Prozess, der einen proaktiven und durchdachten Ansatz erfordert.

Der erste Schritt zur Anpassung an den technologischen Wandel besteht darin, eine offene und positive Haltung gegenüber Innovationen einzunehmen. Neue Technologien können manchmal einschüchternd wirken, vor allem wenn sie eine deutliche Veränderung etablierter Arbeitsweisen mit sich bringen. Es ist ganz natürlich, dass man angesichts des Unbekannten eine gewisse Angst verspürt, aber es ist wichtig, diese Innovationen als Chancen und nicht als Bedrohungen zu sehen. Mit einer Wachstumsmentalität können Pflegekräfte jede technologische Neuerung als Chance sehen, ihre Praxis zu verbessern, neue Fähigkeiten zu erwerben und den Bedürfnissen der Patienten besser gerecht zu werden.

Ein weiterer Schlüssel zur Anpassung an den technologischen Wandel ist die Weiterbildung. Die Technologien entwickeln sich schnell weiter, und es ist entscheidend, auf dem neuesten Stand zu bleiben, um nicht überholt zu werden. Die Teilnahme an regelmäßigen Schulungen, sei es in Form von Online-Kursen,

Workshops oder Schulungen in Unternehmen, hilft Ihnen, mit den neuen Praktiken Schritt zu halten und diese Werkzeuge effektiv in Ihre tägliche Routine zu integrieren. Diese Schulungen beschränken sich nicht nur auf die technische Ausbildung, sondern umfassen auch Module zum Einsatz dieser Technologien im klinischen Kontext, zu ethischen Fragen und zum Umgang mit sensiblen Daten. Indem sie Zeit in die Weiterbildung investieren, stärken die Pflegekräfte ihre berufliche Kompetenz und ihr Vertrauen in die Nutzung der neuen Technologien.

Zur Anpassung an neue Technologien gehört auch ein gutes Change Management. Wenn neue Technologien eingeführt werden, ist es wichtig, ihre Integration gut zu planen, um Störungen in der täglichen Arbeit zu minimieren. Dazu kann auch die Einrichtung von Testphasen gehören, in denen sich die Pflegekräfte in einer kontrollierten Umgebung mit den neuen Werkzeugen vertraut machen können, bevor sie sie in vollem Umfang in ihrer Praxis einsetzen. Ein **schrittweises** Vorgehen hilft, anfängliche Widerstände zu überwinden, eventuell auftretende technische Probleme zu lösen und sicherzustellen, dass sich alle mit den neuen Methoden wohlfühlen, bevor sie zur Norm werden.

Kommunikation und Zusammenarbeit spielen auch eine entscheidende Rolle bei der Anpassung an den technologischen Wandel. Wenn neue Technologien eingeführt werden, ist es von entscheidender Bedeutung, dass die Pflegeteams effektiv miteinander kommunizieren, um Erfahrungen, Herausforderungen und Lösungen auszutauschen. Regelmäßige Treffen, Fokusgruppen und Feedbacks helfen dabei, ein kollektives Verständnis dafür aufzubauen, wie sich neue Technologien auf die Arbeit auswirken, und gemeinsame Strategien zu entwickeln, um sie zu integrieren. Diese Zusammenarbeit stärkt den Zusammenhalt des Teams, ermöglicht es, die Fähigkeiten jedes Einzelnen zu nutzen, und stellt sicher, dass die Anpassung an den technologischen Wandel harmonisch und integrativ erfolgt.

Bei der Anpassung an neue Technologien ist es auch wichtig, den menschlichen Aspekt der Pflege nicht aus den Augen zu verlieren. Auch wenn diese Innovationen Verbesserungen in Bezug auf Effizienz und Genauigkeit mit sich bringen, dürfen sie den menschlichen Kontakt, der das Herzstück des Pflegeberufs bildet, nicht ersetzen. Es ist entscheidend, ein Gleichgewicht zwischen dem Einsatz von Technologien und der direkten Interaktion mit den Patienten zu finden und sicherzustellen, dass die Technologie dazu dient, die Pflege zu bereichern und zu unterstützen, anstatt sie zu dehumanisieren. Pflegekräfte sollten darauf achten, eine empathische Kommunikation aufrechtzuerhalten und Technologien als Werkzeuge zur Stärkung ihrer Beziehung zu den Patienten einzusetzen, anstatt als Vermittler, die eine Distanz schaffen.

Schließlich erfordert die Anpassung an den technologischen Wandel auch Überlegungen zum Zeitmanagement und zur Prioritätensetzung. Neue Technologien können manchmal den Anschein erwecken, einen Großteil der Aufmerksamkeit zu beanspruchen und andere Aspekte der Arbeit zu vernachlässigen. Daher ist es wichtig, Zeitmanagementfähigkeiten zu entwickeln, um diese Werkzeuge gleichmäßig in den Arbeitstag zu integrieren, ohne andere wichtige Aufgaben zu opfern. Dazu kann es gehören, Routinen für die Nutzung neuer Technologien festzulegen, spezielle Zeiten für die Weiterbildung zu planen und die eigene Zeit so zu organisieren, dass die Patientenversorgung an erster Stelle bleibt.

- Die Bedeutung, bei Innovationen in der Onkologie auf dem Laufenden zu bleiben

Über Innovationen in der Onkologie auf dem Laufenden zu bleiben, ist für alle Gesundheitsfachkräfte, die im Kampf gegen den Krebs tätig sind, von größter Bedeutung. Dieser Bereich der Medizin ist einer der dynamischsten, der sich ständig weiterentwickelt und in dem wissenschaftliche und technologische Fortschritte die Diagnose-, Behandlungs- und Pflegepraktiken regelmäßig neu definieren. Für Pfleger, Forscher und Ärzte ist es nicht nur eine Frage der beruflichen Kompetenz, sich über die neuesten Innovationen auf dem Laufenden zu halten, sondern auch eine Verantwortung gegenüber den Patienten, die sich darauf verlassen, dass sie die wirksamste und angemessenste Behandlung erhalten. Die ständige Beobachtung neuer Entwicklungen führt nicht nur zu besseren klinischen Ergebnissen, sondern auch zu einer persönlicheren und menschlicheren Behandlung.

Die Onkologie ist naturgemäß ein Bereich, in dem die Behandlungen oft auf die Besonderheiten jeder Krebsart und jedes Patienten zugeschnitten werden müssen. Jüngste Fortschritte wie zielgerichtete Therapien, Immuntherapie und Präzisionsmedizin haben neue Perspektiven für wirksamere und weniger invasive Behandlungen eröffnet. Diese Innovationen beruhen auf einem immer besseren Verständnis der molekularen Mechanismen von Krebs und ermöglichen die Entwicklung von Therapien, die direkt an den spezifischen genetischen Anomalien von Tumoren ansetzen. Über diese Fortschritte auf dem Laufenden zu bleiben, bedeutet für die Angehörigen der Gesundheitsberufe, dass sie in der Lage sind, diese neuen Behandlungsmöglichkeiten schnell in die klinische Praxis zu integrieren und so den Patienten die besten Erfolgschancen zu bieten.

Die Bedeutung, bei den Innovationen in der Onkologie auf dem Laufenden zu bleiben, liegt auch in der Fähigkeit, eine bessere und individuellere Pflege anzubieten. Mit dem Aufschwung der Präzisionsmedizin wird es zunehmend möglich, die Behandlung nicht nur auf die Krebsart, sondern auch auf das genetische Profil des Patienten abzustimmen. Diese Personalisierung der Pflege erfordert umfassende Kenntnisse über die neuesten Techniken der Gensequenzierung, neu entstehende Biomarker und spezifische Behandlungsprotokolle. Wenn das Pflegepersonal mit diesen Innovationen vertraut ist, kann es gezieltere Behandlungsstrategien vorschlagen, Nebenwirkungen reduzieren und die Lebensqualität der Patienten während der Behandlung verbessern.

Bei Innovationen auf dem Laufenden zu bleiben, ist auch für die Verbesserung der Frühdiagnosen von entscheidender Bedeutung. Früherkennungstechnologien wie Flüssigbiopsien oder fortschrittliche Bildgebungsverfahren ermöglichen es, Krebs in viel früheren Stadien als bisher zu diagnostizieren, wenn die Heilungschancen höher sind. Für das Pflegepersonal bedeutet die Beherrschung dieser neuen Diagnosetechnologien, dass es Krebs erkennen kann, bevor er sich irreversibel entwickelt, und den Patienten somit eine schnellere und potenziell heilendere Behandlung ermöglicht. Eine frühe Diagnose ist einer der kritischsten Faktoren für die Prognose von Krebs, und Innovationen spielen eine zentrale Rolle bei dieser kontinuierlichen Verbesserung.

Darüber hinaus betreffen Innovationen in der Onkologie auch nicht-medizinische Aspekte der Pflege, wie psychologische Unterstützung, Schmerzmanagement und Palliativpflege. Neue Ansätze wie die Telemedizin für die Fernbetreuung oder die Integration komplementärer Therapien in die Palliativversorgung bieten zusätzliche Möglichkeiten, das Wohlbefinden der Patienten während ihres gesamten Behandlungsverlaufs zu verbessern. Indem sie mit diesen Innovationen Schritt halten, können Pflegekräfte nicht nur besser mit den körperlichen Aspekten von Krebs umgehen, sondern auch eine umfassende Betreuung anbieten, die die emotionalen, sozialen und spirituellen Dimensionen der Krankheit berücksichtigt.

Schließlich ist es ein Schlüsselfaktor für die Motivation und die berufliche Entwicklung von Pflegekräften, über Innovationen in der Onkologie auf dem Laufenden zu bleiben. Die Krebsbekämpfung ist ein anspruchsvoller Bereich, in dem es viele Herausforderungen gibt und Erfolge manchmal schwer zu erreichen sind. Indem sie in ein Umfeld ständiger Innovation eintauchen, können Pflegekräfte die Leidenschaft für ihre Arbeit erneuern, sich als Teil des medizinischen Fortschritts fühlen und ein Gefühl der Erfüllung aufrechterhalten, weil sie wissen, dass sie ihren Patienten die bestmögliche Versorgung bieten. Dieses ständige Streben nach Wissen trägt dazu bei, einem Burnout vorzubeugen, indem es dem täglichen Engagement in einem Bereich, in dem jeder Fortschritt direkte Auswirkungen auf das Leben der Patienten haben kann, einen Sinn verleiht.

Kapitel 8

Die interkulturelle Dimension in Onkologie

- **Onkologische Pflege in einem multikulturellen Kontext**

  ○ Verstehen Sie die kulturellen Wahrnehmungen von Krebs und Behandlungen

Das Verständnis der kulturellen Wahrnehmungen von Krebs und Krebsbehandlungen ist entscheidend für eine wirklich angepasste und respektvolle Pflege. Krebs als schwere und oft gefürchtete Krankheit wird in verschiedenen Kulturen unterschiedlich wahrgenommen, und diese Wahrnehmungen beeinflussen maßgeblich die Art und Weise, wie Patienten auf ihre Diagnose, die vorgeschlagenen Behandlungen und die ihnen angebotene Betreuung reagieren. Für das Pflegepersonal ist dieses Verständnis der kulturellen Unterschiede entscheidend, nicht nur um eine vertrauensvolle Beziehung zu den Patienten aufzubauen, sondern auch um eine Pflege zu gewährleisten, die mit den Werten, Überzeugungen und Erwartungen der Betreuten übereinstimmt.

In manchen Kulturen ist Krebs von Tabus und Stigmatisierung umgeben. Manchmal wird Krebs als eine Form der göttlichen Strafe oder als ein Fluch angesehen und kann nicht nur für den Patienten, sondern auch für seine Familie mit großer Scham verbunden sein. In diesen Kontexten ist es nicht ungewöhnlich, dass die Diagnose vor den Angehörigen oder sogar vor dem Patienten selbst verheimlicht wird, weil man die psychologischen oder sozialen Auswirkungen fürchtet, die eine solche Enthüllung haben könnte. Diese Haltung kann die Kommunikation zwischen dem Patienten, seiner Familie und den Pflegekräften erschweren und eine offene Diskussion über Behandlungsmöglichkeiten und die Pflege am Lebensende erschweren. Das Pflegepersonal sollte daher sensibel und respektvoll mit diesen Wahrnehmungen umgehen und gleichzeitig versuchen, die notwendigen Informationen auf behutsame und angemessene Weise anzubieten.

Die kulturelle Wahrnehmung von Krebs beeinflusst auch die Einstellung zur Behandlung. In manchen Kulturen werden traditionelle Medizin oder pflanzliche Heilmittel gegenüber konventionellen medizinischen Behandlungen wie Chemo- oder Strahlentherapie bevorzugt. Patienten können zögern, solche

Behandlungen zu akzeptieren, oder sie ziehen es vor, sie mit traditionellen Praktiken zu kombinieren, die ihrer Meinung nach besser zu ihrer Weltanschauung passen. Für das Pflegepersonal ist es wichtig, diese Entscheidungen anzuerkennen und zu respektieren und gleichzeitig klare Informationen über den Nutzen und die Grenzen moderner Behandlungsmethoden zu liefern. Ein kooperativer Ansatz, der die Überzeugungen des Patienten einbezieht und gleichzeitig die wissenschaftlichen Aspekte der Behandlungen erläutert, kann dabei helfen, einen Behandlungsplan zu erstellen, der sowohl wirksam als auch kulturell akzeptabel ist.

Die Wahrnehmung der Rolle der Familie im medizinischen Entscheidungsprozess ist ein weiterer wichtiger Aspekt, den es zu berücksichtigen gilt. In einigen Kulturen werden Entscheidungen über Behandlungen nicht individuell vom Patienten, sondern kollektiv von der erweiterten Familie getroffen. Der Patient kann die Entscheidungsfindung an ein Familienmitglied delegieren oder warten, bis die gesamte Familie konsultiert wurde, bevor er seine Zustimmung zu einer Behandlung gibt. Diese Dynamik kann manchmal mit westlichen medizinischen Praktiken in Konflikt geraten, die die individuelle Autonomie betonen. Das **Pflegepersonal** muss auf diese Unterschiede achten und mit der Familie zusammenarbeiten, um diese Dynamik zu respektieren und gleichzeitig sicherzustellen, dass die geleistete Pflege im Interesse des Patienten ist.

Kulturelle Wahrnehmungen können auch die Art und Weise beeinflussen, wie Krebs emotional erlebt wird. In einigen Kulturen wird der Ausdruck von Emotionen wie Traurigkeit oder Angst gefördert und ist Teil des Heilungsprozesses oder der Krankheitsakzeptanz. In anderen wird eher erwartet, dass der Einzelne seine Gefühle für sich behält und der Krankheit mit Stoizismus begegnet. Diese Unterschiede können sich darauf auswirken, wie Patienten ihre emotionalen Bedürfnisse mitteilen und wie sie unterstützt werden möchten. Das Pflegepersonal muss in der Lage sein, diese kulturellen Signale zu lesen und seine Vorgehensweise anzupassen, sei es, dass es direktere psychologische Unterstützung anbietet oder das Bedürfnis des Patienten nach emotionaler Intimität respektiert.

Schließlich ist die Wahrnehmung des Todes und der Hospiz- und Palliativversorgung in den verschiedenen Kulturen sehr unterschiedlich. In einigen Traditionen wird der Tod als natürlicher und unvermeidlicher Übergang gesehen, bei dem die Versorgung am Lebensende als integraler Bestandteil des Lebenszyklus akzeptiert wird. In anderen kann der Tod als Versagen oder als ein Thema gesehen werden, das um jeden Preis vermieden werden muss, was Diskussionen über Palliativmedizin oder Patientenverfügungen besonders schwierig machen kann. Wenn man diese Wahrnehmungen versteht, können Pflegekräfte diese sensiblen Gespräche mit mehr Einfühlungsvermögen führen und Patienten und ihren Familien helfen, sich in diesen Momenten mit Respekt vor ihren Überzeugungen zurechtzufinden.

- Interkulturelle Kommunikation: Überwindung von Sprach- und Kulturbarrieren

Interkulturelle Kommunikation ist ein grundlegender Aspekt der Gesundheitsfürsorge, insbesondere in einer zunehmend globalisierten Welt, in der das Pflegepersonal mit Patienten unterschiedlicher kultureller und sprachlicher Herkunft interagieren muss. Die Überwindung von Sprach- und Kulturbarrieren ist entscheidend für eine wirksame, einfühlsame und auf die spezifischen Bedürfnisse jedes einzelnen Patienten zugeschnittene Pflege. Dies erfordert nicht nur kommunikative Fähigkeiten, sondern auch ein tiefes Verständnis der kulturellen Dynamiken, die die Wahrnehmung von Gesundheit, Krankheit und Behandlung beeinflussen können. Eine erfolgreiche interkulturelle Kommunikation ermöglicht den Aufbau einer vertrauensvollen Beziehung, sorgt für eine bessere Einhaltung der Behandlungen und verbessert insgesamt die Qualität der Versorgung.

Eine der ersten Barrieren, die es zu überwinden gilt, ist die Sprachbarriere. Wenn Patienten und Pflegepersonal nicht die gleiche Sprache sprechen, kann es äußerst schwierig sein, genaue medizinische Informationen zu vermitteln, Symptome zu verstehen oder Behandlungsmöglichkeiten zu besprechen. Um diese Barriere zu überwinden, ist es oft notwendig, professionelle Dolmetscher zu engagieren, die nicht nur Wörter, sondern auch die kulturellen Nuancen übersetzen können, die für eine vollständige Kommunikation entscheidend sind. Dolmetscher spielen eine entscheidende Rolle dabei, sicherzustellen, dass die Botschaft in beide Richtungen verstanden wird, und verringern so das Risiko von Missverständnissen, die die Qualität der Pflege beeinträchtigen könnten. In manchen Fällen können auch technische Hilfsmittel wie Echtzeit-Übersetzungsanwendungen eingesetzt werden, obwohl diese Hilfsmittel mit Vorsicht und unter Berücksichtigung der Einschränkungen bei der Genauigkeit von Übersetzungen eingesetzt werden sollten.

Interkulturelle Kommunikation ist jedoch nicht auf die Sprache beschränkt. Kulturelle Unterschiede können ebenfalls große Hindernisse darstellen, selbst wenn die Sprache geteilt wird. Beispielsweise legen einige Kulturen Wert auf eine direkte und explizite Kommunikation, während andere einen eher indirekten Ansatz bevorzugen, bei dem Botschaften auf subtile oder implizite Weise vermittelt werden. Pflegende sollten auf diese Unterschiede achten und ihren Kommunikationsstil entsprechend anpassen. Das kann bedeuten, Gesichtsausdrücke, Gesten oder Körpersprache zu verwenden, die den kulturellen Erwartungen des Patienten entsprechen, oder sich die Zeit zu nehmen, Dinge zu klären, die aufgrund der kulturellen Unterschiede verwirrend sein könnten.

Eine weitere wichtige Dimension der interkulturellen Kommunikation ist das Verständnis der Werte und Überzeugungen, die die Wahrnehmung von Gesundheit und Krankheit beeinflussen. In manchen Kulturen kann Krankheit als spirituelles Ungleichgewicht oder als Folge nicht-körperlicher Faktoren wahrgenommen werden, was die Art und Weise, wie

Patienten Symptome interpretieren und Behandlungen akzeptieren, beeinflussen kann. Das Pflegepersonal muss in der Lage sein, diese Überzeugungen zu erkennen und zu respektieren, während es medizinische Informationen in einem Rahmen bereitstellt, der kulturell angemessen ist. Beispielsweise kann die Erklärung, wie eine medizinische Behandlung in die spirituellen oder kulturellen Praktiken des Patienten eingebettet werden kann, die Akzeptanz und die Einhaltung der Behandlung verbessern.

Unterschiedliche Erwartungen an die Rolle der Betreuer und die Patientenbeteiligung können ebenfalls eine Herausforderung darstellen. In einigen Kulturen können Patienten erwarten, dass die Betreuer alle Entscheidungen treffen, während in anderen Kulturen die Autonomie des Patienten und seine aktive Beteiligung an Behandlungsentscheidungen hoch geschätzt werden. Die Betreuer müssen diese Erwartungen sensibel navigieren und ihre Vorgehensweise anpassen, um sicherzustellen, dass sich die Patienten im Rahmen ihrer eigenen Kultur respektiert und verstanden fühlen. Dies kann bedeuten, die Präferenzen des Patienten bei der Entscheidungsfindung offen zu diskutieren, ihre Rolle im Pflegeprozess zu klären und sicherzustellen, dass der Patient sich wohl fühlt, wenn er seine Bedürfnisse und Bedenken äußert.

Die Rolle der Familien im Pflegeprozess ist ein weiterer wichtiger kultureller Aspekt, den es zu berücksichtigen gilt. In vielen Kulturen spielen die Familien eine zentrale Rolle bei der Betreuung von Patienten, wobei sie manchmal Entscheidungen in ihrem Namen treffen oder während der gesamten Behandlung ständig anwesend sind. Das Pflegepersonal muss bereit sein, die Familie in Gespräche über die Pflege einzubeziehen und gleichzeitig die Wünsche des Patienten nach Vertraulichkeit und Autonomie zu respektieren. Dies kann bedeuten, eng mit den Familienmitgliedern zusammenzuarbeiten, sie über Behandlungsmöglichkeiten zu informieren und sie in ihrer Rolle als informelle Betreuer zu unterstützen, wobei sichergestellt werden muss, dass der Patient bei den ihn betreffenden Entscheidungen im Mittelpunkt bleibt.

Schließlich erfordert die Überwindung interkultureller Barrieren eine ständige Weiterbildung und Selbstreflexion. Pflegekräfte müssen sich ihrer eigenen Vorurteile und Stereotypen bewusst sein und sich bemühen, diese zu überwinden, um eine wirklich integrative Pflege anbieten zu können. Die Teilnahme an Schulungen zur kulturellen Kompetenz, die Teilnahme an Diskussionen mit Kollegen mit unterschiedlichem Hintergrund und die aktive Suche nach Informationen über die Kulturen der Patienten können alle dazu beitragen, die interkulturelle Kommunikation zu verbessern. Die Fähigkeit, sich an unterschiedliche kulturelle Kontexte anzupassen, ist eine wertvolle Kompetenz, die die Praxis des Pflegepersonals bereichert und es ermöglicht, besser auf die vielfältigen Bedürfnisse der Patienten einzugehen.

- Religiöse und kulturelle Praktiken am Lebensende: Respekt und Anpassung der Pflege

Am Lebensende sind religiöse und kulturelle Praktiken für Patienten und ihre Familien von besonderer Bedeutung. Diese Praktiken, die Rituale, Gebete, spezifische spirituelle Bedürfnisse oder Traditionen im Zusammenhang mit dem Tod umfassen können, spielen eine zentrale Rolle dabei, wie Einzelpersonen und Gemeinschaften mit dem Tod umgehen. Für Pflegekräfte ist es von entscheidender Bedeutung, diese Praktiken zu verstehen und zu respektieren, damit sie eine Pflege anbieten können, die nicht nur medizinisch, sondern auch zutiefst menschlich ist und den Werten und Überzeugungen des Patienten entspricht. Die Anpassung der **Pflege** am Lebensende zur Einbeziehung dieser religiösen und kulturellen Dimensionen ist ein Zeichen von Respekt und Einfühlungsvermögen, das Patienten und ihren Angehörigen erheblichen Trost spenden kann.

Die Achtung religiöser und kultureller Praktiken am Lebensende beginnt damit, dass man den Bedürfnissen des Patienten und seiner Familie aufmerksam zuhört. Jeder Mensch hat eine einzigartige Art, den Tod wahrzunehmen, die von seinem

Glauben, seiner Kultur und seinen Lebenserfahrungen beeinflusst wird. Manche Patienten äußern vielleicht den Wunsch, von religiösen Vertretern besucht zu werden, zu bestimmten Zeiten zu beten oder zu meditieren oder bestimmte Rituale wie Salbung oder Handauflegen zu befolgen. Andere wünschen sich vielleicht, dass ihr Körper nach dem Tod in einer bestimmten Weise behandelt wird, die den Geboten ihrer Religion oder kulturellen Tradition entspricht. Indem sie aktiv zuhören und offene Fragen stellen, können Pflegende diese Bedürfnisse besser verstehen und angemessen darauf reagieren.

Die Anpassung der Pflege, um diese Praktiken zu respektieren, kann viele Formen annehmen. Beispielsweise ist es in manchen Religionen unerlässlich, dass der Patient vor seinem Tod von einem Priester, Imam, Rabbi oder einem anderen spirituellen Führer besucht werden kann. Das Pflegepersonal kann diese Besuche erleichtern, indem es sich mit den Religionsvertretern **abstimmt**, einen ruhigen und privaten Raum für diese Interaktionen einrichtet und sicherstellt, dass der Patient die nötige Zeit hat, sich spirituell vorzubereiten. In anderen Fällen kann es für den Patienten wichtig sein, sich beim Beten einer bestimmten Richtung zuzuwenden oder bestimmte heilige Gegenstände in seiner Nähe zu haben. Die Betreuer können dafür sorgen, dass diese Gegenstände zugänglich sind, und die mit diesen Praktiken verbundenen besonderen Wünsche respektieren.

Bei der Handhabung der körperlichen Pflege am Lebensende müssen auch religiöse und kulturelle Praktiken berücksichtigt werden. Beispielsweise haben einige Religionen spezifische Verbote in Bezug auf medizinische Maßnahmen, wie die Verabreichung bestimmter Arten von **Behandlungen** oder die Verwendung bestimmter Produkte. Das Pflegepersonal sollte über diese Verbote informiert sein und mit dem Patienten und seiner Familie zusammenarbeiten, um Alternativen zu finden, die diese Glaubensvorstellungen respektieren und gleichzeitig einen optimalen Komfort gewährleisten. Dazu können Gespräche über Optionen der Schmerzbehandlung, über die Wahl der künstlichen

Ernährung oder über die Begleitung bei der Vorbereitung auf den Tod gemäß den Traditionen des Patienten gehören.

Die Achtung kultureller und religiöser Praktiken erstreckt sich auch auf die Art und Weise, wie der Körper des Patienten nach dem Tod behandelt wird. In einigen Kulturen ist es wichtig, dass der Körper nach bestimmten Ritualen gewaschen, eingewickelt oder beerdigt wird, oft innerhalb eines bestimmten Zeitraums. Pflegende sollten sich dieser Anforderungen bewusst sein und mit den Familien und Bestattungsdiensten zusammenarbeiten, um sicherzustellen, dass die Praktiken eingehalten werden. Dies kann die Koordination mit Fachleuten umfassen, die auf religiöse Bestattungsrituale spezialisiert sind, oder die Erleichterung von Trauerritualen innerhalb der Pflegeeinrichtung.

Es ist auch entscheidend, anzuerkennen, dass jeder Patient und jede Familie möglicherweise unterschiedlich stark an ihren religiösen oder kulturellen Praktiken festhält. Manche entscheiden sich vielleicht dafür, bestimmte Traditionen nicht zu befolgen oder sie an ihre persönliche Situation anzupassen. Pflegende sollten es daher vermeiden, Annahmen zu treffen, die allein auf dem kulturellen Hintergrund oder der erklärten Religion eines Patienten beruhen. Stattdessen ist es wichtig, offen mit dem Patienten und seiner Familie zu sprechen, um ihre Wünsche zu verstehen und die Pflege entsprechend anzupassen, wobei ihr Recht auf Vielfalt und Individualität im Umgang mit dem Lebensende respektiert werden muss.

Schließlich erfordert die Einbeziehung religiöser und kultureller Praktiken am Lebensende häufig eine enge Zusammenarbeit mit einem interdisziplinären Team, das nicht nur Pflegekräfte, sondern auch spirituelle Berater, Sozialarbeiter und Religionsvertreter umfasst. Dieser kollaborative Ansatz stellt sicher, dass alle Aspekte der Bedürfnisse des Patienten berücksichtigt werden, von der Behandlung der körperlichen Symptome bis hin zur spirituellen und emotionalen Begleitung. Wenn diese Fachleute zusammenarbeiten, können sie eine ganzheitliche Unterstützung anbieten, die die Würde und den Glauben des Patienten voll und ganz respektiert und gleichzeitig den Familien in besonders schwierigen Zeiten Trost und Anleitung bietet.

- **Die Begleitung von ausländischen Patienten**

  ○ Die besonderen Herausforderungen von Migranten oder ausländischen Patienten in der Onkologie

Migranten oder ausländische Patienten in der Onkologie sind mit besonderen Herausforderungen konfrontiert, die ihre Behandlung komplexer machen und eine besondere Aufmerksamkeit seitens des Pflegepersonals und der medizinischen Teams erfordern. Diese Herausforderungen, die über rein medizinische Aspekte hinausgehen, sind häufig mit Sprachbarrieren, kulturellen Unterschieden, einem eingeschränkten Zugang zur Gesundheitsversorgung sowie mit prekären sozioökonomischen Faktoren verbunden. Für diese Patienten kann der Weg in die Onkologie besonders beschwerlich sein, und es ist von entscheidender Bedeutung, dass sich das Pflegepersonal dieser Schwierigkeiten bewusst ist, um ihnen eine angemessene und umfassende Unterstützung zu bieten.

Eine der ersten Schwierigkeiten, auf die Patienten mit Migrationshintergrund oder aus anderen Ländern stoßen, ist die Sprachbarriere. Medizinische Erklärungen zu verstehen, Fragen zu stellen, Symptome oder Bedenken zu äußern, wird zu einer echten Herausforderung, wenn der Patient die Sprache des Landes, in dem er sich befindet, nicht beherrscht. Diese Barriere kann zu Missverständnissen, Fehldiagnosen oder Schwierigkeiten bei der Einhaltung der Behandlung führen. Um dieses Problem zu überwinden, ist es oft notwendig, professionelle Dolmetscher einzusetzen, die nicht nur Wörter, sondern auch Nuancen und Emotionen übersetzen können und so eine klare und effektive Kommunikation zwischen dem Patienten und den Behandlern gewährleisten. Doch selbst mit Dolmetschern kann die Kommunikation durch kulturelle Unterschiede eingeschränkt werden, die beeinflussen, wie Informationen aufgenommen und verstanden werden.

Kulturelle Unterschiede stellen eine weitere große Herausforderung für Migranten oder ausländische Patienten in der Onkologie dar. Die Art und Weise, wie Krebs wahrgenommen wird, die Einstellungen gegenüber der Krankheit und den Behandlungen sowie die Erwartungen an das Gesundheitssystem können sich von Kultur zu Kultur stark unterscheiden. Manche Patienten sind aufgrund kultureller oder religiöser Überzeugungen möglicherweise nicht bereit, bestimmte Behandlungen wie Chemo- oder Strahlentherapie zu akzeptieren. Andere haben möglicherweise andere Vorstellungen von der Rolle des Pflegers, der Einwilligung nach Aufklärung oder der Beteiligung der Familie an medizinischen Entscheidungen. Für die Betreuer ist es entscheidend, diese Unterschiede zu erkennen und zu respektieren und gleichzeitig zu versuchen, die medizinischen Praktiken in einen Rahmen zu integrieren, der kulturell sensibel und für den Patienten akzeptabel ist.

Der Zugang zur Gesundheitsversorgung ist eine weitere wichtige Herausforderung für Migranten oder ausländische Patienten. Viele von ihnen können aufgrund ihres Migrationsstatus oder ihrer sozioökonomischen Situation mit administrativen Schwierigkeiten beim Zugang zu Gesundheitsdiensten konfrontiert sein. Patienten ohne Papiere oder mit irregulärem Aufenthaltsstatus können aus Angst vor Repressalien, hohen Kosten oder Diskriminierung zögern, Gesundheitseinrichtungen aufzusuchen. Dies kann die Diagnose und Behandlung von Krebs verzögern und damit die Erfolgsaussichten der therapeutischen Maßnahmen verringern. Das Pflegepersonal muss sich dieser Barrieren bewusst sein und mit Sozialdiensten und Nichtregierungsorganisationen zusammenarbeiten, um diesen Patienten zu helfen, Zugang zur notwendigen Versorgung zu erhalten, wobei ihre Situation vertraulich und sicher behandelt werden muss.

Die psychologische Unterstützung ist ebenfalls ein entscheidender Aspekt bei der Behandlung von Migranten oder ausländischen Patienten in der Onkologie. Diese Patienten können sich isoliert fühlen, weit entfernt von ihrer Familie und ihrem Unterstützungsnetzwerk, in einer für sie fremden Umgebung. Der mit der Einwanderung verbundene Stress, die Angst vor der Krankheit und die Einsamkeit können ihre emotionale Notlage verschärfen. Es ist von entscheidender Bedeutung, dass die Betreuer eine angemessene psychologische Unterstützung anbieten und dabei nicht nur die Krankheit, sondern auch den Migrationshintergrund des Patienten berücksichtigen. Dies kann die Vermittlung von Kontakten zu multikulturellen Selbsthilfegruppen, den Zugang zu Psychologen, die die besonderen Herausforderungen von Migranten verstehen, oder einfach das Anbieten eines Raums zum Zuhören, in dem sich der Patient verstanden und unterstützt fühlt, umfassen.

Auch bei Patienten mit Migrationshintergrund oder aus anderen Ländern sind die wirtschaftlichen und sozialen Herausforderungen sehr präsent. Viele von ihnen leben in prekären Verhältnissen und haben nur begrenzten Zugang zu finanziellen Ressourcen, Wohnraum oder Arbeitsplätzen. Diese Schwierigkeiten können ihre Fähigkeit beeinträchtigen, sich einer Behandlung zu unterziehen, Arzttermine wahrzunehmen oder sich nach medizinischen Eingriffen angemessen zu erholen und zu regenerieren. Das Pflegepersonal sollte für diese Gegebenheiten sensibel sein und die Patienten, wenn möglich, an soziale Hilfsdienste, Fördervereine oder finanzielle Hilfsprogramme verweisen. Die Einbeziehung dieser sozialen Dimensionen in den Pflegeplan ist entscheidend, um sicherzustellen, dass der Patient eine umfassende und kontinuierliche Behandlung erhalten kann, ohne durch wirtschaftliche Schwierigkeiten belastet zu werden.

Schließlich ist es wichtig, die Rolle der Gemeinschaft bei der Betreuung von Migranten oder ausländischen Patienten anzuerkennen. In einigen Kulturen spielt die Gemeinschaft eine zentrale Rolle bei der Unterstützung des Patienten, sei es durch praktische Hilfe, die Zubereitung von Mahlzeiten oder emotionale

Unterstützung. Für Patienten, die sich weit entfernt von ihrer Heimatgemeinde befinden, ist es eine zusätzliche Herausforderung, dieses Unterstützungsnetzwerk neu aufzubauen. Pflegekräfte können helfen, indem sie Verbindungen zu örtlichen Gemeindegruppen, kulturellen oder religiösen Vereinigungen erleichtern und die Schaffung von Unterstützungsnetzen zwischen Patienten derselben Herkunft fördern.

- Zugang zur Gesundheitsversorgung für gefährdete Bevölkerungsgruppen

Der Zugang zur Gesundheitsversorgung für gefährdete Bevölkerungsgruppen ist ein entscheidendes Thema, das den Kern der sozialen Gerechtigkeit und der Gleichheit im Gesundheitswesen berührt. Gefährdete Bevölkerungsgruppen, die häufig anhand sozioökonomischer, geografischer, kultureller oder gesundheitlicher Kriterien definiert werden, sind diejenigen, die auf ihrem Weg in die Gesundheitsversorgung am ehesten auf erhebliche Hindernisse stoßen. Diese Hindernisse können wirtschaftliche, geografische, sprachliche und kulturelle Barrieren sowie systemische Diskriminierung umfassen, die ihnen den Zugang zu einer qualitativ hochwertigen Gesundheitsversorgung verwehren. Die Gewährleistung eines gleichberechtigten Zugangs zur Gesundheitsversorgung für diese Bevölkerungsgruppen ist nicht nur eine ethische Forderung, sondern auch ein Gebot der Stunde, um die öffentliche Gesundheit insgesamt zu verbessern.

Eine der ersten Barrieren für den Zugang zur Gesundheitsversorgung für gefährdete Bevölkerungsgruppen ist die wirtschaftliche Barriere. Viele dieser Bevölkerungsgruppen leben in oder an der Grenze zur Armut, was den Zugang zu Gesundheitsdienstleistungen erschwert oder sogar unmöglich macht. Die Kosten für Konsultationen, Medikamente, Untersuchungen und Behandlungen können unerschwinglich sein, insbesondere in Gesundheitssystemen, in denen es keine oder nur unzureichende Versicherungen gibt. Um dieser Herausforderung zu begegnen, ist es entscheidend, gesundheitspolitische Maßnahmen zu ergreifen, die diese Kosten für gefährdete

Bevölkerungsgruppen senken oder beseitigen, sei es durch den Zugang zu einer allgemeinen Deckung, finanzielle Hilfsprogramme oder kostengünstige Kliniken. Diese Maßnahmen verringern Ungleichheiten im Gesundheitsbereich und stellen sicher, dass die Gesundheitsversorgung kein Luxus ist, der nur denjenigen vorbehalten ist, die es sich leisten können.

Geografische Barrieren stellen eine weitere große Herausforderung für den Zugang zur Gesundheitsversorgung dar. In vielen Regionen, insbesondere in ländlichen oder abgelegenen Gebieten, ist der Zugang zu grundlegenden Gesundheitsdiensten aufgrund der Abgelegenheit der medizinischen Einrichtungen eingeschränkt. Für die in diesen Gebieten lebenden Bevölkerungsgruppen kann es schwierig sein, zu Arztbesuchen zu gelangen, fachärztliche Behandlungen zu erhalten oder Zugang zu Notdiensten zu haben. Für diese Bevölkerungsgruppen sind innovative Lösungen wie Telemedizin, mobile Kliniken oder der Einsatz von Gesundheitsfachkräften in den lokalen Gemeinschaften unerlässlich. Diese Ansätze bringen die Versorgung näher an die Patienten heran, reduzieren teure und anstrengende Reisen und ermöglichen eine regelmäßige medizinische Betreuung auch in den entlegensten Gebieten.

Sprachliche und kulturelle Barrieren stellen ebenfalls bedeutende Hindernisse für gefährdete Bevölkerungsgruppen dar, insbesondere für Angehörige ethnischer Minderheiten oder von Migrantengruppen. Wenn Patienten nicht die vorherrschende Sprache des Landes sprechen, in dem sie sich befinden, oder wenn sie einer Kultur mit anderen Praktiken und Vorstellungen von Gesundheit angehören, kann es für sie schwierig sein, medizinische Informationen zu verstehen, sich im Gesundheitssystem zurechtzufinden oder effektiv mit dem Pflegepersonal zu kommunizieren. Um diese Hindernisse zu überwinden, ist es entscheidend, Dolmetscherdienste anzubieten, Pflegekräfte in kultureller Kompetenz zu schulen und Bildungsmaterialien in den Sprachen zu entwickeln, die von diesen Bevölkerungsgruppen gesprochen werden. Ein inklusiver kultureller und sprachlicher Ansatz ermöglicht die Schaffung eines Pflegeumfelds, in dem sich alle Patienten verstanden und respektiert fühlen.

Systemische und institutionelle Diskriminierung stellt eine weitere Herausforderung für den Zugang zur Gesundheitsversorgung für gefährdete Bevölkerungsgruppen dar. Bestimmte Bevölkerungsgruppen wie Menschen mit dunkler Hautfarbe, LGBTQ+ oder Menschen mit Behinderungen können im Gesundheitssystem mit Vorurteilen oder einer ungerechten Behandlung konfrontiert werden. Diese Diskriminierungen können sich in der Verweigerung von Behandlungen, verspäteten Diagnosen oder mangelndem Respekt für die besonderen Bedürfnisse der Patienten äußern. Um diese Diskriminierungen zu bekämpfen, ist es von entscheidender Bedeutung, die Beschäftigten des Gesundheitswesens für die Themen Vielfalt, Inklusion und Patientenrechte zu sensibilisieren und zu schulen. Darüber hinaus ist die Einführung von Antidiskriminierungsrichtlinien innerhalb der Gesundheitseinrichtungen unerlässlich, um sicherzustellen, dass alle Patienten unabhängig von ihrer Identität oder Situation eine qualitativ hochwertige Versorgung erhalten.

Der Zugang zur Gesundheitsversorgung für gefährdete Bevölkerungsgruppen bedeutet auch, dass die sozialen Faktoren, die die Gesundheit beeinflussen, wie Wohnen, Bildung, Ernährung und Arbeit, berücksichtigt werden müssen. Die sozialen Determinanten von Gesundheit spielen eine entscheidende Rolle für die Fähigkeit der Menschen, eine gute Gesundheit zu erhalten und Zugang zu medizinischer Versorgung zu haben, wenn sie diese benötigen. Gefährdete Bevölkerungsgruppen, die häufig mit prekären Lebensbedingungen, mangelnder Bildung oder unsicherer Ernährung konfrontiert sind, leiden mit größerer Wahrscheinlichkeit an chronischen Krankheiten und gesundheitlichen Komplikationen. Um diesen Herausforderungen zu begegnen, müssen integrierte Versorgungskonzepte entwickelt werden, die diese sozialen Determinanten berücksichtigen und umfassende Unterstützungsleistungen anbieten, wie den Zugang zu gesunder Ernährung, Gesundheitserziehungsprogramme oder Wohnhilfen.

◦ Die Rolle von Kultur- und Sprachmittlern
Die Rolle von Kultur- und Sprachmittlern ist in einem zunehmend vielfältigen Gesundheitswesen, in dem Patienten und Pflegekräfte aus ganz unterschiedlichen kulturellen und sprachlichen Hintergründen stammen können, von entscheidender Bedeutung. Diese Fachkräfte fungieren als Brücke zwischen den Patienten und dem Gesundheitssystem und erleichtern die Kommunikation, das gegenseitige Verständnis und den Zugang zu einer angemessenen Gesundheitsversorgung. Ihr Einsatz ist entscheidend, um sprachliche und kulturelle Barrieren zu überwinden, die die Qualität der Versorgung beeinträchtigen können, und um sicherzustellen, dass jeder Patient mit Respekt, Würde und Mitgefühl behandelt wird.

Eine der Hauptaufgaben von Kultur- und **Sprachmittlern** besteht darin, eine klare und präzise Kommunikation zwischen Patienten und Pflegepersonal zu gewährleisten. In einem medizinischen Umfeld ist die Kommunikation oft komplex und beinhaltet Fachbegriffe, Erklärungen zu Behandlungen oder Verfahren sowie Diskussionen über Symptome und Krankengeschichte. Für Patienten, die die Sprache des Landes, in dem sie behandelt werden, nicht beherrschen, kann dieser Austausch zu Verwirrung, Angst und Missverständnissen führen. Sprachmittler greifen ein und übersetzen nicht nur Wörter, sondern auch kulturelle und emotionale Nuancen. So wird sichergestellt, dass der Patient das, was ihm erklärt wird, vollständig versteht und seine Bedürfnisse und Sorgen angemessen zum Ausdruck bringen kann.

Über die sprachliche Übersetzung hinaus bringen kulturelle Mediatoren ein tiefes Verständnis für den kulturellen Hintergrund der Patienten mit, das die Art und Weise beeinflussen kann, wie sie die Krankheit, die Behandlung und die Interaktion mit dem Pflegepersonal wahrnehmen. Kulturelle Vorstellungen von Gesundheit, religiöse Überzeugungen, traditionelle Praktiken und soziale Normen sind von Kultur zu Kultur sehr unterschiedlich, und diese Unterschiede können manchmal zu Missverständnissen oder Spannungen in einem medizinischen Umfeld führen. Der Kulturvermittler hilft den Pflegekräften, diese Unterschiede zu verstehen und ihre Vorgehensweise anzupassen, um die Werte und Überzeugungen der Patienten zu respektieren. Beispielsweise bevorzugen manche Patienten möglicherweise weniger invasive Behandlungen oder möchten Praktiken der traditionellen Medizin in ihren Behandlungsplan aufnehmen. Der Kulturvermittler spielt eine Schlüsselrolle dabei, dem Pflegepersonal diese Präferenzen zu erklären und einen offenen Dialog zu ermöglichen, der die Entscheidungen des Patienten respektiert und gleichzeitig die Qualität der Pflege sicherstellt.

Kultur- und Sprachmittler tragen auch dazu bei, Stress und Ängste der Patienten zu verringern, indem sie sie auf ihrem Weg durch die Gesundheitsversorgung begleiten. Für viele Patienten mit Migrationshintergrund oder aus anderen Ländern kann das Gesundheitssystem einschüchternd und schwer zu navigieren erscheinen. Der Ombudsmann hilft dabei, die Patienten durch dieses System zu führen, indem er sie über ihre Rechte, die verfügbaren Dienste und die zu befolgenden Verfahren informiert. Durch diese persönliche Unterstützung fühlen sich die Patienten sicherer und selbstbewusster in der Interaktion mit den Betreuern, was ihre Behandlungsadhärenz und ihr Engagement für ihren eigenen Heilungsprozess verbessern kann.

Ein weiterer wichtiger Aspekt der Rolle von Kultur- und Sprachmittlern ist die Sensibilisierung und Schulung von Pflegekräften. Indem sie eng mit dem medizinischen Personal zusammenarbeiten, können Mediatoren ihr kulturelles und sprachliches Fachwissen weitergeben, um Pflegekräften zu helfen, interkulturelle Kommunikationsfähigkeiten zu entwickeln. Diese Schulung kann praktische Ratschläge beinhalten, wie man sensible Fragen stellt, medizinische Konzepte auf zugängliche Weise erklärt oder die Zeichen kultureller Not erkennt und respektiert. Indem sie Pflegekräfte in diesen Fähigkeiten schulen, tragen Mediatoren dazu bei, ein integrativeres und diversitätsbewussteres Pflegeumfeld zu schaffen, in dem sich jeder Patient wertgeschätzt und verstanden fühlt.

Kultur- und Sprachmittler spielen auch eine entscheidende Rolle bei der Lösung von Konflikten, die aufgrund von kulturellen oder sprachlichen Missverständnissen entstehen können. In manchen Fällen können unterschiedliche Wertvorstellungen oder Kommunikationsweisen zu Spannungen zwischen dem Patienten und den Pflegekräften führen. Der Mediator greift dann ein, um Missverständnisse zu klären, Spannungen abzubauen und Lösungen zu finden, die die Bedürfnisse und Erwartungen beider Seiten respektieren. Diese Mediation trägt nicht nur zur Verbesserung der Pflegebeziehung bei, sondern beugt auch Konfliktsituationen vor, die die Qualität der Pflege und das Wohlbefinden des Patienten beeinträchtigen könnten.

Schließlich geht die Rolle der Kultur- und Sprachmittler oft über den engeren medizinischen Rahmen hinaus und umfasst auch die Unterstützung der Familien der Patienten. Familien spielen oft eine zentrale Rolle bei gesundheitsbezogenen Entscheidungen, insbesondere in einigen Kulturen, in denen die Entscheidungsfindung kollektiv erfolgt. Mediatoren helfen dabei, den Familien komplexe medizinische Situationen zu erklären, ihre Fragen zu beantworten und sie bei der Entscheidungsfindung zu begleiten, indem sie dafür sorgen, dass ihre Stimmen gehört und respektiert werden.

- **Pflegekräfte im Umgang mit Interkulturalität schulen**
    - Trainingsmodule für interkulturelle Kompetenz

Module zur Vermittlung interkultureller Kompetenz sind in einer zunehmend vielfältigen und globalisierten Welt zu einem wesentlichen Bestandteil der Ausbildung von

Gesundheitsfachkräften geworden. Diese Module sollen dem Gesundheitspersonal die Kenntnisse, Einstellungen und Fähigkeiten vermitteln, die es benötigt, um effektiv mit Patienten aus verschiedenen Kulturen zu interagieren. Interkulturelle Kompetenz bedeutet nicht nur, kulturelle Unterschiede zu tolerieren, sondern auch ein tiefes Verständnis dafür zu entwickeln, wie die Kultur die Wahrnehmung, das Verhalten und die Erwartungen an die Gesundheit beeinflusst. Durch die Integration dieser Ausbildungsmodule in den Lehrplan des Pflegepersonals können Gesundheitseinrichtungen nicht nur die Qualität der Pflege verbessern, sondern auch das Vertrauen und den gegenseitigen Respekt zwischen Patienten und Pflegekräften stärken.

Ein typisches Trainingsmodul zur interkulturellen Kompetenz beginnt häufig mit einer Einführung in die grundlegenden Konzepte von Kultur und Vielfalt. Die Pflegekräfte werden aufgefordert, über ihre eigenen kulturellen Identitäten, Werte und Überzeugungen nachzudenken und darüber, wie diese ihre berufliche Praxis beeinflussen. Diese Selbstreflexion ist von entscheidender Bedeutung, denn sie hilft den Pflegekräften, sich ihrer impliziten Vorurteile bewusst zu werden und eine offenere, nicht wertende Haltung gegenüber Patienten aus anderen Kulturen einzunehmen. Wenn Pflegende ihre eigenen kulturellen Bezugsrahmen erkennen, können sie die Ansichten und Verhaltensweisen anderer besser verstehen.

Die Ausbildung wird in der Regel mit einer Erkundung der kulturellen Vielfalt fortgesetzt, die in der Bevölkerung, der sie dienen, vorhanden ist. Die Pflegekräfte lernen die spezifischen Überzeugungen, Werte und Praktiken der verschiedenen Kulturen kennen, insbesondere jene, die sich direkt auf die Gesundheitsversorgung auswirken. Beispielsweise können einige Module die kulturelle Wahrnehmung von Schmerz, religiöse Überzeugungen über Krankheit und Heilung oder traditionelle Pflegepraktiken behandeln. Indem sie ein Verständnis für diese kulturellen Dimensionen entwickeln, können Pflegekräfte ihre Vorgehensweise anpassen, um besser auf die individuellen

Bedürfnisse jedes einzelnen Patienten einzugehen und gleichzeitig dessen Überzeugungen und Praktiken zu respektieren.

Ein Schlüsselaspekt der Ausbildung in interkultureller Kompetenz ist das Erlernen von interkulturellen Kommunikationsfähigkeiten. Die Pflegekräfte werden darin geschult, eine klare und einfache Sprache zu verwenden, offene und nicht-direktive Fragen zu stellen und aktiv zuzuhören, um sicherzustellen, dass sich der Patient verstanden und respektiert fühlt. Die Schulungsmodule können praktische Übungen wie Rollenspiele oder Simulationen enthalten, in denen die Pflegekräfte diese Fähigkeiten in realistischen Szenarien üben. Diese Übungen helfen den Pflegekräften, Vertrauen in ihre Fähigkeit zu entwickeln, effektiv mit Patienten aus verschiedenen Kulturen zu kommunizieren und dabei Sprachbarrieren und Unterschiede im Kommunikationsstil zu berücksichtigen.

Die Lernmodule behandeln auch den Umgang mit kulturellen Konflikten und Strategien zur Lösung von Missverständnissen, die in einem interkulturellen Pflegekontext auftreten können. Die Pflegekräfte lernen, potenzielle Konfliktquellen zu identifizieren, wie z. B. unterschiedliche Erwartungen an die Rolle des Patienten oder der Familie bei der medizinischen Entscheidungsfindung oder Unterschiede in der Wahrnehmung der Autorität der Pflegekräfte. Sie werden darin geschult, Mediationstechniken anzuwenden, um Spannungen abzubauen, Missverständnisse zu klären und zu Lösungen zu gelangen, die die Bedürfnisse und Werte aller beteiligten Parteien respektieren. Diese Fähigkeit ist besonders wichtig in Situationen, in denen kritische Entscheidungen getroffen werden müssen und die Zusammenarbeit zwischen Patient, Familie und Pflegeteam von entscheidender Bedeutung ist.

Ein weiterer wichtiger Bestandteil der Ausbildungsmodule zur interkulturellen Kompetenz ist die Sensibilisierung für die sozialen Determinanten von Gesundheit, von denen Bevölkerungsgruppen aus ethnischen Minderheiten oder aus sozioökonomisch benachteiligten Verhältnissen unverhältnismäßig stark betroffen sind. Die Pflegekräfte lernen, die Auswirkungen sozialer Ungleichheiten auf die Gesundheit sowie die spezifischen Hindernisse zu erkennen, mit denen diese Bevölkerungsgruppen beim Zugang zur Gesundheitsversorgung konfrontiert sein können. Die Ausbildung betont die Bedeutung eines ganzheitlichen Ansatzes bei der Pflege, der nicht nur die medizinischen Bedürfnisse, sondern auch die sozialen, wirtschaftlichen und umweltbedingten Faktoren berücksichtigt, die die Gesundheit des Patienten beeinflussen. Indem sie diese Sensibilität entwickeln, können Pflegekräfte die einzigartigen Herausforderungen jedes Patienten besser verstehen und proaktiv daran arbeiten, diese Hindernisse zu überwinden.

Schließlich beinhalten die Ausbildungsmodule zur interkulturellen Kompetenz häufig auch eine Komponente zur interdisziplinären Zusammenarbeit und zur Nutzung von Ressourcen der Gemeinschaft. Die Pflegekräfte lernen, im Team mit interkulturellen Vermittlern, Sozialarbeitern, Dolmetschern und anderen Fachkräften zusammenzuarbeiten, die auf interkulturelle Pflege spezialisiert sind. Sie werden auch darin geschult, gemeinschaftliche Ressourcen wie Migrantenorganisationen, öffentliche Gesundheitsdienste oder lokale religiöse und kulturelle Gruppen zu identifizieren und zu mobilisieren, um den Patienten und ihren Familien zusätzliche Unterstützung zu bieten. Dieser kollaborative Ansatz ermöglicht die Schaffung eines integrierten Versorgungsnetzes, das den komplexen Bedürfnissen von Patienten mit unterschiedlichem kulturellem Hintergrund gerecht wird.

- Ressourcen und Instrumente zur Verbesserung der interkulturellen Betreuung

Die Verbesserung der interkulturellen Pflege im Gesundheitswesen hängt vom Zugang zu geeigneten Ressourcen und Instrumenten ab, die es dem Pflegepersonal ermöglichen, die vielfältigen Bedürfnisse von Patienten mit unterschiedlichem kulturellem Hintergrund besser zu verstehen, zu respektieren und auf sie einzugehen. Diese Ressourcen sind unerlässlich, um eine qualitativ hochwertige Pflege anzubieten, die Kommunikation zu stärken und ein integratives Pflegeumfeld zu schaffen. Die verfügbaren Hilfsmittel reichen von speziellen Schulungen über praktische Leitfäden bis hin zu kulturellen Vermittlungsdiensten und Übersetzungstechnologien, die alle darauf ausgelegt sind, eine effektive und respektvolle Interaktion zwischen Pflegekräften und Patienten zu erleichtern.

Eine der ersten und wichtigsten Ressourcen zur Verbesserung der interkulturellen Betreuung ist die Weiterbildung des Pflegepersonals. Viele Gesundheitseinrichtungen bieten mittlerweile Schulungsmodule für interkulturelle Kompetenz an, die Aspekte wie das Verständnis für kulturelle Vielfalt, interkulturelle Kommunikation und den Umgang mit kulturellen Konflikten abdecken. Diese Schulungen ermöglichen es den Pflegekräften, eine größere Sensibilität für kulturelle Unterschiede zu entwickeln und sich die nötigen Fähigkeiten anzueignen, um ihre Praktiken an die spezifischen Bedürfnisse der einzelnen Patienten anzupassen. Die Schulungen können durch praktische Workshops, Simulationen oder Rollenspiele ergänzt werden, die den Pflegekräften dabei helfen, das Gelernte in realen klinischen Situationen anzuwenden.

Praktische Leitfäden und Handbücher sind ebenfalls wertvolle Ressourcen für das Pflegepersonal. Diese Dokumente bieten detaillierte Informationen über die Überzeugungen, Praktiken und Erwartungen verschiedener Kulturen in Bezug auf die Gesundheit. Sie können Ratschläge dazu enthalten, wie man kulturell sensible Fragen stellt, wie man die religiösen Praktiken der Patienten respektiert oder wie man die kulturellen Perspektiven auf Krankheit und Behandlung versteht. Beispielsweise könnte ein praktischer Leitfaden Informationen darüber enthalten, wie bestimmte Kulturen Schmerzen wahrnehmen, oder über die Rituale am Lebensende in verschiedenen religiösen Traditionen. Solche Leitfäden helfen dem Pflegepersonal, sich mit einem besseren Verständnis der

Werte und Überzeugungen der Patienten durch komplexe klinische Situationen zu navigieren.

Kulturvermittlungsdienste sind ein weiteres Schlüsselinstrument zur Verbesserung der interkulturellen Pflege. Kultur- und Sprachmittler spielen eine entscheidende Rolle bei der Erleichterung der Kommunikation zwischen Pflegekräften und Patienten, die nicht die gleiche Sprache oder Kultur teilen. Sie helfen bei der Übersetzung nicht nur von Worten, sondern auch von kulturellen und emotionalen Nuancen, wodurch ein gegenseitiges Verständnis gewährleistet und Missverständnisse vermieden werden. Kulturvermittler können dem Pflegepersonal auch Erklärungen zu bestimmten kulturellen Praktiken geben und beraten, wie am besten auf die Bedürfnisse der Patienten eingegangen werden kann. Die Inanspruchnahme dieser Dienste ist besonders wichtig in Situationen, in denen kulturelle Unterschiede die medizinische Entscheidungsfindung oder die Compliance bei der Behandlung beeinflussen können.

Übersetzungstechnologien, wie z. B. Echtzeit-Übersetzungsanwendungen, sind ebenfalls wertvolle Instrumente zur Verbesserung der interkulturellen Betreuung. Diese Technologien überwinden Sprachbarrieren, indem sie bei medizinischen Konsultationen sofortige Übersetzungen anbieten. Obwohl diese Tools die Genauigkeit und das Kontextverständnis eines menschlichen Dolmetschers nicht ersetzen können, können sie in Situationen, in denen ein Dolmetscher nicht verfügbar ist, sehr hilfreich sein. Das Pflegepersonal kann diese Anwendungen nutzen, um grundlegende Anweisungen, häufige medizinische Fragen oder Informationen über Medikamente zu übersetzen und so die Kommunikation mit nicht deutschsprachigen Patienten zu erleichtern.

Gemeinschaftsressourcen und Unterstützungsnetzwerke spielen ebenfalls eine wichtige Rolle bei der Verbesserung der interkulturellen Versorgung. Das Pflegepersonal kann sich auf lokale Organisationen stützen, die mit bestimmten Bevölkerungsgruppen arbeiten, wie Migrantenverbände, religiöse oder kulturelle Gruppen und Sozialdienste, um Patienten und ihren Familien zusätzliche Unterstützung zu bieten. Diese Organisationen können Informationen über Patientenrechte bereitstellen, Dolmetscherdienste anbieten oder Selbsthilfegruppen organisieren, in denen die Patienten ihre Erfahrungen austauschen können und sich weniger isoliert fühlen. Durch die Zusammenarbeit mit diesen Ressourcen der Gemeinschaft können Pflegekräfte ein integriertes Versorgungsnetz schaffen, das ganzheitlich auf die Bedürfnisse der Patienten eingeht.

Digitale Plattformen und Bibliotheken mit Online-Ressourcen sind eine weitere wichtige Quelle für Werkzeuge zur interkulturellen Betreuung. Viele Websites bieten Bildungsressourcen, Artikel, Videos und interaktive Tools zum Thema interkulturelle Kompetenz an. Über diese Plattformen können Pflegekräfte jederzeit auf eine Vielzahl von Informationen zugreifen und haben so die Möglichkeit, sich selbstständig weiterzubilden oder in Echtzeit Antworten auf spezifische Fragen zu finden. Diese Online-Ressourcen sind besonders nützlich für Pflegekräfte, die ihr Wissen über bestimmte Kulturen oder religiöse Praktiken vertiefen möchten oder Rat suchen, wie sie mit komplexen interkulturellen klinischen Situationen umgehen können.

Kapitel 9
Die Aspekte sozio-ökonomisch von Krebs

- **Die wirtschaftlichen Auswirkungen von Krebs auf die Patienten**

    ◦ Behandlungskosten und verfügbare finanzielle Unterstützung

Die Kosten für medizinische Behandlungen, insbesondere in so komplexen und spezialisierten Bereichen wie der Onkologie, können für Patienten und ihre Familien eine erhebliche finanzielle Belastung darstellen. Krebsbehandlungen umfassen beispielsweise häufig eine Kombination aus Operation, Chemotherapie, Strahlentherapie, Immuntherapie und unterstützender Pflege, wobei jede dieser Behandlungen mit hohen Kosten verbunden ist. Neben den direkten medizinischen Kosten gibt es auch indirekte Kosten, wie z. B. Fahrten zu Arztbesuchen, längere Abwesenheiten von der Arbeit und der Bedarf an häuslicher Pflege. Für viele Patienten können diese Kosten schnell überwältigend werden und den Zugang zu einer qualitativ hochwertigen Gesundheitsversorgung erschweren oder sogar unmöglich machen, wenn sie keine finanzielle Unterstützung erhalten.

Angesichts dieser Herausforderungen stehen verschiedene finanzielle Hilfen zur Verfügung, um die Belastung der Patienten zu verringern und es ihnen zu ermöglichen, ihre Behandlungen durchzuführen, ohne ihre finanzielle Stabilität zu gefährden. Diese Hilfen kommen aus verschiedenen Quellen, darunter Krankenversicherungen, Regierungsprogramme, Wohltätigkeitsorganisationen und Hilfsfonds von Krankenhäusern. Diese Optionen zu verstehen und zu wissen, wie man auf sie zugreifen kann, ist für Patienten und ihre Familien von entscheidender Bedeutung, um sicherzustellen, dass sie die notwendige Versorgung erhalten, ohne von den Kosten erdrückt zu werden.

Die Krankenversicherung ist oft die erste Verteidigungslinie gegen die hohen Behandlungskosten. In vielen Ländern decken die öffentlichen Krankenversicherungssysteme einen Teil oder sogar die gesamten Kosten für die Krebsbehandlung ab, einschließlich Arztbesuche, Behandlungen und Krankenhausaufenthalte. Die Höhe der Deckung variiert jedoch je nach der nationalen Politik und der Art der Versicherung, über die der Patient verfügt. In manchen Fällen können zusätzliche private Versicherungen erforderlich sein, um Ausgaben zu decken, die von der staatlichen Versicherung nicht übernommen werden, wie z. B. bestimmte teure Medikamente oder experimentelle Behandlungen. Für Patienten ist es von entscheidender Bedeutung, dass sie die Bedingungen ihres Versicherungsschutzes verstehen, wissen, welche Behandlungen abgedeckt sind und welche Schritte sie unternehmen müssen, um ihre Rechte geltend zu machen.

Für diejenigen, die nicht über einen ausreichenden Versicherungsschutz verfügen, oder für diejenigen, die unterversichert sind, können staatliche Programme zusätzliche finanzielle Unterstützung bieten. In vielen Ländern gibt es spezielle Programme für Patienten mit schweren Krankheiten wie Krebs, die Unterstützung bei den Behandlungskosten, Medikamenten und sogar bei den Reisen zu den Behandlungen bieten. Beispielsweise können Sozialhilfeprogramme Unterstützung für Menschen mit niedrigem Einkommen bieten, während staatliche Zuschüsse zur Deckung der Kosten für teure Behandlungen verfügbar sein können. Diese Programme erfordern in der Regel, dass die Patienten bestimmte Berechtigungskriterien erfüllen, und es kann erforderlich sein, Dokumente vorzulegen, die die finanzielle Situation oder den Gesundheitszustand belegen.

Wohltätigkeitsorganisationen und Patientenverbände spielen ebenfalls eine entscheidende Rolle bei der finanziellen Unterstützung von Patienten mit schweren Krankheiten. Viele Organisationen bieten Zuschüsse, Direkthilfen oder Erstattungen für bestimmte behandlungsbedingte Kosten, wie Reisen, vorübergehende Unterbringung in der Nähe von Behandlungszentren oder Kinderbetreuungskosten. Diese Organisationen können auch finanzielle Beratung anbieten, beim Ausfüllen von Anträgen auf Zuschüsse helfen oder die Patienten an andere verfügbare Ressourcen verweisen. Das Pflegepersonal und die Sozialarbeiter des Krankenhauses können oft Informationen über diese Organisationen geben und den Patienten helfen, mit ihnen in Kontakt zu treten.

Krankenhäuser und Behandlungszentren selbst verfügen oft über Hilfsfonds für Patienten, die sich in finanziellen Schwierigkeiten befinden. Diese Fonds können je nach den Bedürfnissen des Patienten dazu verwendet werden, einen Teil der Arztkosten, der Medikamente oder der häuslichen Pflege zu decken. Einige Krankenhäuser bieten auch Ratenzahlungspläne oder Gebührenermäßigungen für Patienten mit niedrigem Einkommen an. Es ist wichtig, dass die Patienten ihre finanzielle Situation offen mit ihrem Behandlungsteam besprechen, damit diese Optionen gleich zu Beginn der Behandlung ausgelotet werden können.

Schließlich ist das proaktive Kostenmanagement eine wichtige Strategie für Patienten und ihre Familien. Dazu kann die Suche nach Informationen über die kostengünstigsten Behandlungen, der Vergleich der Kosten zwischen verschiedenen Gesundheitszentren und die Budgetplanung zur Deckung der zu erwartenden Ausgaben gehören. Patienten können auch mit Finanzberatern oder Sozialarbeitern, die sich auf das Gesundheitswesen spezialisiert haben, zusammenarbeiten, um einen Finanzplan zu erstellen, der sowohl die kurz- als auch die langfristigen Kosten berücksichtigt und verfügbare Hilfen einbezieht.

- ○ Wie Sie Patienten mit finanziellen Schwierigkeiten unterstützen können

Die Unterstützung von Patienten mit finanziellen Schwierigkeiten ist eine entscheidende Aufgabe für Pflegekräfte, Sozialarbeiter und alle anderen Akteure des Gesundheitssystems. Wenn ein Patient mit einer schweren Krankheit wie Krebs zu kämpfen hat, kann die finanzielle Belastung durch die Behandlung zu der ohnehin schon belastenden körperlichen und emotionalen Notlage noch hinzukommen. Für viele Patienten können die Kosten für Pflege, Medikamente, Reisen und tägliche Bedürfnisse so überwältigend werden, dass der Zugang zu Behandlungen gefährdet ist oder sich ihr Gesundheitszustand verschlechtert. Die Bereitstellung angemessener und wirksamer Unterstützung für diese Patienten ist daher von entscheidender Bedeutung, um nicht nur ihr körperliches Wohlbefinden, sondern auch ihre Würde und Lebensqualität zu gewährleisten.

Der erste Schritt zur Unterstützung von Patienten mit finanziellen Schwierigkeiten besteht darin, ein Umfeld zu schaffen, in dem sie sich wohlfühlen, um offen über ihre finanziellen Sorgen zu sprechen. Es ist nicht ungewöhnlich, dass Patienten aus Angst vor Stigmatisierung oder aus Scham zögern, ihre finanziellen Schwierigkeiten anzusprechen. Daher ist es wichtig, dass Pfleger, Ärzte und Sozialarbeiter das Thema sensibel und ohne Verurteilung ansprechen und erklären, dass diese Gespräche ein integraler Bestandteil der Pflege sind und dass es Lösungen gibt, die ihnen helfen können. Eine klare, einfühlsame und respektvolle Kommunikation kann Patienten dazu ermutigen, ihre Bedürfnisse zu äußern und sich aktiv an der Suche nach Lösungen zu beteiligen.

Sobald die finanziellen Schwierigkeiten erkannt wurden, ist es von entscheidender Bedeutung, einen persönlichen Unterstützungsplan zu erstellen. Dieser Plan sollte in Zusammenarbeit mit dem Patienten und, wenn möglich, seiner Familie erstellt werden und alle finanziellen Bedürfnisse des Patienten und die verfügbaren Ressourcen berücksichtigen. Die Sozialarbeiter und Finanzberater des Krankenhauses spielen in diesem Prozess eine Schlüsselrolle, indem sie die finanzielle Situation des Patienten beurteilen, verfügbare Hilfen ermitteln und bei der Navigation durch die Behördengänge helfen. Sie können auch praktische Ratschläge zur Budgetverwaltung, zur Organisation von Zahlungen und zur langfristigen Planung der mit der Pflege verbundenen Kosten geben.

Der Zugang zu finanzieller Unterstützung ist ein wichtiger Bestandteil der Unterstützung von Patienten in schwierigen Situationen. Es ist wichtig, die verschiedenen Formen der verfügbaren Unterstützung zu kennen, sei es durch staatliche Programme, Wohltätigkeitsorganisationen oder die Hilfsfonds der Krankenhäuser. Patienten können Anspruch auf Unterstützung haben, um die Kosten für Behandlungen, Medikamente, Reisen oder sogar die Ausgaben für das tägliche Leben zu decken. Sozialarbeiter und Finanzberater können Patienten bei der Suche nach solchen Hilfen anleiten, ihnen beim Ausfüllen von Anträgen helfen und sie durch den gesamten Prozess begleiten. Diese Unterstützung kann einen bedeutenden Unterschied machen, indem sie die finanzielle Belastung verringert und es den Patienten ermöglicht, sich auf ihre Genesung zu konzentrieren.

Pflegekräfte können auch eine aktive Rolle spielen, indem sie den Patienten helfen, die praktischen Aspekte ihrer Pflege so zu regeln, dass die Kosten gesenkt werden. Dazu kann die Verschreibung von Generika gehören, wenn dies möglich ist, die Koordination von Terminen, um Reisezeiten zu minimieren, oder die Organisation von häuslicher Pflege, um teure Krankenhausaufenthalte zu vermeiden. Darüber hinaus können Pflegekräfte Patienten an telemedizinische Dienste oder Fernkonsultationen verweisen, die für diejenigen, die weit entfernt von Behandlungszentren leben, kostengünstiger und leichter zugänglich sein können. Indem sie eng mit den Patienten zusammenarbeiten und auf ihre spezifischen Bedürfnisse eingehen, können Pflegekräfte dazu beitragen, dass die Gesundheitsversorgung erschwinglicher wird und den finanziellen Zwängen besser gerecht wird.

Emotionale Unterstützung ist ein weiterer entscheidender Aspekt bei der Unterstützung von Patienten mit finanziellen Schwierigkeiten. Finanzielle Sorgen können eine ohnehin schon schwierige Situation noch erheblich belasten, und es ist wichtig, die Auswirkungen zu erkennen, die dies auf die psychische Gesundheit des Patienten haben kann. Pflegekräfte sollten auf Anzeichen emotionaler Not wie Angst, Depressionen oder

Gefühle der Hilflosigkeit achten und entsprechende Unterstützung anbieten. Dazu kann aktives Zuhören, die Ermutigung, Gefühle auszudrücken, und die Vermittlung an psychologische Beratungsstellen oder Selbsthilfegruppen gehören. Eine angemessene emotionale Unterstützung kann den Patienten helfen, ihre finanziellen Schwierigkeiten mit größerer Widerstandsfähigkeit zu bewältigen und eine positive Einstellung zu ihrer Behandlung aufrechtzuerhalten.

Schließlich ist es wichtig, die finanzielle Bildung von Patienten und ihren Familien zu fördern. Ein besseres Verständnis des Finanzmanagements, der Versicherungsoptionen und der verfügbaren Ressourcen kann Patienten in die Lage versetzen, fundiertere Entscheidungen zu treffen und ihre Gesundheitsversorgung besser zu planen. Gesundheitseinrichtungen können Workshops oder Informationsveranstaltungen für Patienten organisieren, bei denen diese lernen können, sich im Gesundheitssystem zurechtzufinden, ihre Rechte zu verstehen und zu erfahren, welche Unterstützung ihnen zusteht. Finanzielle Bildung ist ein wirkungsvolles Instrument, um die Autonomie der Patienten zu stärken und sie zu befähigen, ihre Gesundheitsversorgung proaktiv zu steuern.

- Zugang zur Gesundheitsversorgung für prekäre Patienten

Der Zugang zur Gesundheitsversorgung für Patienten in prekären Lebenslagen ist eine grundlegende Frage der sozialen Gerechtigkeit und der öffentlichen Gesundheit. Menschen in prekären Lebensumständen, die häufig mit schwierigen Lebensbedingungen, begrenzten finanziellen Ressourcen und systembedingten Hindernissen konfrontiert sind, haben häufig Schwierigkeiten, Zugang zu den von ihnen benötigten Gesundheitsdienstleistungen zu erhalten. Dies kann zu einer Verschlechterung ihres Gesundheitszustands, zu unbehandelten Krankheiten und zu einer Verschärfung der Ungleichheiten im Gesundheitsbereich führen. Für Pflegekräfte,

Gesundheitseinrichtungen und die Gesellschaft als Ganzes ist es entscheidend, geeignete Strategien und Ressourcen zu entwickeln, um sicherzustellen, dass diese gefährdeten Patienten unabhängig von ihrer wirtschaftlichen Situation die notwendige Versorgung erhalten.

Wirtschaftliche Barrieren stellen für Patienten in prekären Verhältnissen eines der größten Hindernisse beim Zugang zur Gesundheitsversorgung dar. Die Kosten für Arztbesuche, Medikamente, medizinische Untersuchungen und Krankenhausaufenthalte können für Menschen, die in Armut leben oder keine angemessene Krankenversicherung haben, unerschwinglich sein. Selbst in Ländern, in denen das Gesundheitssystem größtenteils subventioniert wird, können die indirekten Kosten wie Transportkosten, Einkommensverluste durch Arbeitsausfälle oder die Notwendigkeit einer längeren Pflege für diese Patienten immer noch eine unüberwindbare Belastung darstellen. Um diesen Schwierigkeiten entgegenzuwirken, sind integrative Gesundheitssysteme, die einen universellen Versicherungsschutz bieten, oder speziell auf prekäre Bevölkerungsgruppen zugeschnittene finanzielle Hilfsprogramme von entscheidender Bedeutung. Diese Programme sollten nicht nur die medizinischen Kosten abdecken, sondern auch Unterstützung für damit verbundene Ausgaben bieten, die Patienten von der Gesundheitsversorgung abhalten können.

Der Zugang zur Gesundheitsversorgung für Patienten in prekären Verhältnissen wird auch durch geografische Barrieren erschwert. Menschen, die in ländlichen oder abgelegenen Gebieten leben, die häufig stärker von prekären Lebensumständen betroffen sind, können sich weit entfernt von Gesundheitszentren befinden und haben nur eingeschränkten Zugang zu grundlegenden Gesundheitsdienstleistungen. Mangelnde Transportmöglichkeiten, die Entfernung zu Krankenhäusern oder Kliniken und das Fehlen von Gesundheitsfachkräften in manchen Regionen verschärfen diese Schwierigkeiten noch weiter. Um diese Hindernisse zu überwinden, sind Initiativen wie Telemedizin, mobile Kliniken und der Einsatz von Gesundheitsfachkräften in unterversorgten Gemeinden von entscheidender Bedeutung. Diese Lösungen bringen die Gesundheitsversorgung näher an die Patienten heran, wodurch die zurückzulegenden Entfernungen und die damit verbundenen Kosten verringert werden, während die Kontinuität der Versorgung selbst in den entlegensten Gebieten gewährleistet wird.

Administrative und bürokratische Hürden stellen eine weitere Herausforderung für Patienten in prekären Verhältnissen dar. Sich im Gesundheitssystem zurechtzufinden, kann für diejenigen besonders kompliziert sein, die nicht über die nötigen Ressourcen oder Kenntnisse verfügen, um Behördengänge zu verstehen, Versicherungsformulare auszufüllen oder Zugang zu Hilfsprogrammen zu erhalten. Diese Schwierigkeiten werden für Obdachlose, Migranten oder prekär Beschäftigte oft noch verschärft, da sie möglicherweise nicht über die erforderlichen Dokumente verfügen, um sich für Gesundheitsprogramme anzumelden, oder aus Angst vor Repressalien davor zurückschrecken, Hilfe in Anspruch zu nehmen. Gesundheits- und Sozialarbeiter spielen eine Schlüsselrolle, wenn es darum geht, diese Patienten bei der Antragstellung zu begleiten, ihnen zu helfen, ihre Rechte zu verstehen, und die Verwaltungsprozesse zu vereinfachen, um die Gesundheitsversorgung zugänglicher zu machen.

Stigmatisierung und Diskriminierung sind ebenfalls große Hindernisse für den Zugang zur Gesundheitsversorgung für Patienten in prekären Verhältnissen. Menschen in prekären Lebensumständen sind häufig mit negativen Einstellungen oder Vorurteilen seitens des Gesundheitspersonals oder der Institutionen konfrontiert, was sie davon abhalten kann, sich um medizinische Versorgung zu bemühen, oder dazu führen kann, dass sie sich unwohl oder unwürdig fühlen, Hilfe zu erhalten. Diese Stigmatisierung kann sich in verschiedenen Formen äußern, von abfälligen Kommentaren über eine schlechtere Versorgung bis hin zu längeren Wartezeiten auf eine Behandlung. Um diese Diskriminierung zu bekämpfen, ist es zwingend notwendig,

Pflegekräfte und medizinisches Personal dafür zu sensibilisieren, wie wichtig es ist, alle Patienten mit Respekt und Würde zu behandeln, unabhängig von ihrer wirtschaftlichen Situation. Schulungen zur kulturellen Kompetenz und zur Sensibilisierung für prekäre Lebensumstände können dazu beitragen, unbewusste Voreingenommenheit abzubauen und ein integrativeres Umfeld für die Gesundheitsversorgung zu fördern.

Schließlich hängt der Zugang zur Gesundheitsversorgung für Patienten in prekären Verhältnissen auch davon ab, ob die sozialen Determinanten der Gesundheit berücksichtigt werden. Prekäre Lebensumstände gehen häufig mit gesundheitsgefährdenden Lebensbedingungen einher, wie dem Fehlen einer stabilen Unterkunft, schlechter Ernährung, chronischem Stress und der Exposition gegenüber ungesunden Umgebungen. Um den Bedürfnissen dieser Patienten wirksam gerecht zu werden, muss die Gesundheitsversorgung in einen ganzheitlichen Ansatz integriert werden, der diese Faktoren berücksichtigt. Dies kann Partnerschaften mit sozialen Diensten, Ernährungsprogrammen, Wohnungsinitiativen und Gemeinschaftsinterventionen umfassen, um die Lebensbedingungen der Patienten zu verbessern. Wenn die Wurzeln der prekären Lebensumstände angegangen werden, können viele Krankheiten verhindert und gesundheitliche Ungleichheiten abgebaut werden.

- **Die Rückkehr ins Berufsleben nach einer Krebserkrankung**

    ◦ Die Herausforderungen der Rückkehr an den Arbeitsplatz für Patienten in Remission

Die Rückkehr an den Arbeitsplatz für Patienten in Remission stellt eine komplexe Herausforderung dar, sowohl in physischer als auch in psychologischer und sozialer Hinsicht. Nachdem sie den schwierigen Weg der Behandlung durchlaufen und die

Remission erreicht haben, sehnen sich viele Patienten danach, wieder ein normales Leben zu führen, und für viele gehört dazu auch die Wiederaufnahme einer beruflichen Tätigkeit. Diese Rückkehr ins Berufsleben ist jedoch nicht ohne Hindernisse. Die Patienten müssen sich zwischen den körperlichen Folgen der Behandlung, anhaltender Müdigkeit, der Sorge vor einem Rückfall und manchmal auch veränderten Lebensprioritäten und -perspektiven bewegen. Diese Herausforderungen zu verstehen und angemessene Unterstützung anzubieten, ist entscheidend für die Förderung einer erfolgreichen und dauerhaften Wiedereingliederung in die Arbeitswelt.

Eine der ersten Herausforderungen für Patienten in Remission ist der Umgang mit den körperlichen Nachwirkungen der Behandlungen. Auch nach Erreichen der Remission leiden viele Patienten weiterhin unter den Nebenwirkungen der Behandlungen, wie Müdigkeit, chronischen Schmerzen, Konzentrationsproblemen oder körperlichen Einschränkungen. Diese Symptome können die Wiederaufnahme der Arbeit erschweren, vor allem für diejenigen, deren Beruf körperliche Anstrengung oder intensive Konzentration erfordert. Daher ist es entscheidend, dass die Betroffenen kontinuierliche medizinische Unterstützung erhalten, um diese Symptome in den Griff zu bekommen, und dass innerhalb des Unternehmens Anpassungen in Betracht gezogen werden, um die Arbeitsbedingungen an die Bedürfnisse der Betroffenen anzupassen. Dies kann eine kürzere Arbeitszeit, regelmäßige Pausen oder weniger körperlich anstrengende Aufgaben umfassen.

Fatigue ist ein besonders häufiges und beeinträchtigendes Symptom nach einer Krebsbehandlung. Diese Müdigkeit, die oft als "Krebsmüdigkeit" bezeichnet wird, unterscheidet sich von der gewöhnlichen Müdigkeit; sie verschwindet nicht einfach durch Ruhe und kann noch lange nach Abschluss der Behandlung anhalten. Diese Müdigkeit kann die Fähigkeit des Patienten beeinträchtigen, wieder einen normalen Arbeitsrhythmus aufzunehmen, sich zu konzentrieren oder die täglichen Anforderungen zu bewältigen. Arbeitgeber sollten sich dieser

Tatsache bewusst sein und bereit sein, flexible Lösungen anzubieten, wie z. B. Telearbeit, flexible Arbeitszeiten oder die Möglichkeit, die Verantwortlichkeiten des Patienten zeitweise zu reduzieren. Eine schrittweise Rückkehr an den Arbeitsplatz, die an das Erholungstempo des Patienten angepasst ist, ist oft der beste Ansatz, um eine erfolgreiche Reintegration zu ermöglichen.

Die Rückkehr an den Arbeitsplatz für Patienten in Remission ist auch mit psychologischen Herausforderungen verbunden. Die Angst vor einem Rückfall ist für viele Patienten eine allgegenwärtige Sorge, die ihr Selbstvertrauen und ihre Fähigkeit, sich in die Zukunft zu projizieren, beeinträchtigen kann. Diese Angst kann durch den Stress verstärkt werden, der mit der Rückkehr an den Arbeitsplatz, der Notwendigkeit, seine beruflichen Fähigkeiten wiederzuerlangen, oder der Sorge, nicht in der Lage zu sein, seine Verantwortung in vollem Umfang wahrzunehmen, verbunden ist. Patienten können auch eine Diskrepanz zwischen ihren aktuellen Prioritäten und den Anforderungen der Berufswelt verspüren, was zu inneren Konflikten oder Motivationsverlust führen kann. Um den Patienten bei der Bewältigung dieser Herausforderungen zu helfen, ist psychologische Unterstützung - sei es in Form von Einzeltherapien, Selbsthilfegruppen oder Beratung zur beruflichen Neuorientierung - von entscheidender Bedeutung, damit sie ihr Selbstvertrauen wieder aufbauen und ein neues Gleichgewicht zwischen Berufs- und Privatleben finden können.

Die Veränderung der Lebensprioritäten ist ein weiterer wichtiger Aspekt, den es zu berücksichtigen gilt. Nach einer so transformativen Erfahrung wie einer Krebserkrankung ist es nicht ungewöhnlich, dass Patienten ihre Lebensziele, Werte und beruflichen Bestrebungen neu bewerten. Manche entscheiden sich vielleicht dafür, ihre Karriere zu ändern, ihre Arbeitszeit zu reduzieren oder sich Aktivitäten zu widmen, die ihnen mehr bedeuten. Dieser Prozess der Neufestlegung von Prioritäten kann mit den Erwartungen der Arbeitgeber oder mit der starren Struktur der Berufswelt in Konflikt geraten. Daher ist es wichtig, dass Arbeitgeber Flexibilität und Verständnis zeigen, indem sie

Patienten bei der Berufswahl nach der Entlassung unterstützen und Möglichkeiten zur Weiterbildung, Neuorientierung oder persönlichen Entwicklung anbieten, die ihren neuen Wünschen entsprechen.

Auch die sozialen Herausforderungen, die mit der Rückkehr an den Arbeitsplatz verbunden sind, sollten nicht unterschätzt werden. Patienten in Remission können sich von ihren Kollegen isoliert oder unverstanden fühlen, da diese nicht die gleichen Erfahrungen gemacht haben und es ihnen möglicherweise schwerfällt, die anhaltenden Herausforderungen zu verstehen, mit denen sie konfrontiert sind. Dieses Gefühl der Isolation kann verstärkt werden, wenn der Patient mit stigmatisierenden Einstellungen oder unrealistischen Erwartungen aus seinem beruflichen Umfeld konfrontiert wird. Um solchen Situationen vorzubeugen, ist es wichtig, ein integratives und unterstützendes Arbeitsumfeld zu fördern, in dem die Kollegen über die mit Krebs verbundenen Herausforderungen informiert sind und ermutigt werden, ihre Kollegen in Remission aktiv zu unterstützen. Sensibilisierungsprogramme in Unternehmen, Nichtdiskriminierungsrichtlinien und Initiativen zur Unterstützung durch Gleichaltrige können dazu beitragen, ein freundlicheres und verständnisvolleres Arbeitsklima zu schaffen.

Schließlich spielt die Gesetzgebung eine entscheidende Rolle beim Schutz der Rechte von Patienten, die sich in Remission befinden, und bei der Erleichterung ihrer Rückkehr an den Arbeitsplatz. In vielen Ländern garantieren spezielle Gesetze das Recht der Patienten, nach einer schweren Krankheit an ihren Arbeitsplatz zurückzukehren, angemessene Vorkehrungen zu treffen und vor jeglicher Form von Diskriminierung aufgrund ihres Gesundheitszustands geschützt zu werden. Es ist von entscheidender Bedeutung, dass Patienten über ihre Rechte informiert werden und dass Arbeitgeber verpflichtet werden, diese gesetzlichen Verpflichtungen einzuhalten. Personalabteilungen und Berater für die berufliche Wiedereingliederung können eine Schlüsselrolle dabei spielen, sicherzustellen, dass diese Rechte respektiert werden und dass Patienten die notwendige

Unterstützung erhalten, um erfolgreich an den Arbeitsplatz zurückzukehren.

- Unterstützung der Patienten bei der Wiedereingliederung in den Arbeitsmarkt

Die Unterstützung der beruflichen Wiedereingliederung von Patienten, die eine schwere Krankheit wie Krebs durchgemacht haben, ist ein entscheidender Schritt für ihre allgemeine Genesung und die Rückkehr zu einem normalen Leben. Diese Wiedereingliederung beschränkt sich nicht auf die Wiederaufnahme einer beruflichen Tätigkeit, sondern umfasst auch die Wiederherstellung des Selbstvertrauens, die Anpassung an die Arbeitsanforderungen und die Neufestlegung der persönlichen und beruflichen Prioritäten. Diesen Patienten eine angemessene und gut strukturierte Unterstützung zu bieten, ist von entscheidender Bedeutung, um ihnen eine dauerhafte und erfüllende Rückkehr in die Arbeitswelt zu ermöglichen.

Einer der ersten Aspekte der Unterstützung bei der beruflichen Wiedereingliederung ist die persönliche Betreuung, die beginnen sollte, sobald der Patient den Wunsch äußert, wieder arbeiten zu wollen. Jeder Patient ist einzigartig, und die Folgen der Krankheit sowie die Behandlungen können von Person zu Person sehr unterschiedlich sein. Eine persönliche Betreuung beinhaltet eine detaillierte Bewertung des Gesundheitszustands des Patienten, seiner körperlichen und geistigen Fähigkeiten und seiner spezifischen Bedürfnisse. Anhand dieser Beurteilung lässt sich feststellen, wann der geeignetste Zeitpunkt ist, um eine Rückkehr an den Arbeitsplatz in Betracht zu ziehen, und welche Anpassungen möglicherweise erforderlich sind, um diesen Übergang zu erleichtern. Arbeitsmediziner, Berater für berufliche Wiedereingliederung und Sozialarbeiter spielen in dieser Phase eine Schlüsselrolle, indem sie eng mit dem Patienten zusammenarbeiten, um einen schrittweisen und angemessenen Plan für die Rückkehr zu entwickeln.

Die Rückkehr an den Arbeitsplatz kann für Patienten, die über einen längeren Zeitraum hinweg abwesend waren, besonders einschüchternd sein. Die Angst, nicht mehr mithalten zu können, nicht mehr die gleiche Verantwortung wie vor der Krankheit übernehmen zu können oder sich wieder an ein Arbeitsumfeld anpassen zu müssen, das sich während der Abwesenheit vielleicht verändert hat, sind häufige Bedenken. Um diese Sorgen zu mindern, ist es wichtig, eine schrittweise Rückkehr an den Arbeitsplatz zu planen. Dies kann die Wiederaufnahme in Teilzeit, eine vorübergehende Reduzierung der Verantwortlichkeiten oder die Durchführung von Schulungen zur Aktualisierung der Fähigkeiten des Patienten umfassen. Eine schrittweise Rückkehr ermöglicht es dem Patienten, allmählich wieder an seinen Arbeitsplatz zurückzukehren, sich wieder zurechtzufinden und sein Selbstvertrauen wieder aufzubauen, ohne sich von den Erwartungen überwältigt zu fühlen.

Auch die psychologische Unterstützung ist ein wesentlicher Bestandteil der beruflichen Wiedereingliederung von Patienten. Die Krankheit kann tiefe emotionale Narben hinterlassen, und die Rückkehr an den Arbeitsplatz kann Gefühle von Angst, Stress oder Zweifel wieder aufleben lassen. Für viele führt die Erfahrung der Krankheit zu einer veränderten Perspektive auf das Leben und die Arbeit, mit einem erhöhten Bedürfnis, einen Sinn und ein Gleichgewicht zwischen Berufs- und Privatleben zu finden. Das Angebot psychologischer Unterstützung, sei es durch Einzelberatung, Selbsthilfegruppen oder Coaching-Programme, kann den Patienten helfen, diese emotionalen Herausforderungen zu bewältigen, Stress zu bewältigen und ihrer beruflichen Zukunft mit mehr Gelassenheit und Zuversicht entgegenzusehen. Diese Unterstützung sollte nicht nur während der Phase der Rückkehr an den Arbeitsplatz zugänglich sein, sondern auch längerfristig, um die Patienten bei ihrer Rehabilitation zu begleiten.

Arbeitgeber spielen eine entscheidende Rolle bei der Unterstützung der beruflichen Wiedereingliederung von Patienten. Es ist von entscheidender Bedeutung, dass sie Verständnis, Flexibilität und Einfühlungsvermögen zeigen. Eine offene

Kommunikation zwischen dem Patienten, dem Arbeitgeber und dem Gesundheitsteam ist entscheidend, um sicherzustellen, dass alle notwendigen Vorkehrungen getroffen wurden und die Erwartungen realistisch sind. Arbeitgeber sollten bereit sein, die Arbeitsbedingungen an die Bedürfnisse des Patienten anzupassen, sei es durch physische Anpassungen, flexible Arbeitszeiten oder eine Überarbeitung der Aufgaben. Darüber hinaus kann die Sensibilisierung der Kollegen für die Rückkehr eines Kollegen nach einer schweren Krankheit dazu beitragen, ein Umfeld der Unterstützung und Solidarität zu schaffen, das für eine erfolgreiche Reintegration von entscheidender Bedeutung ist.

Die Wiedereingliederung von Patienten in den Arbeitsmarkt kann auch eine berufliche Neuorientierung oder Umschulung beinhalten. Bei manchen kann die Krankheit dazu geführt haben, dass sie nicht mehr in ihren alten Job zurückkehren können oder dass sie sich beruflich verändern wollen, um besser zu ihren neuen Lebensprioritäten zu passen. In diesen Fällen ist es wichtig, ihnen Ressourcen anzubieten, um neue berufliche Wege zu erkunden, wie z. B. Schulungen, Kompetenzbilanzen oder Beratung bei der Neuorientierung. Umschulungsprogramme können Patienten dabei helfen, neue Fähigkeiten zu erwerben, neue Leidenschaften zu entdecken und sich auf eine Karriere vorzubereiten, die ihnen Zufriedenheit und Erfüllung bringt und gleichzeitig ihre derzeitigen Fähigkeiten berücksichtigt.

Schließlich ist es von entscheidender Bedeutung, eine langfristige Betreuung der Patienten zu gewährleisten, die wieder in die Arbeitswelt eingegliedert werden. Die berufliche Wiedereingliederung endet nicht mit der Rückkehr an den Arbeitsplatz, sondern erfordert eine kontinuierliche Begleitung, um sicherzustellen, dass sich der Patient an seinen neuen Lebensrhythmus anpasst, dass die Vorkehrungen angemessen bleiben und dass sein allgemeines Wohlbefinden erhalten bleibt. Arbeitgeber, Arbeitsmediziner und Gesundheitsdienste müssen zusammenarbeiten, um regelmäßige Unterstützung anzubieten, die Arbeitsbedingungen gegebenenfalls anzupassen und bei Schwierigkeiten schnell einzugreifen. Eine sorgfältige Nachsorge hilft, Rückfälle zu verhindern, die Motivation des Patienten aufrechtzuerhalten und eine erfolgreiche und dauerhafte Wiedereingliederung zu gewährleisten.

- Die Rolle der Pflegekraft bei der Vorbereitung auf die Wiederaufnahme der Tätigkeit

Die Rolle der **Pflegekraft** bei der Vorbereitung der Patienten auf die Wiederaufnahme ihrer Tätigkeit ist sowohl entscheidend als auch vielschichtig. Nach einer Krankheitsphase, insbesondere bei Patienten, die schwere Behandlungen wie Krebs hinter sich haben, ist die Wiederaufnahme einer beruflichen Tätigkeit ein wichtiger Schritt im Genesungsprozess. Als patientennahe Gesundheitsfachkraft spielt der Pfleger bei diesem Übergang eine entscheidende Rolle, indem er physische, psychologische und pädagogische Unterstützung bietet, damit sich die Patienten bereit und zuversichtlich fühlen, wieder in die Arbeitswelt zurückzukehren.

Eine der ersten Aufgaben der Pflegekraft besteht darin, den körperlichen Zustand des Patienten zu überwachen und zu beurteilen, ob er wieder in der Lage ist, eine berufliche Tätigkeit aufzunehmen. Medizinische Behandlungen wie Chemotherapie, Bestrahlung oder chirurgische Eingriffe können Folgeerscheinungen hinterlassen, die die körperliche Kraft, Ausdauer und Mobilität des Patienten beeinträchtigen. Die Pflegekraft steht oft an vorderster Front, wenn es darum geht, Anzeichen von anhaltender Müdigkeit, chronischen Schmerzen oder funktionellen Einschränkungen zu erkennen, die die Rückkehr an den Arbeitsplatz erschweren könnten. Durch aufmerksame Beobachtung und einen offenen Dialog mit dem Patienten kann die Pflegekraft dabei helfen, den optimalen Zeitpunkt für die Erwägung einer Wiederaufnahme der Tätigkeit zu bestimmen und darauf hinzuweisen, wenn besondere Vorkehrungen erforderlich sind.

Neben dieser körperlichen Beurteilung spielt die Pflegekraft auch eine Schlüsselrolle bei der psychologischen Vorbereitung des

Patienten. Die Wiederaufnahme einer beruflichen Tätigkeit nach einer langen Abwesenheit kann Gefühle der Angst, des Zweifels oder des Stresses auslösen. Patienten können befürchten, dass sie ihre Aufgaben nicht mehr wie früher erfüllen können, dass sie ihren Platz im Team nicht wiederfinden oder dass sie von ihren Kollegen beurteilt werden. Der Pflegehelfer hilft den Patienten durch aktives Zuhören und einfühlsame Unterstützung, diese Sorgen zu äußern und zu überwinden. Indem er einen Raum des Vertrauens schafft, in dem sich die Patienten verstanden und unterstützt fühlen, trägt der Pflegehelfer dazu bei, das Selbstvertrauen der Patienten und ihre Motivation, wieder ein aktives Leben zu führen, zu stärken.

Auch die Bildung spielt eine zentrale Rolle bei der Vorbereitung auf die Wiederaufnahme der Arbeit, und die Pflegekraft ist gut geeignet, den Patienten praktische Informationen und Ratschläge zu geben. Dazu können Empfehlungen zum Umgang mit Müdigkeit, Ratschläge für eine ausgewogene, auf die Bedürfnisse des Patienten abgestimmte Ernährung oder Strategien zur Bewältigung von Stress am Arbeitsplatz gehören. Die Pflegekraft kann die Patienten auch darüber aufklären, wie wichtig es ist, ein schrittweises Tempo bei der Wiederaufnahme der Arbeit einzuhalten, und ihnen erklären, wie sie die Anforderungen der Arbeit mit der Notwendigkeit, sich weiterhin um ihre Gesundheit zu kümmern, in Einklang bringen können. Diese Aufklärung trägt dazu bei, die Patienten auf die Herausforderungen vorzubereiten, denen sie bei der Wiederaufnahme der Arbeit begegnen könnten, und gibt ihnen gleichzeitig Werkzeuge an die Hand, mit denen sie ihr körperliches und geistiges Wohlbefinden aufrechterhalten können.

Der Pflegehelfer fungiert auch als Vermittler zwischen dem Patienten und anderen Mitgliedern des Behandlungsteams, insbesondere dem behandelnden Arzt, dem Arbeitsmediziner und den Beratern für die berufliche Wiedereingliederung. Durch die regelmäßige Kommunikation mit diesen Fachleuten stellt der Pflegehelfer sicher, dass alle relevanten Informationen über den Gesundheitszustand des Patienten ausgetauscht werden und dass

Entscheidungen über die Wiederaufnahme der Arbeit gemeinsam getroffen werden. Diese Koordination ist entscheidend, um sicherzustellen, dass die Rückkehr an den Arbeitsplatz unter den bestmöglichen Bedingungen erfolgt, unter Berücksichtigung der medizinischen Empfehlungen und der spezifischen Bedürfnisse des Patienten.

Schließlich kann die Pflegekraft auch eine Rolle bei der Nachsorge spielen, indem sie den Patienten weiterhin unterstützt, nachdem er wieder in den Beruf zurückgekehrt ist. Dies kann regelmäßige Anrufe umfassen, um sicherzustellen, dass alles gut läuft, Ratschläge, wie die Arbeitsgewohnheiten gegebenenfalls angepasst werden können, oder einfach eine beruhigende Präsenz, der sich der Patient bei Schwierigkeiten anvertrauen kann. Diese kontinuierliche Betreuung hilft, Rückfällen vorzubeugen, die Motivation des Patienten aufrechtzuerhalten und sicherzustellen, dass die Wiederaufnahme der Tätigkeit sowohl dauerhaft als auch für das allgemeine Wohlbefinden des Patienten von Vorteil ist.

- **Soziale Ungleichheiten in Bezug auf Krebs**

  ○ Die Auswirkungen sozialer Ungleichheiten auf die Prävention und Behandlung von Krebs

Die Auswirkungen sozialer Ungleichheiten auf die Prävention und Behandlung von Krebs sind eine besorgniserregende Tatsache, die die Art und Weise, wie die Krankheit erlebt und behandelt wird, tiefgreifend beeinflusst. Diese Ungleichheiten, die auf sozioökonomische, geografische, bildungsbezogene und kulturelle Faktoren zurückzuführen sind, führen zu erheblichen Unterschieden beim Zugang zur Gesundheitsversorgung, bei der Qualität der erhaltenen Behandlungen und bei den Überlebenschancen der Patienten. Die Lebensumstände einer Person können das Risiko, an Krebs zu erkranken, sowie die Frühdiagnose und die Wirksamkeit der Behandlung stark beeinflussen.

Eines der ersten Anzeichen für soziale Ungleichheiten bei der Krebsprävention ist der ungleiche Zugang zu Informationen und Früherkennungsdiensten. Menschen aus benachteiligten Verhältnissen oder in ländlichen Gebieten haben oft nur einen eingeschränkten Zugang zu Aufklärungskampagnen und Früherkennungsprogrammen. Mangelnde Bildung oder Informationen über Krebsrisikofaktoren führen in Verbindung mit einem eingeschränkten Zugang zu Gesundheitsdiensten zu einer Verzögerung der Diagnose, was die Chancen auf eine Früherkennung verringert, die jedoch für die Verbesserung der Überlebensraten von entscheidender Bedeutung ist. Beispielsweise werden Krebserkrankungen wie Brust-, Gebärmutterhals- oder Darmkrebs, die durch regelmäßige Vorsorgeuntersuchungen frühzeitig erkannt werden können, bei benachteiligten Bevölkerungsgruppen oft erst in einem späteren Stadium diagnostiziert, was die Behandlung erschwert und die Heilungschancen verringert.

Die Lebensbedingungen und das Gesundheitsverhalten, die stark vom sozioökonomischen Status beeinflusst werden, spielen ebenfalls eine entscheidende Rolle bei der Krebsprävention. Gefährdete Bevölkerungsgruppen sind Risikofaktoren wie Rauchen, Alkoholismus, unausgewogener Ernährung oder der Exposition gegenüber verschmutzten Umgebungen stärker ausgesetzt. Diese Verhaltensweisen und Expositionen sind häufig das Ergebnis schwieriger Lebensbedingungen, in denen der Zugang zu gesunder Ernährung, gesunden Lebensräumen und Ressourcen für einen gesunden Lebensstil begrenzt ist. Beispielsweise können Menschen, die in benachteiligten städtischen Gebieten leben, stärker der Luftverschmutzung oder gefährlichen Arbeitsbedingungen ausgesetzt sein, wodurch sich ihr Risiko, an Krebs zu erkranken, erhöht. Außerdem kann chronischer Stress aufgrund von wirtschaftlicher Unsicherheit, Arbeitslosigkeit oder unsicheren Wohnverhältnissen das Immunsystem schwächen und das Auftreten schwerer Krankheiten, einschließlich Krebs, begünstigen.

Wenn Krebs diagnostiziert wird, zeigen sich soziale Ungleichheiten weiterhin beim Zugang zu Behandlungen. Patienten aus benachteiligten Verhältnissen können beim Zugang zu den notwendigen Behandlungen auf finanzielle Hindernisse stoßen, sei es aufgrund der hohen Behandlungskosten, des fehlenden Versicherungsschutzes oder der Unfähigkeit, spezialisierte Zentren zu besuchen. Selbst in Gesundheitssystemen, in denen die Versorgung theoretisch für alle zugänglich ist, gibt es nach wie vor Unterschiede in der Qualität der erhaltenen Versorgung. Beispielsweise haben Patienten in ländlichen Gebieten oder benachteiligten Stadtvierteln möglicherweise weniger Zugang zu den fortschrittlichsten Behandlungsmethoden oder klinischen Studien, die häufig in Großstädten oder in gut finanzierten Gesundheitseinrichtungen konzentriert sind. Dieser ungleiche Zugang zu Behandlungen führt zu niedrigeren Überlebensraten und schlechteren Gesundheitsergebnissen für Patienten aus sozioökonomisch benachteiligten Verhältnissen.

Soziale Ungleichheiten beeinflussen auch die Qualität der Begleitung und Unterstützung, die Patienten während ihrer Behandlung erhalten. Menschen, die in Armut oder sozialer Isolation leben, haben oft weniger Ressourcen, um die emotionalen, körperlichen und praktischen Herausforderungen einer Krebserkrankung zu bewältigen. Familiäre Unterstützung, gemeinschaftliche Unterstützungsgruppen und der Zugang zu Hospizdiensten können eingeschränkt sein, was das Gefühl der Einsamkeit und Verzweiflung bei diesen Patienten noch verstärkt. Darüber hinaus kann es für Patienten in prekären Verhältnissen schwierig sein, ihre Behandlung ordnungsgemäß durchzuführen, weil sie finanziell eingeschränkt sind, trotz ihrer Krankheit weiterarbeiten müssen oder keine Transportmöglichkeiten zu Arztterminen haben. Diese Hindernisse verringern die Wirksamkeit der Behandlung und verschärfen die Ungleichheiten bei den Gesundheitsergebnissen.

Schließlich sind die Auswirkungen sozialer Ungleichheiten auf die Krebsprävention und -behandlung ein Teufelskreis, bei dem die anfänglichen Ungleichheiten im Gesundheitsbereich im Laufe der Zeit zu immer größeren Ungleichheiten führen. Menschen, die Krebs überleben, aber in prekären Verhältnissen bleiben, erleiden eher Rückfälle oder entwickeln neue Krebserkrankungen, weil sie nicht ausreichend medizinisch betreut werden oder nicht in der Lage sind, gesunde Lebensgewohnheiten aufrechtzuerhalten. Darüber hinaus können Stigmatisierung und Diskriminierung diese Ungleichheiten verstärken, indem sie zusätzliche Barrieren für den Zugang zur Gesundheitsversorgung errichten und Patienten davon abhalten, sich die benötigte Hilfe zu suchen.

Um diese Ungleichheiten zu beseitigen, sind gesundheitspolitische Maßnahmen von entscheidender Bedeutung, die speziell auf gefährdete Bevölkerungsgruppen ausgerichtet sind und den Zugang zu Krebsvorsorge, -früherkennung und -behandlung verbessern. Dazu gehören auf die verschiedenen Gemeinschaften zugeschnittene Sensibilisierungskampagnen, die Verbesserung des Zugangs zur Gesundheitsversorgung in benachteiligten Gebieten und der Abbau finanzieller Hürden für die Patienten. Darüber hinaus müssen Gesundheitsfachkräfte darin geschult werden, soziale Ungleichheiten in ihrer Praxis zu erkennen und zu überwinden, indem sie persönliche Unterstützung anbieten und eng mit Sozial- und Gemeindediensten zusammenarbeiten.

- Zugang zu onkologischer Versorgung in unterversorgten Regionen

Der Zugang zu onkologischer Versorgung in unterversorgten Regionen ist ein kritisches Problem, das die geografischen Ungleichheiten im Gesundheitsbereich deutlich macht. In diesen Regionen, die häufig durch einen Mangel an medizinischer Infrastruktur, einen Mangel an Gesundheitsfachkräften und große Entfernungen zu spezialisierter Versorgung gekennzeichnet sind, sehen sich Krebspatienten mit großen Hindernissen konfrontiert, um die notwendige Diagnose, Behandlung und Nachsorge zu erhalten. Diese Schwierigkeiten verschärfen die Verletzlichkeit der Patienten, beeinträchtigen ihre Heilungschancen und verdeutlichen die Dringlichkeit, geeignete Lösungen zur Verbesserung des Zugangs zur onkologischen Versorgung in diesen Gebieten zu entwickeln.

Eine der größten Herausforderungen in unterversorgten Regionen ist der begrenzte Zugang zur Krebsfrüherkennung. In vielen ländlichen oder abgelegenen Gebieten gibt es nur wenige Screening-Zentren, und die erforderlichen Geräte wie Mammographiegeräte, Scanner oder Untersuchungslabore sind möglicherweise nicht vorhanden oder veraltet. Dies führt zu einer Verzögerung der Diagnose, oft bis zum Auftreten schwerer Symptome, was die Chancen auf eine erfolgreiche Behandlung erheblich verringert. Das mangelnde Bewusstsein für die Bedeutung der Früherkennung, gepaart mit dem Mangel an spezialisierten Gesundheitsfachkräften, die die Warnzeichen von Krebs erkennen können, verschärft die Situation noch weiter und lässt viele Patienten ohne angemessene Behandlung zurück, bevor die Krankheit ein fortgeschrittenes Stadium erreicht hat.

Selbst wenn eine Diagnose gestellt wird, bleibt der Zugang zu onkologischen Behandlungen in unterversorgten Regionen eine große Herausforderung. Krebsbehandlungszentren wie spezialisierte Krankenhäuser oder Kliniken, die Chemotherapie, Strahlentherapie oder onkologische Chirurgie anbieten, befinden sich oft Hunderte von Kilometern von den Patienten entfernt, die in diesen Gebieten leben. Die regelmäßigen Fahrten zur Behandlung werden für viele Patienten zu einer unüberwindbaren Belastung, insbesondere für diejenigen, die nicht über die finanziellen Mittel oder die körperlichen Fähigkeiten verfügen, um lange Fahrten auf sich zu nehmen. Infolgedessen verzichten einige Patienten schlichtweg auf die Behandlung, während andere ihre Behandlung nicht ordnungsgemäß durchführen, was ihre Gesundheit gefährdet und die Chancen auf eine Remission verringert.

Der Mangel an spezialisiertem Gesundheitspersonal in unterversorgten Regionen ist ein weiteres großes Hindernis für den Zugang zu onkologischer Versorgung. Onkologen,

Radiologen, spezialisierte Krankenschwestern und andere Gesundheitsfachkräfte, die für eine qualitativ hochwertige Versorgung benötigt werden, sind häufig in den städtischen Zentren konzentriert, so dass ländliche und abgelegene Regionen mit zu wenig medizinischem Personal zurückbleiben. Dieser Mangel führt zu langen Wartezeiten für Arztbesuche, einer Überlastung der wenigen verfügbaren Fachkräfte und einer oftmals unzureichenden Patientenbetreuung. Auch die Palliativmedizin, die für Patienten im fortgeschrittenen Stadium der Krankheit unerlässlich ist, ist in diesen Regionen weitgehend unzureichend, wodurch den Patienten die Würde und der Komfort vorenthalten werden, die sie am Lebensende verdienen.

Die wirtschaftlichen und sozialen Herausforderungen in unterversorgten Gebieten verschärfen die Hindernisse für den Zugang zu onkologischer Versorgung noch weiter. Die in diesen Gebieten lebenden Menschen sind häufig ärmer und haben nur begrenzten Zugang zu den finanziellen Ressourcen, die sie benötigen, um die Kosten für Pflege, Medikamente und Reisen zu decken. Selbst in Gesundheitssystemen, in denen die Versorgung theoretisch kostenlos ist oder subventioniert wird, können die indirekten Kosten für Familien mit niedrigem Einkommen prohibitiv hoch sein. Darüber hinaus können wirtschaftliche Zwänge einige Patienten dazu zwingen, trotz ihrer Krankheit weiter zu arbeiten, was ihren Gesundheitszustand verschlechtert und ihre Fähigkeit, eine wirksame Behandlung zu erhalten, beeinträchtigt.

Um diese Ungleichheiten zu beheben, müssen innovative und angepasste Lösungen entwickelt werden, um den Zugang zur onkologischen Versorgung in unterversorgten Regionen zu verbessern. Eine der vielversprechendsten Strategien ist die Entwicklung der Telemedizin, die es den Patienten ermöglicht, Spezialisten aus der Ferne zu konsultieren, ohne selbst reisen zu müssen. Mithilfe der Telemedizin können Onkologen die Behandlung überwachen, Beratung anbieten und Therapieprotokolle in Echtzeit anpassen, während sie mit lokalen Gesundheitsfachkräften zusammenarbeiten. Dieser Ansatz verringert die Reisetätigkeit der Patienten, ermöglicht eine regelmäßigere Nachsorge und verbessert die Koordination der Versorgung.

Mobile Kliniken und mobile Screening-Einheiten sind ebenfalls wirksame Lösungen, um die onkologische Versorgung direkt zu den Patienten zu bringen, die in abgelegenen Gebieten leben. Diese Einheiten können in ländlichen Gemeinden unterwegs sein und vor Ort Screening, Diagnose und Nachsorge anbieten. Sie können auch das Bewusstsein für die Bedeutung von Prävention und Früherkennung schärfen, was für die Senkung der Krebssterblichkeitsraten in diesen Regionen entscheidend ist. Darüber hinaus können diese mobilen Kliniken eine direkte Verbindung zu spezialisierten Behandlungszentren herstellen und so die Überweisung von Patienten erleichtern, wenn eine intensivere Betreuung erforderlich ist.

Der Aufbau lokaler Kapazitäten ist eine weitere Schlüsselstrategie, um den Zugang zu onkologischer Versorgung in unterversorgten Regionen zu verbessern. Dazu gehört die Weiterbildung von lokalen Gesundheitsfachkräften, die ihnen die nötigen Fähigkeiten vermitteln, um Krebs in einem frühen Stadium zu diagnostizieren und zu behandeln sowie eine qualitativ hochwertige Palliativversorgung zu gewährleisten. Ausbildungs- und Förderprogramme können in Verbindung mit dem Einsatz moderner Technologien dazu beitragen, die Lücken im Bereich des qualifizierten medizinischen Personals zu schließen und die Qualität der Versorgung in diesen Regionen zu verbessern.

Schließlich ist es von entscheidender Bedeutung, die onkologische Versorgung in einen breiteren Ansatz der öffentlichen Gesundheit zu integrieren und dabei eng mit den lokalen Gemeinschaften, den Gesundheitsbehörden und Nichtregierungsorganisationen zusammenzuarbeiten. Die Gesundheitspolitik muss an die spezifischen Bedürfnisse unterversorgter Regionen angepasst werden, wobei die wirtschaftlichen, sozialen und kulturellen Gegebenheiten dieser

Gebiete zu berücksichtigen sind. Die Sensibilisierung für die Krebsprävention, die Verbesserung der Gesundheitsinfrastruktur und die Ausweitung des Zugangs zu grundlegenden Dienstleistungen sind wesentliche Elemente, um Ungleichheiten im Gesundheitsbereich zu verringern und sicherzustellen, dass jeder Patient unabhängig von seinem Wohnort Zugang zu der benötigten onkologischen Versorgung hat.

- Initiativen zum Abbau von Ungleichheiten in der Onkologie

Die Verringerung von Ungleichheiten in der Onkologie ist eine wichtige Herausforderung für die öffentliche Gesundheit, die gezielte und koordinierte Initiativen erfordert, um einen gleichberechtigten Zugang zur Gesundheitsversorgung für alle zu gewährleisten, unabhängig von sozioökonomischen, geografischen oder kulturellen Unterschieden. Gesundheitliche Ungleichheiten zeigen sich akut im Bereich der Onkologie, wo der Zugang zu frühzeitigen Diagnosen, wirksamen Behandlungen und kontinuierlicher Nachsorge je nach Ressourcen und Standort der Patienten sehr unterschiedlich sein kann. Um dieser Herausforderung zu begegnen, wurden auf verschiedenen Ebenen, von der öffentlichen Politik bis hin zu lokalen Maßnahmen, mehrere Initiativen ins Leben gerufen, die alle darauf abzielen, diese Unterschiede zu verringern und die Gesundheitsergebnisse für alle Krebspatienten zu verbessern.

Eine der grundlegendsten Initiativen zur Verringerung von Ungleichheiten in der Onkologie ist die Verbesserung des Zugangs zu medizinischer Versorgung für benachteiligte Bevölkerungsgruppen. Dazu gehört die Ausweitung von Vorsorge- und Früherkennungsprogrammen in marginalisierten Gemeinschaften, wo Krebs aufgrund des mangelnden Zugangs zu Gesundheitsdiensten oft erst in einem späteren Stadium erkannt wird. Beispielsweise können kostenlose oder kostengünstige Vorsorgeprogramme für Brust-, Gebärmutterhals- oder Darmkrebs in benachteiligten Stadtvierteln, ländlichen Gebieten oder bei Migrantengruppen eingeführt werden, um die Krankheit früher zu erkennen und die Heilungschancen zu verbessern. Diese Initiativen werden häufig von Sensibilisierungskampagnen begleitet, um die Öffentlichkeit über die Bedeutung von Früherkennungsuntersuchungen und die Frühsymptome von Krebs aufzuklären, wobei für jede Zielgruppe geeignete Kommunikationskanäle genutzt werden.

Eine weitere Schlüsselinitiative zum Abbau von Ungleichheiten in der Onkologie ist die Ausbildung und der Ausbau der Kapazitäten von Gesundheitsfachkräften in unterversorgten Gebieten. Es geht darum, mehr Ärzte, Krankenschwestern und Pflegepersonal in den Besonderheiten der onkologischen Versorgung auszubilden, insbesondere in ländlichen oder abgelegenen Gebieten, in denen es nur wenige Spezialisten gibt. Darüber hinaus können Weiterbildungsprogramme eingerichtet werden, die es dem Gesundheitspersonal ermöglichen, über die Fortschritte in der Krebsbehandlung auf dem Laufenden zu bleiben, einschließlich neuer Therapien und neuester Pflegeprotokolle. Diese Initiativen tragen dazu bei, die Qualität der Versorgung von Patienten in Regionen zu verbessern, in denen der Zugang zu spezialisierten Onkologen eingeschränkt ist, und gleichzeitig eine gerechtere und einheitlichere Versorgung im gesamten Land zu gewährleisten.

Die Telemedizin ist eine weitere vielversprechende Initiative zur Überbrückung von Lücken im Zugang zur onkologischen Versorgung. Indem Patienten, die in abgelegenen oder unterversorgten Gebieten leben, spezialisierte Onkologen aufsuchen können, ohne weite Strecken zurücklegen zu müssen, erleichtert die Telemedizin den Zugang zu einer qualitativ hochwertigen Versorgung für Patienten, denen dieser ansonsten verwehrt bliebe. Durch Videokonsultationen, die Übertragung medizinischer Daten in Echtzeit und die Zusammenarbeit zwischen lokalen Gesundheitsfachkräften und Spezialisten kann die Telemedizin nicht nur die Betreuung der Patienten verbessern, sondern auch frühere Diagnosen und schnellere Behandlungsanpassungen ermöglichen. Dieser technologische Ansatz ist besonders nützlich für Patienten, die sich langen und komplexen Behandlungen wie Chemo- oder Strahlentherapie unterziehen müssen, die eine regelmäßige Nachsorge erfordern.

Der Abbau von Ungleichheiten in der Onkologie erfordert auch Initiativen, die Krebsbehandlungen finanziell erschwinglicher machen. In vielen Ländern können die Kosten für onkologische Behandlungen für Patienten aus sozioökonomisch benachteiligten Schichten unerschwinglich sein, wodurch ihr Zugang zu den wirksamsten Behandlungsmethoden eingeschränkt wird. Um dieser Situation entgegenzuwirken, gibt es Initiativen, die darauf abzielen, die Kosten für Krebsmedikamente zu senken, Zuschüsse für Behandlungen anzubieten oder die Deckung der Versorgung durch öffentliche oder private Versicherungen auszuweiten. Beispielsweise können faire Preispolitiken für wichtige Krebsmedikamente eingeführt werden, indem mit den Herstellern über Kostensenkungen verhandelt wird oder die Verwendung von Generika gefördert wird, wo dies möglich ist. Darüber hinaus können Patienten finanzielle Unterstützungsprogramme angeboten werden, die ihnen helfen, Kosten zu decken, die nicht von der Versicherung übernommen werden, wie z. B. Reisekosten, Krankenhausaufenthalte oder häusliche Pflege.

Gemeinschaftsinitiativen spielen ebenfalls eine entscheidende Rolle bei der Verringerung von Ungleichheiten in der Onkologie. Selbsthilfegruppen, Patientenverbände und Nichtregierungsorganisationen können helfen, die Lücken im Gesundheitssystem zu schließen, indem sie Krebspatienten emotionale Unterstützung, Informationen und praktische Ressourcen zur Verfügung stellen. Solche Initiativen können den Aufbau von Freiwilligennetzwerken umfassen, die Patienten bei Arztterminen begleiten, die Organisation von Gesprächsgruppen, in denen Erfahrungen und Ratschläge ausgetauscht werden, oder die Einrichtung von Navigationsprogrammen, die Patienten dabei helfen, sich im Gesundheitssystem zurechtzufinden und Zugang zu den benötigten Dienstleistungen zu erhalten. Diese Gemeinschaftsaktionen stärken die sozialen Bindungen und bieten wertvolle Unterstützung für Patienten, die sich möglicherweise isoliert fühlen oder mit der Komplexität ihres Behandlungspfades überfordert sind.

Schließlich müssen Forschung und klinische Studien integrativ und für alle Patienten zugänglich sein, unabhängig von ihrem sozioökonomischen oder geografischen Hintergrund. Ungleichheiten bei der Teilnahme an klinischen Studien können den Zugang benachteiligter Patienten zu innovativen Behandlungsmethoden einschränken und die Vielfalt der klinischen Daten verringern, was sich wiederum auf die Relevanz der Ergebnisse für alle Bevölkerungsgruppen auswirken kann. Um diese Ungleichheiten zu verringern, ist es von entscheidender Bedeutung, eine größere Vielfalt bei klinischen Studien zu fördern, indem Patienten aus unterrepräsentierten Schichten aktiv rekrutiert und Barrieren für ihre Teilnahme, wie z. B. die damit verbundenen Kosten oder die geografische Entfernung, beseitigt werden. Es können auch Anreize für Forschungszentren geschaffen werden, verschiedene Bevölkerungsgruppen einzubeziehen, um sicherzustellen, dass Fortschritte in der Krebsbehandlung allen zugute kommen.

Kapitel 10

Die Pflegekraft in der pädiatrischen Onkologie

- **Die Besonderheiten pädiatrischer Krebserkrankungen**

  ◦ Häufigste Krebsarten bei Kindern

Die häufigsten Krebsarten bei Kindern unterscheiden sich von denen, die bei Erwachsenen beobachtet werden, sowohl in ihrer Art als auch in ihrer Entwicklung. Krebserkrankungen bei Kindern machen etwa 1-2 % aller Krebserkrankungen aus, sind aber dennoch nach Unfällen die zweithäufigste krankheitsbedingte Todesursache bei Kindern. Die Krebsarten, die Kinder betreffen, unterscheiden sich oft von denen, die Erwachsene betreffen, was auf die einzigartigen Eigenschaften der schnell wachsenden Zellen von Kindern und auf spezifische genetische und umweltbedingte Faktoren zurückzuführen ist. Das Verständnis dieser Krebsarten ist entscheidend, um ihre Früherkennung, Behandlung und Heilungschancen zu verbessern.

Leukämien : Leukämien, insbesondere die akute lymphoblastische Leukämie (ALL), sind die häufigsten Krebserkrankungen bei Kindern und machen etwa ein Drittel aller Krebserkrankungen bei Kindern aus. ALL betrifft die weißen Blutkörperchen, die sich im Knochenmark unkontrolliert entwickeln und sich schnell im Blut ausbreiten. Zu den Symptomen gehören häufig Müdigkeit, häufige Infektionen, Knochenschmerzen und abnormale Blutergüsse oder Blutungen. Obwohl diese Art von Krebs äußerst aggressiv sein kann, haben Fortschritte bei der Behandlung, insbesondere bei der intensiven Chemotherapie, die Überlebensraten erheblich verbessert, wobei in einigen Fällen Heilungsraten von über 80 % erreicht werden.

Tumore des zentralen Nervensystems: Diese Tumore, zu denen vor allem Medulloblastome und Gliome gehören, sind die zweithäufigste Krebsart bei Kindern und machen etwa 20 % aller Krebserkrankungen bei Kindern aus. Hirntumore können sich in Bezug auf Malignität, Lokalisation und Prognose stark unterscheiden. Die Symptome hängen von der Lage des Tumors im Gehirn ab, können aber Kopfschmerzen, Erbrechen, Sehstörungen und Probleme mit dem Gleichgewicht oder der Koordination umfassen. Die Behandlung dieser Tumore ist oft komplex und erfordert eine Kombination aus Operation, Strahlentherapie und Chemotherapie, wobei die Ergebnisse stark von der Art des Tumors und seiner Lokalisation abhängen.

Lymphome: Lymphome, die hauptsächlich in Hodgkin- und Non-Hodgkin-Lymphome unterteilt werden, sind auch bei Kindern häufig anzutreffen. Das Hodgkin-Lymphom betrifft in der Regel Teenager und ist durch das Vorhandensein von Reed-Sternberg-Zellen in den Lymphknoten gekennzeichnet. Das Non-Hodgkin-Lymphom hingegen ist häufiger bei jüngeren Kindern anzutreffen und entwickelt sich aus den Lymphzellen, wobei es die Lymphknoten und andere Organe des Immunsystems befällt. Zu den Symptomen können schmerzlose Schwellungen der Lymphknoten, Nachtschweiß, anhaltendes Fieber und unerklärlicher Gewichtsverlust gehören. Dank der heutigen Behandlungsmethoden, einschließlich Chemotherapie und manchmal Strahlentherapie, sind die Überlebensraten für pädiatrische Lymphome hoch, insbesondere für das Hodgkin-Lymphom.

Neuroblastome: Das Neuroblastom ist ein solider Tumor, der sich in den Nervenzellen von Embryonen oder Föten entwickelt, weshalb er besonders häufig bei Säuglingen und Kleinkindern auftritt. Er bildet sich normalerweise in den Nebennieren, die oberhalb der Nieren liegen, kann aber auch in anderen Körperteilen auftreten, in denen sich Nervengewebe befindet. Die Symptome hängen davon ab, wo sich der Tumor befindet, und können eine Masse im Bauchraum, Knochenschmerzen, Schwäche oder Bluthochdruck umfassen. Das Neuroblastom ist ein besonders heterogener Krebs mit Formen, die von gutartig bis extrem aggressiv reichen. Die Behandlung kann Operationen, Chemotherapie, Strahlentherapie und in einigen Fällen neuere Therapien wie die Immuntherapie umfassen.

Knochentumore: Die häufigsten Knochenkrebserkrankungen bei Kindern sind das Osteosarkom und das Ewing-Sarkom. Das Osteosarkom, das in der Regel in langen Knochen wie dem Oberschenkelknochen oder dem Schienbein entsteht, ist die häufigste Art von Knochentumor bei Teenagern. Das Ewing-Sarkom kann nicht nur die Knochen, sondern auch das Weichgewebe um die Knochen herum befallen. Zu den Symptomen gehören häufig Knochenschmerzen, Schwellungen und manchmal pathologische Knochenbrüche. Die Behandlung dieser Krebsarten umfasst chirurgische Eingriffe, Chemotherapie und manchmal Strahlentherapie. Trotz der Aggressivität dieser Krebsarten haben Fortschritte bei den chirurgischen Techniken und multimodalen Behandlungen die Überlebensraten verbessert, obwohl diese Krebsarten nach wie vor mit einem Rückfallrisiko verbunden sind.

Retinoblastom: Das Retinoblastom ist ein seltener Krebs der Netzhaut, des lichtempfindlichen Teils des Auges, der vor allem bei Kleinkindern auftritt, oft schon vor dem fünften Lebensjahr. Der Krebs kann vererbt oder nicht vererbt werden und äußert sich häufig durch einen weißen Reflex in der Pupille, der auf Fotografien sichtbar ist, verschwommenes Sehen oder Schielen. Die Behandlung des Retinoblastoms kann eine Operation, Chemotherapie, Strahlentherapie oder gezielte Therapien umfassen, wobei das Ziel darin besteht, die Sehkraft und das Auge des Patienten so weit wie möglich zu erhalten. Die Heilungsraten sind in der Regel sehr hoch, wenn der Krebs frühzeitig erkannt und behandelt wird.

- Unterschiede zwischen Erwachsenen- und Kinderonkologie

Die Erwachsenen- und die Kinderonkologie haben zwar das gemeinsame Ziel, Krebspatienten zu behandeln und zu heilen, weisen jedoch erhebliche Unterschiede auf, die sich auf die Art der Krebserkrankungen selbst, die Behandlungsansätze, die umfassende Betreuung der Patienten und die besonderen Herausforderungen beziehen, mit denen Pflegekräfte und Familien konfrontiert sind. Diese Unterschiede ergeben sich nicht nur aus den biologischen Variationen zwischen Krebserkrankungen, die Erwachsene und Kinder betreffen, sondern auch aus den besonderen Bedürfnissen pädiatrischer Patienten und den langfristigen Auswirkungen der Behandlung.

Einer der Hauptunterschiede zwischen der Erwachsenen- und der Kinderonkologie liegt in der Art der Krebserkrankungen, die beide Bevölkerungsgruppen betreffen. Bei Erwachsenen sind die häufigsten Krebsarten in der Regel Karzinome, die sich aus Epithelzellen in Organen wie der Lunge, der Brust, dem Dickdarm und der Prostata entwickeln. Diese Krebserkrankungen sind häufig mit Risikofaktoren verbunden, die mit dem Lebensstil zusammenhängen, wie Rauchen, Ernährung oder der Exposition gegenüber Umweltkarzinogenen. Kinderkrebs hingegen entwickelt sich häufig aus embryonalen oder sich schnell entwickelnden Zellen, weshalb Leukämien, Hirntumore, Lymphome und Neuroblastome bei Kindern häufiger vorkommen. Diese Krebsarten bei Kindern sind in der Regel weniger mit umweltbedingten Risikofaktoren und mehr mit genetischen Anomalien oder zufällig auftretenden Mutationen verbunden.

Die Behandlungsansätze in der pädiatrischen und der Erwachsenenonkologie unterscheiden sich auch aufgrund der Besonderheiten der Krebserkrankungen und der Patienten selbst. Behandlungen für Erwachsene wie Chirurgie, Strahlentherapie und Chemotherapie sind häufig auf die Merkmale des Krebses und den allgemeinen Gesundheitszustand des Patienten zugeschnitten, der durch alters- oder lebensstilbedingte Komorbiditäten beeinträchtigt sein kann. In der pädiatrischen Onkologie muss bei der Behandlung berücksichtigt werden, dass Kinder noch im Wachstum begriffen sind und ihre Organe empfindlicher auf die Nebenwirkungen der Behandlungen reagieren. Daher werden die Dosen der Chemotherapie oft mit strenger Präzision angepasst, um die Wirksamkeit zu maximieren und gleichzeitig das Risiko von Toxizität zu minimieren. Darüber hinaus legen die Behandlungsansätze in der pädiatrischen Onkologie zunehmend den Schwerpunkt auf den Einsatz von zielgerichteten Therapien und Immuntherapien, die weniger invasiv und potenziell weniger schädlich für den sich entwickelnden Organismus des Kindes sind.

Ein weiterer unterscheidender Aspekt der pädiatrischen Onkologie ist die umfassende Betreuung der Patienten, die nicht nur die Krebsbehandlung selbst, sondern auch das emotionale, soziale und pädagogische Wohlergehen des Kindes berücksichtigen muss. Im Gegensatz zu Erwachsenen sind Kinder nicht nur Patienten; sie befinden sich auch in der Entwicklung und haben einzigartige Bedürfnisse in Bezug auf die schulische Unterstützung, die Aufrechterhaltung sozialer Beziehungen und die persönliche Entwicklung. Teams für pädiatrische Onkologie integrieren häufig Fachleute wie Psychologen, Lehrer, Sozialarbeiter und Palliativmediziner, um ein ganzheitliches Pflegeumfeld zu schaffen, das nicht nur das Kind, sondern auch seine Familie unterstützt. Die Unterstützung durch die Familie ist in der pädiatrischen Onkologie von entscheidender Bedeutung, da die Eltern eine zentrale Rolle im Pflegeverlauf ihres Kindes spielen, indem sie schwierige Entscheidungen treffen, emotionale Unterstützung bieten und helfen, eine gewisse Normalität im Alltag aufrechtzuerhalten.

Ein weiterer wichtiger Unterschied zwischen der Erwachsenen- und der Kinderonkologie sind die langfristigen Herausforderungen, die mit der Krebsbehandlung verbunden sind. Kinder, die eine Krebserkrankung überleben, haben oft mit langfristigen Nebenwirkungen zu kämpfen, die ihr Wachstum, ihre Entwicklung und ihre Lebensqualität beeinträchtigen können. Diese Nebenwirkungen, die kognitive Störungen, Fruchtbarkeitsprobleme oder ein erhöhtes Risiko für die Entwicklung neuer Krebserkrankungen im späteren Leben umfassen können, erfordern eine langfristige Nachsorge und eine kontinuierliche Behandlung der Folgeerscheinungen. Die Teams der pädiatrischen Onkologie achten besonders auf diese Risiken und arbeiten daran, die Auswirkungen der Behandlung zu minimieren und gleichzeitig die Genesung des Kindes zu gewährleisten. Dies steht im Gegensatz zur Erwachsenenonkologie, wo die Sorge um die langfristigen Auswirkungen der Behandlungen aufgrund des höheren Alters der Patienten zum Zeitpunkt der Diagnose oft weniger ausgeprägt ist.

Darüber hinaus zeichnet sich die Pädiatrische Onkologie durch eine besonders aktive Forschungsdynamik aus, was größtenteils darauf zurückzuführen ist, dass Krebs bei Kindern selten ist, was jeden einzelnen Fall für die wissenschaftliche Forschung wertvoll macht. Klinische Studien in der pädiatrischen Onkologie sind oft multizentrisch und international angelegt, wobei Forscher aus der ganzen Welt zusammenarbeiten, um neue Therapien zu testen und Behandlungsprotokolle zu verbessern. Dieser kollaborative Ansatz hat zu enormen Fortschritten bei der Behandlung pädiatrischer Krebserkrankungen geführt, wobei die Überlebensraten in den letzten Jahrzehnten stetig gestiegen sind. Aufgrund der relativen Seltenheit pädiatrischer Krebserkrankungen gibt es jedoch noch erhebliche Herausforderungen, insbesondere bei der Entwicklung spezifischer Behandlungsmethoden für seltene Unterarten pädiatrischer Krebserkrankungen.

- Der therapeutische Ansatz in der pädiatrischen Onkologie

Der Behandlungsansatz der pädiatrischen Onkologie ist tief verwurzelt in der Besonderheit der Krebserkrankungen, die Kinder betreffen, sowie in der Notwendigkeit, die Wirksamkeit der Behandlungen mit der Erhaltung der physischen, psychologischen und sozialen Entwicklung der jungen Patienten in Einklang zu bringen. Im Gegensatz zur Erwachsenenonkologie, in der sich die Behandlungen häufig gegen Krebserkrankungen richten, die durch Umwelt- oder Altersfaktoren beeinflusst werden, befasst sich die pädiatrische Onkologie mit Krebserkrankungen, die auf genetische Mutationen oder Anomalien in der Zellentwicklung zurückzuführen sind. Diese Besonderheit erfordert einen strengen und zugleich adaptiven Behandlungsansatz, der den besonderen Bedürfnissen des Kindes gerecht wird und gleichzeitig die Heilungschancen maximiert.

Der erste Aspekt des Behandlungsansatzes in der pädiatrischen Onkologie ist die Personalisierung der Behandlung. Bereits bei der Diagnose wird eine genaue Beurteilung durchgeführt, um die

Art und das Stadium des Krebses sowie die spezifischen Merkmale des Patienten wie Alter, allgemeiner Gesundheitszustand und Vorerkrankungen zu bestimmen. Anhand dieser gründlichen Beurteilung wird ein auf das jeweilige Kind zugeschnittener Behandlungsplan erstellt, der häufig mehrere Behandlungsmodalitäten wie Chemotherapie, Operation, Strahlentherapie und zunehmend auch zielgerichtete Therapien und Immuntherapie kombiniert. Die individuelle Anpassung ist von entscheidender Bedeutung, da Kinder im Wachstum anders auf Behandlungen reagieren als Erwachsene und ein maßgeschneiderter Ansatz erforderlich ist, um die Nebenwirkungen zu minimieren und gleichzeitig die therapeutische Wirksamkeit zu maximieren.

Die Chemotherapie ist nach wie vor einer der Eckpfeiler der Behandlung in der pädiatrischen Onkologie, insbesondere bei Blutkrebsarten wie Leukämie und Lymphomen. Allerdings werden die Dosen und Protokolle sorgfältig angepasst, um der Empfindlichkeit von Kindern gegenüber diesen starken Medikamenten Rechnung zu tragen. Kinder tolerieren oft höhere Dosen der Chemotherapie als Erwachsene, was jedoch eine strenge Überwachung erfordert, um akute Komplikationen wie Infektionen aufgrund der Immunsuppression oder langfristige Nebenwirkungen wie Wachstums- oder Fruchtbarkeitsprobleme zu verhindern. In vielen Fällen wird die Chemotherapie in Zyklen verabreicht, sodass sich die normalen Zellen zwischen den Behandlungen erholen können, während die Krebszellen aggressiv angegriffen werden.

Die Chirurgie spielt auch eine entscheidende Rolle im Behandlungsansatz der pädiatrischen Onkologie, insbesondere bei soliden Tumoren wie Neuroblastomen, Knochentumoren und Hirntumoren. Ziel der Chirurgie ist es, den Tumor so weit wie möglich zu entfernen und dabei das umliegende Gewebe und die Organe zu schonen. Aufgrund der Komplexität pädiatrischer Fälle werden diese Eingriffe häufig in spezialisierten Zentren von Kinderchirurgen mit onkologischem Fachwissen durchgeführt. Der Funktionserhalt ist ein zentraler Aspekt bei pädiatrischen

Operationen, bei denen der Schwerpunkt auf der Minimierung funktioneller und ästhetischer Folgeerscheinungen liegt, die die künftige Lebensqualität des Kindes beeinträchtigen könnten.

Die Strahlentherapie wird bei Kleinkindern zwar seltener angewendet, weil das wachsende Gewebe langfristig geschädigt werden kann, ist aber nach wie vor ein wichtiges therapeutisches Mittel, insbesondere bei Hirntumoren und bestimmten Arten von Sarkomen. Moderne Techniken wie die konformale Strahlentherapie und die Protonentherapie ermöglichen es, Tumore mit großer Genauigkeit zu treffen und gleichzeitig gesundes Gewebe so weit wie möglich zu schonen. Dadurch werden die Nebenwirkungen reduziert und gleichzeitig eine hohe Wirksamkeit gegen Krebszellen aufrechterhalten. Dennoch wird der Einsatz der Strahlentherapie bei Kindern immer sorgfältig abgewogen, da das Potenzial besteht, späte Nebenwirkungen wie kognitive Störungen oder ein erhöhtes Risiko für sekundäre Krebserkrankungen zu verursachen.

Innovation spielt eine immer zentralere Rolle im Behandlungsansatz der pädiatrischen Onkologie, mit dem Aufkommen von zielgerichteten Therapien und Immuntherapien. Gezielte Therapien, die spezifisch auf genetische Anomalien in Krebszellen wirken, ermöglichen es, bestimmte pädiatrische Krebserkrankungen präziser und mit weniger Nebenwirkungen als die herkömmliche Chemotherapie zu behandeln. Die Immuntherapie, bei der das Immunsystem des Patienten zur Bekämpfung des Krebses angeregt wird, hat ebenfalls vielversprechende Ergebnisse bei einigen pädiatrischen Krebsarten gezeigt, die gegenüber herkömmlichen Behandlungen refraktär sind. Diese neuen Ansätze sind häufig in klinische Forschungsprotokolle eingebunden, was die Bedeutung von Forschung und Innovation in der pädiatrischen Onkologie widerspiegelt.

Ein weiterer grundlegender Aspekt des Behandlungsansatzes in der **pädiatrischen** Onkologie ist die ganzheitliche Betreuung des Kindes. Krebs bei Kindern betrifft nicht nur den Körper, sondern auch die Psyche und die Entwicklung des Kindes. Daher muss der Behandlungsansatz auch psychologische, pädagogische und soziale Unterstützung umfassen. Multidisziplinäre Teams, bestehend aus Kinderärzten, Psychologen, Fachkrankenschwestern, Sozialarbeitern und Lehrern, arbeiten zusammen, um alle Aspekte der Bedürfnisse des Kindes und seiner Familie zu erfüllen. Schulische Unterstützung, angepasste Freizeitaktivitäten und die Begleitung der Eltern sind entscheidend, um eine gewisse Normalität im Leben des Kindes aufrechtzuerhalten und sein Wohlbefinden während der Behandlung zu fördern.

Schließlich wird beim Behandlungsansatz in der Pädiatrischen Onkologie der langfristigen Nachsorge von geheilten Kindern besondere Aufmerksamkeit gewidmet. Kinder, die eine Krebserkrankung überleben, benötigen oft eine längere medizinische Nachsorge, um mögliche behandlungsbedingte Spätkomplikationen wie Wachstumsstörungen, Hormonprobleme, kognitive Störungen oder ein erhöhtes Risiko für ein Wiederauftreten oder die Entwicklung neuer Krebserkrankungen zu überwachen. Diese Nachsorge ist entscheidend, um sicherzustellen, dass die geheilten Kinder ein möglichst normales Erwachsenenleben führen können und die Folgen der Behandlungen, denen sie in ihrer Kindheit unterzogen wurden, so gering wie möglich gehalten werden.

- **Das Kind und seine Familie begleiten**
    - Kommunikation mit kranken Kindern: Die Ansprache altersgerecht gestalten

Die Kommunikation mit kranken Kindern, insbesondere mit solchen, die an schweren Krankheiten wie Krebs leiden, ist eine heikle und wichtige Aufgabe, die besondere Aufmerksamkeit für das Alter und die Entwicklung des jeweiligen Kindes erfordert. Die altersgerechte Ansprache ist entscheidend, um angemessene

Unterstützung zu bieten, Ängste abzubauen und dem Kind zu ermöglichen, seine Situation auf angemessene Weise zu verstehen. Die Art und Weise, wie Informationen vermittelt werden, kann einen tiefgreifenden Einfluss darauf haben, wie das Kind seine Krankheit erlebt, an ihrer Behandlung teilnimmt und mit seiner Umwelt interagiert. Daher ist es von entscheidender Bedeutung, Kommunikationsstrategien zu entwickeln, die das Verständnisvermögen, die emotionalen Bedürfnisse und den Reifegrad jedes Kindes respektieren.

Bei Kleinkindern im Alter von 2 bis 5 Jahren muss die Kommunikation einfach, konkret und beruhigend sein. In diesem Alter haben Kinder nur ein begrenztes Verständnis für den Körper und für Krankheiten. Sie sind oft nicht in der Lage, abstrakte Konzepte zu erfassen oder die Dauerhaftigkeit bestimmter Situationen zu verstehen. Daher ist es wichtig, eine klare Sprache, einfache Wörter und direkte Erklärungen zu verwenden, die komplizierte medizinische Begriffe vermeiden. Statt von "Krebs" oder "Behandlung" zu sprechen, könnte man z. B. sagen: "Es gibt ein kleines Problem in deinem Körper und die Ärzte werden dir Medikamente geben, die dich stärker machen." Kleinkinder sind auch sehr empfänglich für die Ängste ihrer Eltern und des Pflegepersonals, daher ist es entscheidend, einen beruhigenden Tonfall beizubehalten und ihre Fragen ehrlich zu beantworten, sie aber nicht mit Informationen zu überfrachten, die sie noch nicht verstehen können.

Bei Vorschul- und Schulkindern im Alter von 6 bis 12 Jahren kann die Kommunikation etwas detaillierter werden, da sie beginnen, ein anspruchsvolleres Verständnis für ihren Körper und ihre Gesundheit zu entwickeln. Diese Kinder sind oft neugierig und wollen wissen, was mit ihnen los ist, aber sie können auch anfällig für irrationale Ängste oder Missverständnisse sein. In diesem Alter ist es wichtig, die Situation auf logische Weise zu erklären, indem man Analogien oder Geschichten verwendet, die die Informationen zugänglicher machen. Man könnte die Behandlung zum Beispiel so erklären: "Ein Superheld, der die bösen Keime in deinem Körper bekämpft." Es ist auch hilfreich, das Kind zu ermutigen, seine Gefühle und Ängste auszudrücken, indem man ihm einen sicheren Raum bietet, in dem es Fragen stellen und seine Gefühle besprechen kann. Kinder in diesem Alter genießen es oft, sich in ihre eigene Pflege einbezogen zu fühlen, daher kann es ihnen helfen, wenn sie einfache Entscheidungen treffen können (z. B. die Farbe eines Pflasters wählen oder entscheiden, wann sie eine Pause machen wollen), damit sie sich mehr unter Kontrolle fühlen.

Bei Tweens und Teenagern, die 13 Jahre oder älter sind, muss die Kommunikation noch transparenter sein und ihr Bedürfnis nach Autonomie respektieren. In diesem Alter haben Jugendliche in der Regel ein gutes Verständnis für ihren Körper und sind in der Lage, komplexere medizinische Konzepte zu erfassen. Sie möchten möglicherweise auch aktiv an Entscheidungen über ihre Behandlung mitwirken. Daher ist es von entscheidender Bedeutung, ihnen umfassende und genaue Informationen über ihren Gesundheitszustand, die verfügbaren Behandlungsmöglichkeiten und mögliche Nebenwirkungen zu geben und dabei ihre emotionale Reife zu berücksichtigen. Teenager sind oft sehr besorgt über ihr Körperbild, ihre Zukunft und ihre Unabhängigkeit, daher ist es wichtig, diese Themen sensibel anzusprechen. Wenn man beispielsweise offen über die Nebenwirkungen einer Behandlung auf das körperliche Erscheinungsbild, wie Haarausfall, spricht und Lösungen oder Unterstützung anbietet, kann das helfen, ihre Sorgen zu mindern. Außerdem kann es ihr Gefühl der Autonomie und ihr Selbstvertrauen stärken, wenn man ihr Bedürfnis nach Intimität respektiert und ihnen erlaubt, private Gespräche mit Ärzten zu führen.

Unabhängig vom Alter des Kindes sollte die Kommunikation in jedem Fall immer von Ehrlichkeit, Wohlwollen und Einfühlungsvermögen geprägt sein. Selbst kleine Kinder können oftmals **wahrnehmen**, wenn ihnen Informationen vorenthalten oder herablassend mit ihnen gesprochen wird, was zu Misstrauen oder Ängsten führen kann. Es ist daher entscheidend, ein Gleichgewicht zwischen dem **Aussprechen** der Wahrheit und dem Schutz des Kindes vor Informationen, die es noch nicht bereit ist zu hören, zu finden. Anstatt z. B. zu sagen "Alles ist gut", wenn es nicht so ist, kann man sagen "Die Ärzte arbeiten hart daran, dass es dir besser geht, und wir alle werden dich bei jedem Schritt unterstützen". Das zeigt dem Kind, dass Sie für es da sind, dass Sie seine Gefühle verstehen und dass Sie ehrlich sind, aber trotzdem positiv bleiben.

Die Kommunikation mit Eltern und Familien ist ebenfalls ein wesentlicher Bestandteil der Unterstützung für kranke Kinder. Eltern spielen eine zentrale Rolle bei der Bewältigung der Krankheit ihres Kindes und benötigen oft Anleitung, wie sie mit ihrem Kind über seine Krankheit sprechen können. Gesundheitsfachkräfte können den Eltern helfen, die richtigen Worte zu finden, schwierige Fragen zu beantworten und ihr Kind während der gesamten Behandlung emotional zu unterstützen. Darüber hinaus müssen die Eltern selbst unterstützt werden, da ihre eigene Angst oder Traurigkeit die Art und Weise, wie sie mit ihrem Kind kommunizieren, beeinflussen kann.

- Die Bedeutung von Spiel und kreativen Aktivitäten in der Pflege

Spielen und kreative Aktivitäten sind ein wichtiger Bestandteil der Pflege, insbesondere bei der Betreuung kranker Kinder. Diese Aktivitäten sind nicht nur Ablenkung, sondern spielen eine wichtige Rolle für das emotionale, geistige und sogar körperliche Wohlbefinden von Patienten, insbesondere von Kindern, die eine schwere Behandlung oder einen längeren Krankenhausaufenthalt hinter sich haben. Indem sie Spiel und Kreativität in die Pflege einbeziehen, bieten Pflegekräfte und Eltern den Kindern einen Ausweg aus den krankheitsbedingten Schwierigkeiten und helfen ihnen, ihre Krankheitserfahrungen besser zu verarbeiten, ihre normale Entwicklung zu erhalten und ihre Lebensqualität zu verbessern.

Das Spiel ist ein mächtiges Werkzeug, um Kindern zu helfen, ihre Gefühle auszudrücken, die oft schwer zu verbalisieren sind, vor allem in der stressigen Umgebung einer Krankheit. Kinder nutzen das Spiel auf natürliche Weise, um die Welt um sie herum zu verstehen, und dazu gehört auch die Art und Weise, wie sie mit ihrer Krankheit umgehen. Durch das Spielen mit Puppen oder Figuren kann ein Kind z. B. medizinische Situationen nachspielen, wie einen Arztbesuch oder eine Behandlung. Diese Art des therapeutischen Spiels hilft dem Kind, seine Ängste, Frustrationen oder Verwirrung auszulagern, und ermöglicht es dem Pflegepersonal oder den Eltern, die zugrunde liegenden Sorgen, die das Kind haben könnte, zu erkennen und anzusprechen.

Kreative Aktivitäten wie Zeichnen, Malen, Musizieren oder Schreiben bieten Kindern einen weiteren Weg, ihre Gefühle und Gedanken auszudrücken. Diese Aktivitäten ermöglichen es den Kindern, ihre Gefühle in etwas Greifbares umzuwandeln, was besonders für Kinder mit komplexen oder überwältigenden Gefühlen kathartisch sein kann. Durch Zeichnen kann ein Kind beispielsweise veranschaulichen, wie es sich angesichts seiner Krankheit oder Behandlung fühlt, seine Ängste oder Hoffnungen darstellen und so besser verstehen und mit ihnen umgehen. Künstlerisches Schaffen ist nicht nur eine Form des Ausdrucks, sondern kann auch eine Quelle des Stolzes und der Erfüllung sein und das Selbstwertgefühl des Kindes in einer Zeit stärken, in der es sich verletzlich oder hilflos fühlen kann.

Spiel und kreative Aktivitäten spielen auch eine entscheidende Rolle dabei, die Normalität und die Entwicklung des Kindes während der Behandlung zu erhalten. Wenn Kinder mit einer Krankheit konfrontiert werden, insbesondere in einem Krankenhaus, wird ihr Alltag auf den Kopf gestellt, und sie können sich vom normalen Leben in der Kindheit, das aus Spielen, Lernen und Entdecken besteht, abgekoppelt fühlen. Wenn man Spiel- und Kreativitätsmomente in ihre Pflegeroutine einbaut, ermöglicht man ihnen, weiterhin alterstypische Erfahrungen zu machen, was für ihre kognitive, emotionale und soziale Entwicklung von entscheidender Bedeutung ist. Die kreativen Aktivitäten können auch so angepasst werden, dass sie den besonderen Bedürfnissen der Kinder aufgrund ihres körperlichen Zustands gerecht werden, so dass jedes Kind auf einem ihm angemessenen Niveau teilnehmen kann.

Das Spielen hat auch eine wichtige soziale Dimension. Kinder, die vor allem für längere Zeit im Krankenhaus liegen, können sich von ihren Freunden und ihrer gewohnten Umgebung isoliert fühlen. Das Spielen in der Gruppe, seien es Gesellschaftsspiele, Videospiele oder gemeinsame künstlerische Aktivitäten, ermöglicht es den Kindern, Beziehungen zu anderen jungen Patienten aufzubauen, sich weniger allein zu fühlen und ein Gemeinschaftsgefühl und gegenseitige Unterstützung zu entwickeln. Diese sozialen Interaktionen sind für das psychische Wohlbefinden des Kindes von entscheidender Bedeutung, da sie ihm eine natürliche emotionale Unterstützung und die Möglichkeit bieten, Erfahrungen mit anderen zu teilen, die verstehen, was es durchmacht.

Neben den emotionalen und sozialen Vorteilen haben Spielen und kreative Aktivitäten auch positive Auswirkungen auf die körperliche Ebene. Lachen, das oft durch das Spielen ausgelöst wird, ist ein hervorragendes Gegenmittel gegen Stress und kann sogar dazu beitragen, die Wahrnehmung von Schmerzen zu verringern. Aktivitäten, die auch nur leichte Bewegung beinhalten, können dazu beitragen, die für die Erholung wichtige Mobilität und Körperkraft zu erhalten. Darüber hinaus können kreative Aktivitäten dazu beitragen, spezifische Fähigkeiten zu verbessern, die durch die Krankheit oder die Behandlung beeinträchtigt werden könnten, wie z. B. Feinmotorik oder Koordination, z. B. durch das Hantieren mit Pinseln oder das Spielen eines Musikinstruments.

Pflegekräfte und medizinisches Fachpersonal erkennen zunehmend die Bedeutung des Spiels und kreativer Aktivitäten in der Pflege, was dazu geführt hat, dass diese Elemente in viele pädiatrische Pflegeprogramme aufgenommen wurden. Insbesondere Kinderkrankenhäuser verfügen häufig über spezielle Spielbereiche, Kunsttherapie-Workshops und Teams von

Spezialisten für therapeutische Freizeitgestaltung, die mit den Kindern zusammenarbeiten, um Aktivitäten anzubieten, die auf ihre Bedürfnisse und Fähigkeiten zugeschnitten sind. Diese Initiativen zielen nicht nur darauf ab, den Krankenhausaufenthalt erträglicher zu machen, sondern auch darauf, die Kraft des Spiels und der Kreativität als echtes therapeutisches Instrument zu nutzen, das die traditionelle medizinische Versorgung ergänzt.

- Psychologische Unterstützung für Eltern und Geschwister

Die psychologische Unterstützung für die Eltern und Geschwister eines kranken Kindes ist ein entscheidender Bestandteil des Pflegeprozesses und oft genauso wichtig wie die medizinische Behandlung selbst. Wenn bei einem Kind eine schwere Krankheit wie Krebs diagnostiziert wird, breitet sich die Schockwelle weit über den Patienten hinaus aus und trifft die Eltern und Geschwister zutiefst. Die Eltern erleben einen Strudel von Emotionen, der von Sorge und Angst bis hin zu Schuldgefühlen und Erschöpfung reicht, während sich die Geschwister isoliert, eifersüchtig oder sogar für die Situation verantwortlich fühlen können. Eine angemessene psychologische Unterstützung für die ganze Familie ist daher von grundlegender Bedeutung, um nicht nur das Wohlergehen des kranken Kindes, sondern auch das der gesamten Familieneinheit zu gewährleisten.

Für die Eltern ist der erste Schock über die Diagnose oft überwältigend. Sie werden mit der Realität konfrontiert, ihr Kind leiden zu sehen, was zu immensen emotionalen Schmerzen und ständiger Angst führen kann. Diese Zeit ist in der Regel von einer Phase der Verleugnung geprägt, in der es ihnen schwerfällt zu akzeptieren, dass ihr Kind ernsthaft krank ist. Wenn die Diagnose dann akzeptiert ist, stürzen die Angst vor dem Unbekannten, die Komplexität der Behandlungen und die Ungewissheit über die Zukunft die Eltern in einen chronischen Stresszustand. Psychologische Unterstützung für Eltern ist daher von entscheidender Bedeutung, um ihnen zu helfen, diesen emotionalen Sturm zu überstehen. Therapeuten können einen sicheren Raum bieten, in dem Eltern ihre Ängste, ihre Wut und ihre Traurigkeit frei ausdrücken können, ohne Angst haben zu müssen, ihre Verletzlichkeit zu zeigen. Diese Unterstützung hilft den Eltern, ihre Emotionen besser zu verstehen und zu bewältigen, gesunde Bewältigungsmechanismen zu finden und stark zu bleiben, um ihr Kind zu unterstützen.

Darüber hinaus müssen sich Eltern oft mit Schuldgefühlen auseinandersetzen und sich fragen, ob sie die Krankheit hätten verhindern können oder ob sie etwas falsch gemacht haben. Diese Schuldgefühle können lähmend sein und ihre Fähigkeit beeinträchtigen, wichtige Entscheidungen über die Behandlung ihres Kindes zu treffen. Psychologische Unterstützung hilft den Eltern, diese Schuldgefühle zu überwinden, indem sie ihnen klarmacht, dass sie nicht für die Krankheit ihres Kindes verantwortlich sind, und sie ermutigt, sich auf das zu konzentrieren, was sie kontrollieren können, nämlich ihrem Kind die bestmögliche Unterstützung zu bieten. Die Therapiesitzungen können auch Entspannungs- und Stressbewältigungstechniken umfassen, die entscheidend sind, um ihnen zu helfen, in einer so anspruchsvollen Zeit ihre eigene geistige und körperliche Gesundheit zu erhalten.

Psychologische Unterstützung sollte sich nicht nur auf die Eltern beschränken; es ist ebenso wichtig, die emotionalen Bedürfnisse der Geschwister zu berücksichtigen. Geschwister müssen oft drastische Veränderungen in der Familiendynamik erleben, wobei die Eltern natürlich mit der Pflege des kranken Kindes beschäftigt sind. Die Geschwister können Eifersucht empfinden, weil dem kranken Kind mehr Aufmerksamkeit geschenkt wird, oder ein Gefühl der Vernachlässigung, wenn sie wahrnehmen, dass ihre emotionalen und praktischen Bedürfnisse in den Hintergrund gedrängt werden. Dieses Gefühl der Vernachlässigung kann zu Wut, Traurigkeit oder sogar zu regressiven oder aggressiven Verhaltensweisen führen. Wenn man den Geschwistern psychologische Unterstützung anbietet, kann man diesen Reaktionen vorbeugen, indem man ihnen die Möglichkeit gibt, ihre Gefühle auszudrücken, Fragen zu stellen und zu verstehen, was vor sich geht.

Kinder können auch Schuldgefühle entwickeln, weil sie fälschlicherweise glauben, dass sie für die Krankheit ihres Bruders oder ihrer Schwester verantwortlich sind, oder weil sie sich schuldig fühlen, weil sie selbst nicht krank sind. Therapeuten können mit ihnen arbeiten, um ihnen zu helfen, zu verstehen, dass niemand Schuld an der Krankheit ihres **Bruders** oder ihrer Schwester hat, und um ihnen zu versichern, dass sie mit ihren Gefühlen nicht allein sind. Gruppensitzungen oder Familientherapien können besonders hilfreich sein, da die Geschwister ihre Erfahrungen austauschen und sich gegenseitig unterstützen können, während das Zusammengehörigkeitsgefühl in der Familie gestärkt wird.

Zur psychologischen Unterstützung für Geschwister gehört auch, dass diese Kinder entsprechend ihrem Alter und ihrem Verständnis in den Pflegeprozess einbezogen werden. Es ist wichtig, sie angemessen zu informieren und ihnen eine aktive Rolle, so klein sie auch sein mag, bei der Unterstützung ihres kranken Bruders oder ihrer kranken Schwester zu geben. Dazu können einfache Gesten wie das Zeichnen einer Karte, die Teilnahme an Spielen oder einfach das Verbringen gemeinsamer Zeit gehören. Dieses Gefühl der Beteiligung kann dazu beitragen, die Familienbande zu stärken und das Gefühl der Hilflosigkeit zu mildern, das die Geschwister möglicherweise empfinden.

Schließlich muss die psychologische Unterstützung für Eltern und Geschwister ein kontinuierlicher Prozess sein, da sich die emotionalen Bedürfnisse im Laufe der Zeit mit dem Fortschreiten der Krankheit und der Behandlung ändern. Selbsthilfegruppen für Eltern und Geschwister, Einzel- oder Familientherapiesitzungen und Bildungsressourcen können alle eine Rolle bei dieser kontinuierlichen Unterstützung spielen. Durch diese Initiativen fühlen sich die Familien weniger isoliert, können ihre Erfahrungen mit anderen teilen, die Ähnliches durchmachen, und

Strategien finden, um die Herausforderungen langfristig zu bewältigen.

- **Die Rolle der Pflegekraft in der pädiatrischen Onkologie**

  ○ Spezifische Pflege und Techniken in der pädiatrischen Onkologie

Die spezifische und technische Pflege in der pädiatrischen Onkologie zeichnet sich durch einen hochspezialisierten Ansatz aus, der die körperlichen, emotionalen und psychologischen Besonderheiten krebskranker Kinder berücksichtigt. Diese Pflege geht weit über die Behandlung der Krankheit selbst hinaus und umfasst eine ganzheitliche Betreuung, die darauf abzielt, die Nebenwirkungen zu minimieren, die Entwicklung des Kindes zu unterstützen und seine Lebensqualität während und nach der Behandlung zu erhalten. Die Behandlung von Krebs bei Kindern erfordert daher ein umfassendes Fachwissen, Liebe zum Detail und eine multidisziplinäre Zusammenarbeit, an der Onkologen, Kinderärzte, Krankenschwestern, Psychologen und andere Spezialisten beteiligt sind.

Einer der wichtigsten Aspekte der pädiatrischen Onkologiepflege ist die Verabreichung von Therapien, die auf das Alter und die Entwicklung des Kindes abgestimmt sind. Die Chemotherapie beispielsweise ist ein Grundpfeiler der pädiatrischen Krebsbehandlung, muss aber sehr genau dosiert und verabreicht werden, um ihre Wirksamkeit zu maximieren und gleichzeitig die Nebenwirkungen zu minimieren. Kinder können aufgrund ihres schnelleren Stoffwechsels und ihres kontinuierlichen Wachstums andere Chemotherapiedosen vertragen als Erwachsene, sind aber auch anfälliger für deren toxische Wirkungen. Daher wird jedes Behandlungsprotokoll sorgfältig auf das Alter, das Gewicht, die Krebsart und die individuelle Reaktion des Kindes auf die

Behandlung abgestimmt. Fortgeschrittene Infusionstechniken, oft zentralisiert durch die Verwendung von zentralen Venenkathetern oder implantierbaren Geräten wie implantierbaren Kammern (Port-a-cath), werden häufig eingesetzt, um die Chemotherapie wirksam und weniger invasiv zu verabreichen, wodurch der Stress durch mehrere Venenpunktionen verringert wird.

Die Strahlentherapie wird bei sehr kleinen Kindern zwar seltener eingesetzt, da sie das sich entwickelnde Gewebe schädigen kann, ist aber nach wie vor eine Schlüsseloption zur Behandlung bestimmter Tumorarten, insbesondere von Hirntumoren. Moderne Techniken wie die konformale Strahlentherapie oder die Protonentherapie ermöglichen eine sehr genaue Ausrichtung auf die Tumore, wodurch die Belastung des umliegenden gesunden Gewebes minimiert wird. Die Planung der Strahlentherapie in der pädiatrischen Onkologie ist ein heikler Prozess, der eine enge Zusammenarbeit zwischen Onkologen, Radiologen und Medizinphysikern erfordert, um sicherzustellen, dass die Behandlung sowohl sicher als auch wirksam ist. Kinder können auch spezielle Unterstützung erhalten, um die Strahlentherapie zu bewältigen, z. B. Entspannungs- oder Ablenkungstechniken, um die Angst während der Sitzungen zu verringern.

Die onkologische Chirurgie bei Kindern ist ein weiterer wesentlicher Bestandteil der Versorgung, insbesondere bei soliden Tumoren. Chirurgische Eingriffe bei Kindern unterscheiden sich oft von denen bei Erwachsenen, nicht nur wegen der geringeren Größe der Organe und Körperstrukturen, sondern auch wegen der Notwendigkeit, die Funktion der Organe so weit wie möglich zu erhalten und Narben zu minimieren, die das künftige Wachstum beeinträchtigen könnten. Auf Onkologie spezialisierte Kinderchirurgen arbeiten mit äußerster Präzision, um Tumore zu entfernen und dabei das umliegende gesunde Gewebe zu schonen, und sie arbeiten mit Intensivpflegeteams zusammen, um eine reibungslose postoperative Erholung zu gewährleisten. Minimalinvasive Operationstechniken wie die Laparoskopie werden immer häufiger eingesetzt, um die postoperativen

Schmerzen zu verringern und die Genesungszeit zu beschleunigen.

Die unterstützende Pflege, die Schmerzmanagement, Ernährung und psychologische Unterstützung umfasst, ist in der pädiatrischen Onkologie ebenfalls von entscheidender Bedeutung. Die Schmerzbehandlung bei krebskranken Kindern ist ein hochspezialisiertes Gebiet, da das **Schmerzempfinden** und die Fähigkeit, Schmerzen zu verbalisieren, je nach Alter und Entwicklung des Kindes stark variieren. Multimodale **Schmerzbehandlungstechniken**, die Medikamente, nicht-pharmakologische Therapien wie Entspannung oder Hypnose und psychologische Interventionen kombinieren, werden häufig eingesetzt, um eine angemessene Linderung zu bieten und gleichzeitig die Nebenwirkungen zu minimieren. Kinder können auch von einer frühzeitigen palliativen Versorgung profitieren, selbst wenn eine kurative Behandlung im Gange ist, um ihr Wohlbefinden und ihre Lebensqualität zu verbessern.

Die Ernährung spielt eine grundlegende Rolle in der pädiatrischen Onkologiepflege, da Behandlungen wie Chemo- und Strahlentherapie häufig Nebenwirkungen haben können, die den Appetit, die Verdauung und die Nährstoffaufnahme beeinträchtigen. Eine angemessene Ernährung ist wichtig, um das Wachstum und die Genesung der Kinder zu unterstützen. Auf pädiatrische Onkologie spezialisierte Ernährungsberater arbeiten eng mit den Familien zusammen, um individuelle Ernährungspläne zu erstellen, die den besonderen Bedürfnissen jedes Kindes gerecht werden. Dies kann die Verwendung von Nahrungsergänzungsmitteln, die enterale Ernährung über eine Sonde oder Ernährungsanpassungen zur Bewältigung von Symptomen wie Übelkeit oder Mukositis umfassen.

Die psychologische Unterstützung ist ein weiterer wesentlicher Bestandteil der pädiatrischen Krebsbehandlung. Kinder mit Krebs und ihre Familien stehen unter starkem emotionalem Stress, und es ist entscheidend, sie auf ihrem Weg zu begleiten. Psychologen und Therapeuten, die auf pädiatrische Onkologie spezialisiert sind, verwenden verschiedene Ansätze wie Kunst-, Musik- oder Spieltherapie, um den Kindern zu helfen, ihre Gefühle auszudrücken, ihre Krankheit zu verstehen und Bewältigungsmechanismen zu entwickeln. Diese Unterstützung beschränkt sich nicht auf die Kinder selbst, sondern erstreckt sich auch auf die Eltern und Geschwister, die ebenfalls Ängste, Depressionen oder Schuldgefühle haben können. Familientherapiesitzungen und Selbsthilfegruppen können eine entscheidende Rolle dabei spielen, die psychische Gesundheit und das Wohlbefinden der gesamten Familie zu erhalten.

Schließlich sind die Rehabilitation und die langfristige Nachsorge kritische Aspekte der pädiatrischen Onkologiepflege. Nach der Behandlung benötigen Kinder häufig eine Rehabilitation, um die körperlichen Folgen wie Muskelschwäche, Mobilitätsprobleme oder Koordinationsstörungen in den Griff zu bekommen. Physio- und Ergotherapeuten arbeiten mit den Kindern, um ihre körperliche Funktion wiederherzustellen und ihnen zu helfen, ihre Unabhängigkeit wiederzuerlangen. Darüber hinaus benötigen Kinder, die Krebs überlebt haben, eine langfristige Nachsorge, um die Spätfolgen der Behandlung zu überwachen, die Wachstumsstörungen, hormonelle Störungen oder ein erhöhtes Risiko, ein zweites Mal an Krebs zu erkranken, umfassen können. Diese Nachsorge ist wichtig, um Komplikationen frühzeitig zu erkennen und zu behandeln und um die weitere Entwicklung des Kindes zu unterstützen.

- Umgang mit Schmerzen und Nebenwirkungen bei Kindern

Die Behandlung von Schmerzen und Nebenwirkungen bei krebskranken Kindern ist ein wesentlicher Bestandteil der pädiatrischen Onkologiepflege. Schmerzen, ob durch die Krankheit selbst oder durch die Behandlung verursacht, sowie die zahlreichen Nebenwirkungen, die mit der Behandlung einhergehen, stellen große Herausforderungen für das Wohlbefinden der jungen Patienten dar. Das Hauptziel der Pflegekräfte besteht nicht nur darin, den Krebs zu behandeln, sondern auch das Leiden des Kindes zu minimieren, indem sie eine Betreuung anbieten, die therapeutische Effizienz und Mitgefühl miteinander verbindet. Die Behandlung von Schmerzen und Nebenwirkungen bei Kindern erfordert einen ganzheitlichen Ansatz, der auf das Alter, die Entwicklung und die individuellen Bedürfnisse jedes einzelnen Patienten zugeschnitten ist und sowohl pharmakologische als auch nicht-pharmakologische Strategien beinhaltet.

Schmerzen bei krebskranken Kindern können verschiedene Ursachen haben: Sie können mit dem Tumorwachstum, den chirurgischen Eingriffen oder den Auswirkungen von Behandlungen wie Chemotherapie und Bestrahlung zusammenhängen. Aufgrund ihres Alters und ihrer Entwicklung nehmen Kinder Schmerzen anders wahr und drücken sie anders aus als Erwachsene. Daher ist es entscheidend, dass die Angehörigen der Gesundheitsberufe geeignete Methoden zur Beurteilung von Schmerzen bei Kindern anwenden. Visuelle Schmerzskalen, numerische Skalen oder Verhaltensskalen sind wichtige Instrumente, um die Intensität und die Auswirkungen von Schmerzen auf das tägliche Leben des Kindes zu verstehen. Aufmerksames Zuhören und die Beobachtung nonverbaler Zeichen sind ebenfalls unerlässlich, vor allem bei sehr kleinen Kindern oder solchen, die Schwierigkeiten haben, ihre Schmerzen zu verbalisieren.

Pharmakologisch gesehen beruht die Schmerzbehandlung in der pädiatrischen Onkologie häufig auf der Verwendung von Analgetika, die von nichtsteroidalen Antirheumatika (NSAR) bei leichten bis mäßigen Schmerzen bis hin zu Opioiden bei stärkeren Schmerzen reichen. Die Verabreichung dieser Medikamente muss sorgfältig dosiert und überwacht werden, wobei das Alter, das Gewicht und die individuelle Verträglichkeit des Kindes zu berücksichtigen sind, um mögliche Nebenwirkungen zu minimieren. Opioide sind zwar sehr wirksam, können aber Nebenwirkungen wie Schläfrigkeit, Verstopfung oder Übelkeit verursachen, die mit zusätzlichen Behandlungen in den Griff bekommen werden müssen, um das Wohlbefinden des Kindes zu gewährleisten. Darüber hinaus können Strategien wie die Rotation von Opioiden oder der Einsatz von Adjuvanzien wie Antikonvulsiva oder Antidepressiva in Betracht gezogen werden, um die Schmerzkontrolle zu verbessern und gleichzeitig die Nebenwirkungen zu verringern.

Neben pharmakologischen Ansätzen spielen nichtmedikamentöse Verfahren eine entscheidende Rolle bei der Schmerzbehandlung von Kindern. Diese Methoden, zu denen **Ablenkung**, Entspannung, Hypnose und der Einsatz von Spieltherapie gehören, sind besonders für Kinder geeignet, da sie ihnen eine aktive Möglichkeit bieten, sich an der Bewältigung ihrer eigenen Schmerzen zu beteiligen. Beispielsweise kann die Ablenkung durch Videospiele, Musik oder künstlerische Aktivitäten die Aufmerksamkeit des Kindes vom Schmerz ablenken, während angeleitete Entspannungstechniken wie tiefes Atmen oder Visualisierungen helfen können, die mit dem Schmerz verbundene körperliche und emotionale Anspannung zu verringern. Auch Hypnose, die von ausgebildeten Fachkräften durchgeführt wird, hat sich bei einigen Kindern als wirksam erwiesen, da sie ihnen dabei hilft, ihre Schmerzwahrnehmung neu zu programmieren und sich stärker unter Kontrolle ihres Körpers zu fühlen.

Die Nebenwirkungen von Behandlungen wie Chemo- und Strahlentherapie sind eine weitere Quelle des Leidens für Kinder, und ihr Umgang mit ihnen erfordert eine ebenso sorgfältige Vorgehensweise. Übelkeit und Erbrechen beispielsweise sind häufige Nebenwirkungen der Chemotherapie, die nicht nur erhebliche Beschwerden verursachen, sondern auch die Ernährung und den Allgemeinzustand des Kindes beeinträchtigen können. Die Behandlung dieser Symptome beruht häufig auf der Verabreichung von Antiemetika, die je nach Reaktion des Kindes und der Art der verabreichten Chemotherapie angepasst werden müssen. Ergänzende Therapien wie Akupunktur oder Aromatherapie können ebenfalls ergänzend eingesetzt werden, um die Übelkeit zu reduzieren.

Mukositis, eine schmerzhafte Entzündung der Mundschleimhaut, ist eine weitere häufige Nebenwirkung onkologischer Behandlungen, die besonders für Kinder lästig ist. Sie kann das Essen und Sprechen erschweren und so den Stress und das Unbehagen erhöhen. Die Behandlung der Mukositis umfasst die Verwendung von medikamentösen Mundspülungen, topische Behandlungen zur Schmerzlinderung und eine sorgfältige Mundpflege zur Vermeidung von Infektionen. In schwereren Fällen kann eine enterale Ernährung erforderlich sein, um sicherzustellen, dass das Kind weiterhin die Nährstoffe erhält, die es zur Unterstützung der Heilung benötigt.

Auch der Umgang mit Fatigue, einer allgegenwärtigen Nebenwirkung onkologischer Behandlungen, ist von entscheidender Bedeutung. Fatigue kann schwächend sein und die Fähigkeit des Kindes beeinträchtigen, an alltäglichen Aktivitäten teilzunehmen und mit Gleichaltrigen zu interagieren. Der Umgang mit Fatigue beruht auf einer Kombination aus ausreichender Ruhe, mäßiger körperlicher Aktivität, die dem Zustand des Kindes angepasst ist, und einer ausgewogenen Ernährung. Die Betreuer sollten das Kind **ermutigen**, auf seinen Körper zu hören und ein Gleichgewicht zwischen Ruhe und Aktivität zu finden, um Erschöpfung vorzubeugen und gleichzeitig eine gewisse Vitalität zu erhalten.

Ein grundlegender Aspekt bei der **Behandlung** von Schmerzen und Nebenwirkungen bei Kindern ist die Einbeziehung der Eltern und Familien in den Pflegeprozess. Die Eltern spielen eine zentrale Rolle bei der Beurteilung der Schmerzen ihres Kindes, bei der Behandlung der Symptome zu Hause und bei der ständigen emotionalen Unterstützung, die sie leisten. Es ist von entscheidender Bedeutung, dass das Pflegepersonal den Eltern die notwendigen Informationen und Werkzeuge zur Verfügung stellt, damit sie sich aktiv an der Behandlung von Schmerzen und Nebenwirkungen beteiligen können, und sie gleichzeitig bei ihrer eigenen emotionalen Reise unterstützt. Aufklärungssitzungen für Eltern, regelmäßige Konsultationen mit dem Pflegeteam und der Zugang zu Ressourcen für psychologische Unterstützung sind

Schlüsselelemente, um die Fähigkeit der Eltern zu stärken, ihr Kind unter den bestmöglichen Bedingungen zu betreuen.

- Vorbereitung und Begleitung bei Prüfungen und Interventionen

Die Vorbereitung und Begleitung von Kindern auf Untersuchungen und medizinische Eingriffe in der pädiatrischen Onkologie sind entscheidende Schritte im Pflegeprozess. Diese Momente können für junge Patienten besonders belastend sein, da sie oft mit Unbekanntem, potenziellen Schmerzen und Ängsten im Zusammenhang mit ihrem Gesundheitszustand konfrontiert werden. Für das **Pflegepersonal** und die Eltern besteht das Ziel darin, diese Erfahrungen so ruhig und erträglich wie möglich zu gestalten, indem sie das Kind altersgerecht vorbereiten und ihm vor, während und nach den Eingriffen eine ständige Unterstützung bieten. Eine sorgfältige Vorbereitung und einfühlsame Begleitung können nicht nur die Angst des Kindes verringern, sondern auch seine Kooperationsbereitschaft und die Wirksamkeit der Behandlung verbessern.

Der erste Schritt bei der Vorbereitung auf Untersuchungen und Interventionen besteht darin, das Kind über die bevorstehenden Ereignisse zu informieren und dabei eine klare und einfache Sprache zu verwenden, die seinem Verständnisniveau entspricht. Es ist wichtig, die Fähigkeit des Kindes, seine Situation zu verstehen, nicht zu unterschätzen, und selbst die Kleinsten können von einer angemessenen Erklärung profitieren. Bei einem Kleinkind könnte man z. B. eine Computertomographie so erklären: "Wir machen jetzt ein spezielles Foto von deinem Körperinneren, um zu sehen, wie es dir geht, es tut nicht weh und es dauert nur ein paar Minuten". Für ein älteres Kind können ausführlichere Erklärungen gegeben werden, die seine natürliche Neugier und sein Bedürfnis, zu verstehen, was mit ihm geschieht, berücksichtigen. Indem die Betreuer die einzelnen Schritte der Untersuchung oder des Eingriffs klar erklären, geben sie dem Kind das Gefühl, mehr Kontrolle zu haben und weniger Angst vor dem Unbekannten zu haben.

Das Pflegepersonal und die Eltern spielen in dieser Vorbereitungsphase eine Schlüsselrolle. Sie müssen das Kind nicht nur informieren, sondern auch beruhigen, indem sie seine Fragen beantworten und seine Ängste zerstreuen. Die Verwendung visueller Hilfsmittel wie Bücher, erklärende Videos oder sogar vorherige Besuche des Untersuchungsraums können dem Kind helfen, sich mit der Umgebung und den medizinischen Instrumenten vertraut zu machen. Bei jüngeren Kindern kann das therapeutische Spiel eine besonders wirksame Methode sein. Wenn das Pflegepersonal beispielsweise Puppen oder Kuscheltiere verwendet, um die **Untersuchung** zu simulieren, kann es dem Kind auf spielerische und nicht bedrohliche Weise zeigen, was passieren wird. Diese Vorgehensweise hilft dem Kind, sich in die Situation hineinzuversetzen und sich mental vorzubereiten, und mindert gleichzeitig seine Ängste.

Emotionale Unterstützung ist ebenso wichtig wie Information. Die **Betreuer** sollten auf Anzeichen von Stress oder Angst beim Kind achten und Strategien anbieten, um damit umzugehen. Entspannungstechniken wie tiefes Atmen, Visualisierung oder das Hören **beruhigender** Musik können dem Kind beigebracht werden, um ihm zu helfen, während der Untersuchung oder des Eingriffs ruhig zu bleiben. Auch die psychologische Betreuung kann eine wichtige Rolle spielen, insbesondere bei Kindern, die in ihrer Vorgeschichte Ängste oder Traumata im Zusammenhang mit der medizinischen Versorgung hatten. Kinderpsychologen können mit dem Kind arbeiten, um Bewältigungsmechanismen zu entwickeln und die Widerstandsfähigkeit des Kindes gegenüber medizinischen Verfahren zu stärken.

Die Rolle der Eltern ist bei der Begleitung ihres Kindes zu Untersuchungen und Eingriffen zentral. Ihre beruhigende Anwesenheit kann für ein ängstliches Kind einen großen Unterschied machen. Die Eltern können sich aktiv beteiligen, indem sie das Kind trösten, seine Hand halten, es ablenken oder einfach nur für es da sind. Es ist wichtig, dass auch die Eltern gut informiert und unterstützt werden, damit sie ihr Kind ruhig und vertrauensvoll begleiten können. Das Pflegepersonal sollte sich die Zeit nehmen, den Eltern zu erklären, was sie zu erwarten haben, ihre Fragen beantworten und ihnen helfen, sich emotional auf die Unterstützung ihres Kindes vorzubereiten.

Während der Untersuchung oder des Eingriffs muss die Begleitung konstant fortgesetzt werden. Die Betreuer müssen dafür sorgen, dass sich das Kind während des gesamten Verfahrens sicher und unterstützt fühlt. Kommunikation ist entscheidend: Zu erklären, was bei jedem Schritt, auch während der Untersuchung, geschieht, hilft, eine vertrauensvolle Beziehung aufrechtzuerhalten und das Kind zu beruhigen. Bei Untersuchungen, bei denen das Kind stillhalten muss, wie MRTs oder CTs, können Ablenkungstechniken, wie das Anschauen eines Films oder das Hören von Musik, eingesetzt werden, um die Aufmerksamkeit des Kindes vom eigentlichen Verfahren abzulenken. Bei invasiveren oder schmerzhaften Eingriffen kann eine leichte Sedierung oder Anästhesie in Betracht gezogen werden, wobei eine strenge **Schmerzbehandlung** zur Minimierung von Unbehagen und Stress durchgeführt wird.

Nach der Untersuchung oder dem Eingriff geht die Betreuung mit einer angemessenen Nachsorge weiter. Das Kind muss überwacht werden, um sicherzustellen, dass es sich sowohl körperlich als auch emotional gut erholt. Das Pflegepersonal sollte zur Verfügung stehen, um alle Fragen des Kindes zu dem, was es gerade erlebt hat, zu beantworten und beruhigende Erklärungen anzubieten, wenn das Kind Bedenken äußert. Es ist auch wichtig, das Kind für seinen Mut und seine Kooperation zu loben und so sein Gefühl der Leistung und der Kontrolle über seine eigene medizinische Erfahrung zu stärken.

Außerdem endet die Unterstützung nicht mit dem Verfahren selbst. Es ist entscheidend, eine Nachsorge zu planen, bei der die Ergebnisse der Untersuchung oder des Eingriffs mit dem Kind und seinen Eltern in einer angemessenen und verständlichen Sprache besprochen werden. Diese Transparenz trägt dazu bei, das Vertrauen zu erhalten und das Kind auf mögliche zukünftige Verfahren vorzubereiten. Das Pflegepersonal sollte auch auf

Nebenwirkungen oder Komplikationen nach dem Eingriff achten und eine angemessene Pflege anbieten, um diese Situationen zu bewältigen, während es das Kind und seine Familie weiterhin emotional unterstützt.

Schlussfolgerung

- **Die Berufung des Onkologiepflegers: Mehr als ein Beruf, eine Verpflichtung**
  - Zusammenfassung der besprochenen Schlüsselpunkte

Die Zusammenfassung der angesprochenen Schlüsselpunkte verdeutlicht, wie wichtig ein ganzheitlicher und angemessener Ansatz bei der Behandlung krebskranker Kinder ist. Jeder Aspekt der pädiatrischen Onkologie erfordert besondere Aufmerksamkeit, eine individuelle Behandlung und ständige Unterstützung, sowohl für die jungen Patienten als auch für ihre Familien.

1. Therapeutischer Ansatz in der pädiatrischen Onkologie :
Die pädiatrische Onkologie zeichnet sich dadurch aus, dass die Behandlungen auf das Alter, die Entwicklung und die besonderen Bedürfnisse der Kinder abgestimmt werden müssen. Behandlungen wie Chemotherapie, Strahlentherapie und Chirurgie werden so angepasst, dass die Nebenwirkungen minimiert und gleichzeitig die Wirksamkeit maximiert wird. Ein ganzheitlicher Ansatz ist ebenfalls von entscheidender Bedeutung, der psychologische Unterstützung, Ernährung und Rehabilitation einbezieht, um das allgemeine Wohlbefinden des Kindes zu gewährleisten.

2. Kommunikation mit kranken Kindern :
Die altersgerechte Ansprache ist entscheidend, um Kindern zu ermöglichen, ihre Situation zu verstehen, und um Ängste abzubauen. Eine klare, einfache und beruhigende Kommunikation in Verbindung mit geeigneten Techniken wie dem therapeutischen Spiel hilft den Kindern, sich mental und emotional auf die Herausforderungen vorzubereiten, denen sie begegnen. Zu dieser Kommunikation gehört auch die Unterstützung der Eltern, damit sie mit ihren Kindern über die Krankheit sprechen können.

3. Bedeutung von Spiel und kreativen Aktivitäten :
Spiel und kreative Aktivitäten sind nicht nur Ablenkung, sondern wichtige therapeutische Hilfsmittel. Sie helfen den Kindern, ihre Gefühle auszudrücken, eine normale Entwicklung aufrechtzuerhalten und soziale Bindungen aufzubauen. Diese

Aktivitäten tragen auch zur Schmerzbewältigung und zur Verbesserung der Lebensqualität der Kinder während der Behandlung bei.

4. Psychologische Unterstützung für Eltern und Geschwister :
Die Krebsdiagnose bei einem Kind betrifft die ganze Familie. Psychologische Unterstützung für Eltern und Geschwister ist lebenswichtig, um jedem Mitglied zu helfen, mit seinen Emotionen umzugehen und den Familienzusammenhalt zu erhalten. Familientherapien, Selbsthilfegruppen und die Aufklärung der Eltern über den Umgang mit der Krankheit spielen in diesem Prozess eine Schlüsselrolle.

5. Spezifische Pflege und Techniken in der pädiatrischen Onkologie :
Die Pflege in der pädiatrischen Onkologie umfasst eine Vielzahl von Techniken und Ansätzen, von der Verabreichung personalisierter Therapien bis hin zur Behandlung von Schmerzen und Nebenwirkungen. Jede Pflege ist auf die einzigartigen Bedürfnisse der Kinder zugeschnitten, wobei der körperlichen und emotionalen Entwicklung der Kinder besondere Aufmerksamkeit geschenkt wird. Auch die langfristige Nachsorge ist von entscheidender Bedeutung, um die Folgen der Behandlungen in den Griff zu bekommen und die kontinuierliche Entwicklung des Kindes zu unterstützen.

6. Management von Schmerzen und Nebenwirkungen :
Die Behandlung von Schmerzen und Nebenwirkungen bei Kindern erfordert einen multimodalen Ansatz, bei dem pharmakologische und nicht-pharmakologische Behandlungen miteinander kombiniert werden. Ziel ist es, das Leiden zu minimieren und die Lebensqualität der jungen Patienten während der gesamten Behandlung zu verbessern. Die Einbeziehung der Eltern in diesen Prozess ist von entscheidender Bedeutung, um dem Kind eine kontinuierliche Unterstützung zu bieten.

7. Vorbereitung und Begleitung auf Untersuchungen und Interventionen :
Die Kinder auf Untersuchungen und Interventionen vorzubereiten, indem sie angemessen informiert und durch den gesamten Prozess begleitet werden, ist entscheidend für den Abbau von Angst und die Verbesserung der Kooperation. Emotionale Unterstützung, klare Kommunikation und der Einsatz von Ablenkungs- oder Entspannungstechniken helfen dabei, diese stressigen Momente für die Kinder in bewältigbare Erfahrungen umzuwandeln.

- Ermutigung für zukünftige Berufstätige

Liebe zukünftige Angehörige der Gesundheitsberufe,

Wenn Sie sich auf eine Karriere im Gesundheitswesen vorbereiten, insbesondere in so anspruchsvollen Fachgebieten wie der pädiatrischen Onkologie, ist es wichtig, sich daran zu erinnern, wie entscheidend Ihre Rolle im Leben der Patienten und ihrer Familien sein wird. Sie treten in einen Beruf ein, der nicht nur technische Fähigkeiten und fundiertes Wissen erfordert, sondern auch enormes Mitgefühl, Belastbarkeit und den unerschütterlichen Willen, anderen Menschen in ihren schwierigsten Momenten beizustehen.

Als zukünftige Fachkräfte haben Sie die einmalige Gelegenheit, einen echten Unterschied im Leben von Kindern mit schweren Krankheiten und ihren Familien zu machen. Jede Geste, jedes Wort und jede Pflege, die Sie leisten, wird eine tiefgreifende Wirkung haben, die weit über die medizinischen Aspekte hinausgeht. Sie werden die Hüter des Wohlergehens der Jüngsten und die Führer der Eltern sein, die sich in den Wirren der Krankheit verloren haben. Diese Rolle ist zwar manchmal schwer, aber auch zutiefst befriedigend. Sie werden die unglaubliche Kraft von Kindern aus nächster Nähe erleben, ihre Fähigkeit, trotz aller Widrigkeiten zu lächeln, und ihre Widerstandsfähigkeit angesichts von Herausforderungen, die selbst Erwachsene nur schwer bewältigen können.

Ihre Arbeit wird nicht immer leicht sein. Es wird Tage geben, an denen Sie müde sind, an denen die Emotionen hochkochen und die Ergebnisse nicht so ausfallen, wie Sie es sich erhofft haben. Aber denken Sie daran, dass jeder kleine Sieg zählt: ein wiedergefundenes Lächeln, ein gelinderter Schmerz, ein Kind, das dank Ihrer aufmerksamen Pflege ein Stück seiner Lebensfreude zurückgewinnt. Diese lichten Momente sind kostbar und nur dank Ihrer Hilfe können sie existieren.

Die Ausbildung, die Sie erhalten, bereitet Sie auf diese Herausforderungen vor. Aber neben den klinischen Fähigkeiten ist es Ihre Menschlichkeit, Ihre Fähigkeit, zuzuhören, zu verstehen und Ihre Patienten und deren Familien zu unterstützen, die Sie zu einem außergewöhnlichen Fachmann machen wird. Vergessen Sie nie, dass sich hinter jeder Krankenakte ein Kind mit Träumen, Ängsten und einem riesigen Lebenswillen befindet. Ihre Aufgabe ist es, es auf diesem Weg zu begleiten, indem Sie ihm das Beste aus Ihren Fähigkeiten und Ihrem Herzen anbieten.

Wenn Sie diesen Weg einschlagen, werden Sie nicht nur zu Pflegekräften, sondern auch zu Fürsprechern des Wohlergehens von Kindern, zu Hoffnungsträgern für Familien und zu Stützen der medizinischen Gemeinschaft. Jeder Schritt, den Sie auf Ihrem Ausbildungsweg machen, bringt Sie diesem edlen Ziel näher: einen Unterschied zu machen, einen Patienten nach dem anderen.

Denken Sie daran, dass Sie auf dieser Reise nie allein sein werden. Sie werden im Team arbeiten und von Kollegen umgeben sein, die Ihre Hingabe und Leidenschaft teilen. Gemeinsam werden Sie Lösungen finden, Herausforderungen meistern und in dieser bereichernden Karriere weiter lernen und wachsen.

Gehen Sie also mit Zuversicht und Entschlossenheit voran. Der Weg, den Sie gewählt haben, ist mit Herausforderungen gespickt, aber auch mit Momenten von unglaublicher Menschlichkeit.

Seien Sie stolz auf das, was Sie erreichen werden, denn jeder Schritt, den Sie tun, wird sich nachhaltig auf das Leben der Menschen auswirken, die Sie pflegen. Sie sind die zukünftigen Baumeister einer menschlicheren, mitfühlenderen und widerstandsfähigeren Welt.

Wir glauben an Sie und sind überzeugt, dass Sie den Unterschied machen werden.

Mit unserer Bewunderung und aufrichtiger Ermutigung.

○ Zukunftsperspektiven im Bereich der Onkologie
Die Onkologie ist ein sich ständig weiterentwickelnder Bereich, in dem wissenschaftliche und technologische Fortschritte jeden Tag neue Perspektiven für die Diagnose, Behandlung und Vorbeugung von Krebs eröffnen. Als einer der dynamischsten Zweige der Medizin verschiebt die Onkologie immer wieder die Grenzen des Machbaren und gibt Patienten und ihren Familien neue Hoffnung. Die Zukunftsaussichten in diesem Bereich sind sowohl vielversprechend als auch ehrgeizig und werden von Innovationen getragen, die die Art und Weise, wie wir Krebs verstehen und behandeln, radikal verändern könnten.

Einer der bedeutendsten Fortschritte im Bereich der Onkologie ist der Aufschwung der personalisierten Medizin, auch Präzisionsmedizin genannt. Dieser Ansatz beruht auf der Vorstellung, dass jeder Krebs einzigartig ist und spezifische genetische Merkmale aufweist, die nicht nur seine Entwicklung, sondern auch seine Reaktion auf die Behandlung bestimmen. Dank der Fortschritte in der Genomik und der DNA-Sequenzierungstechnologie ist es heute möglich, das genetische Profil eines Tumors zu entschlüsseln und gezielte Behandlungen zu wählen, die spezifisch die molekularen Anomalien in den Krebszellen angreifen. Diese größere Genauigkeit führt nicht nur zu einer höheren Wirksamkeit der Behandlungen, sondern auch zu weniger Nebenwirkungen, da gesunde Zellen geschont werden. Die personalisierte Medizin revolutioniert die

Behandlung vieler Krebsarten, insbesondere solcher, die bisher als schwer zu behandeln galten.

Neben der Präzisionsmedizin stellt die Immuntherapie einen weiteren großen Fortschritt in der Krebsbehandlung dar. Bei diesem Ansatz wird das Immunsystem des Patienten dazu angeregt, Krebszellen zu erkennen und zu bekämpfen. Immuntherapien wie Immun-Checkpoint-Inhibitoren, therapeutische Impfstoffe und CAR-T-Zelltherapien haben bei einigen Krebsarten, darunter auch bei solchen, die gegen herkömmliche Behandlungen resistent sind, dramatische Ergebnisse gezeigt. Die Immuntherapie behandelt nicht nur den Krebs; sie hat das Potenzial, das Immunsystem umzuerziehen, um einen langfristigen Schutz vor Rückfällen zu bieten, was den Weg zu nachhaltigeren Behandlungen und in einigen Fällen zu längeren Remissionen ebnet.

Fortschritte bei der Früherkennung und -diagnose sind ebenfalls ein zentrales Thema der Zukunftsaussichten in der Onkologie. Die Erkennung von Krebs in einem frühen Stadium, in dem die Heilungschancen am größten sind, bleibt eine der größten Herausforderungen. Innovationen im Bereich der medizinischen Bildgebung, wie hochpräzise Scanner, funktionelle MRT und Technologien zur Erkennung von Biomarkern, ermöglichen es, Tumore in früheren Stadien als je zuvor zu erkennen. Darüber hinaus ermöglicht die Entwicklung nichtinvasiver Bluttests, sogenannter Flüssigbiopsien, den Nachweis von Spuren zirkulierender Tumor-DNA im Blut und bietet damit eine einfache und effektive Möglichkeit, das Fortschreiten der Krankheit zu überwachen und die Behandlung in Echtzeit anzupassen.

Die Forschung in der Onkologie beschränkt sich nicht auf die Entdeckung neuer Behandlungs- oder Früherkennungsmethoden. Sie umfasst auch Bemühungen, die grundlegenden Mechanismen von Krebs zu verstehen, einschließlich umweltbedingter, genetischer und verhaltensbedingter Risikofaktoren. Fortschritte auf dem Gebiet der Epigenetik haben beispielsweise aufgedeckt, wie Veränderungen in der Genexpression, ohne dass die DNA-

Sequenz selbst verändert wird, die Krebsentstehung beeinflussen können. Diese Entdeckungen eröffnen neue Wege für die Prävention und Behandlung, indem sie auf epigenetische Mechanismen abzielen, um die Krebsprozesse umzukehren.

Ein weiterer Zukunftsbereich in der Onkologie ist die Rehabilitation und die Lebensqualität der Patienten. Onkologische Behandlungen sind zwar wirksam, können aber langfristige Nebenwirkungen haben, die die körperliche und geistige Gesundheit von Krebsüberlebenden beeinträchtigen. Onkologische Rehabilitationsprogramme, die multidisziplinäre Ansätze wie Physiotherapie, Psychotherapie, Ernährung und soziale Unterstützung umfassen, werden zunehmend als entscheidend dafür anerkannt, dass sie den Patienten helfen, nach der Behandlung wieder ein normales Leben zu führen. Darüber hinaus spiegelt die Betonung der Palliativmedizin und des allgemeinen Wohlbefindens der Patienten, auch wenn sie sich nicht im Endstadium befinden, einen menschlicheren und ganzheitlicheren Ansatz in der Onkologiepflege wider.

Neue Technologien spielen ebenfalls eine zentrale Rolle für die Zukunft der Onkologie. Künstliche Intelligenz (KI) und maschinelles Lernen werden zunehmend eingesetzt, um riesige Mengen an medizinischen Daten zu analysieren, komplexe Muster zu erkennen und das Ansprechen auf Behandlungen vorherzusagen. Diese Werkzeuge ermöglichen es Onkologen, fundiertere, evidenzbasierte und auf den einzelnen Patienten zugeschnittene Entscheidungen zu treffen. Darüber hinaus bieten Operationsroboter und vernetzte medizinische Geräte präzisere und weniger invasive Behandlungsmöglichkeiten und ermöglichen eine kontinuierliche und personalisierte Patientenbetreuung.

Schließlich wird die Zukunft der Onkologie auch von der Zugänglichkeit und der Gleichheit der Versorgung abhängen. Da die Behandlungsmethoden immer ausgefeilter werden, ist es von entscheidender Bedeutung, sicherzustellen, dass alle Bevölkerungsgruppen unabhängig von ihrem sozioökonomischen oder geografischen Hintergrund Zugang zu den neuesten Innovationen haben. Dies erfordert eine robuste öffentliche Gesundheitspolitik, integrative Forschungsinitiativen und internationale Zusammenarbeit, um Ungleichheiten in der Versorgung abzubauen und sicherzustellen, dass der wissenschaftliche Fortschritt allen zugute kommt.

Zusammenfassend lässt sich sagen, dass die Zukunftsaussichten im Bereich der Onkologie unglaublich vielversprechend sind. Fortschritte in der personalisierten Medizin, der Immuntherapie, der Früherkennung und innovativen Technologien definieren die Art und Weise, wie wir Krebs behandeln, neu. Diese Fortschritte, zusammen mit einem verstärkten Augenmerk auf die Lebensqualität der Patienten und die Gleichbehandlung in der Versorgung, geben Anlass zur Hoffnung auf eine Zukunft, in der Krebs nicht nur behandelt, sondern auch besser verstanden, besser verhindert und vielleicht sogar geheilt werden kann. Gesundheitsfachkräfte, Forscher und Entscheidungsträger stehen vor der aufregenden Aufgabe, diese Aussichten in die Realität umzusetzen - zum Nutzen der heutigen und künftigen Generationen.

Anhänge

- **Glossar medizinischer Begriffe**

Hier finden Sie ein Glossar häufig verwendeter medizinischer Begriffe aus der Onkologie, das Ihnen helfen soll, die Schlüsselbegriffe im Zusammenhang mit der Behandlung von Krebs besser zu verstehen.

1. Adjuvant
Eine adjuvante Behandlung ist eine zusätzliche Therapie, die nach der Hauptbehandlung, meist nach einer Operation, verabreicht wird, um die verbleibenden Krebszellen zu eliminieren und das Risiko eines Rückfalls zu verringern.

2. Biopsie
Eine Biopsie ist eine Gewebe- oder Zellentnahme, die

vorgenommen wird, um unter einem Mikroskop das Vorhandensein von Krebszellen zu untersuchen. Sie ist ein wichtiges diagnostisches Instrument in der Onkologie.

3. Karzinom
Ein Karzinom ist eine Krebsart, die in den Epithelzellen beginnt, die die inneren und äußeren Oberflächen des Körpers, wie die Haut oder die inneren Organe, auskleiden.

4. Chemotherapie
Die Chemotherapie ist eine Behandlung, bei der Medikamente eingesetzt werden, um Krebszellen abzutöten oder ihr Wachstum zu verlangsamen. Sie kann oral, intravenös oder direkt in eine Körperhöhle verabreicht werden.

5. Zytotoxisch
Ein zytotoxischer Wirkstoff ist eine Substanz, die für Zellen giftig ist und häufig in der Chemotherapie zur Vernichtung von Krebszellen eingesetzt wird.

6. Immuntherapie
Die Immuntherapie ist eine Behandlung, bei der das Immunsystem gestärkt oder verändert wird, um dem Körper bei der Bekämpfung von Krebs zu helfen.

7. Metastasierung
Metastasierung ist die Ausbreitung von Krebs von einem Teil des Körpers auf einen anderen und die Bildung von Zweittumoren.

8. Neoplasma
Ein Neoplasma ist ein abnormales Gewebewachstum, das gutartig (nicht krebsartig) oder bösartig (krebsartig) sein kann.

9. Onkogen
Ein Onkogen ist ein Gen, das, wenn es mutiert oder überexprimiert ist, zur Entwicklung von Krebs führen kann.

10. Strahlentherapie
Die Strahlentherapie ist eine Behandlung, bei der ionisierende

Strahlung eingesetzt wird, um Krebszellen zu zerstören oder die Größe von Tumoren zu verringern.

11. Remission
Remission bezeichnet eine Verringerung oder das Verschwinden der Anzeichen und Symptome von Krebs. Sie kann teilweise oder vollständig sein.

12. Sarkom
Ein Sarkom ist eine Krebsart, die im Bindegewebe wie Knochen, Muskeln, Fett oder Knorpel wächst.

13. Staging
Staging ist der Prozess der Beurteilung des Ausmaßes des Krebses im Körper, der häufig in Stadien (I bis IV) eingeteilt wird, um den Behandlungsplan festzulegen.

14. Tumor
Ein Tumor ist eine Masse von Zellen, die auf abnormale Weise wächst. Er kann gutartig (nicht krebsartig) oder bösartig (krebsartig) sein.

15. Gezielte Therapie
Die gezielte Therapie ist eine Behandlung, bei der Medikamente eingesetzt werden, um spezifisch auf genetische oder molekulare Anomalien in Krebszellen abzuzielen, während normale Zellen geschont werden.

16. Resektion
Eine Resektion ist ein chirurgischer Eingriff, bei dem ein Tumor oder ein Teil eines Organs entfernt wird.

17. Wiederauftreten
Ein Rezidiv oder Wiederauftreten ist die Rückkehr des Krebses nach einer Remissionsphase.

18. Palliativmedizin
Palliativmedizin ist eine Versorgung, die darauf abzielt, Symptome zu lindern und die Lebensqualität von Patienten zu

verbessern, ohne notwendigerweise die zugrunde liegende Krankheit zu behandeln.

19. Tumornekrose
Tumornekrose ist der Zelltod in einem Tumor, der häufig auf eine mangelnde Blutversorgung zurückzuführen ist.

20. Adenokarzinom
Das Adenokarzinom ist eine Krebsart, die ihren Ursprung in den Drüsenzellen innerer Organe wie der Lunge oder des Dickdarms hat.

Dieses Glossar bildet die Grundlage für ein besseres Verständnis der medizinischen Begriffe, die Ihnen im Zusammenhang mit der Onkologie begegnen werden. Für Angehörige der Gesundheitsberufe ist es von entscheidender Bedeutung, diese Begriffe zu verstehen, um effektiv mit Patienten kommunizieren und zu einer qualitativ hochwertigen Versorgung beitragen zu können.

- **Ressourcen für Pflegehelfer/innen in der Onkologie: Bücher, Websites, Verbände**

Für Onkologiepflegehelfer sind zuverlässige und relevante Ressourcen von entscheidender Bedeutung, um ihr Wissen zu erweitern, ihre Fähigkeiten zu verbessern und Unterstützung zu finden. Hier finden Sie eine Auswahl nützlicher Ressourcen, darunter Bücher, Webseiten und Verbände, die sich dem Bereich der Onkologie widmen.

Bücher

1. **"Onkologie für Dummies"** - Steven T. Rosen und Michelle D. Seaton
   Dieses Buch bietet eine umfassende und leicht zugängliche Einführung in die Onkologie und deckt die Grundlagen von Krebs, Behandlungen und unterstützende

Pflege ab. Obwohl es für ein breites Publikum geschrieben ist, ist es auch für Pflegehilfskräfte nützlich, die ihr Grundlagenwissen vertiefen möchten.

2. **"Pflege in der Onkologie"** - Catherine Altmayer und Mélanie Jacquemin
Dieses Buch ist ein praktischer Leitfaden für Krankenpfleger und Pflegehelfer in der Onkologie. Es behandelt die spezifische Pflege, den Umgang mit Nebenwirkungen und die Begleitung der Patienten während ihres gesamten Pflegeverlaufs.

3. **"Die Begleitung von Patienten in der Onkologie"** - Elisabeth Kübler-Ross
Obwohl der Schwerpunkt auf psychologischen und emotionalen Aspekten liegt, ist dieses Buch wesentlich, um die Bedürfnisse von Krebspatienten zu verstehen und wie Betreuer sie ganzheitlich unterstützen können.

4. **"Handbuch der Palliativpflege"** - Maurice Abiven
Dieses Handbuch ist eine wertvolle Ressource für Pflegehilfskräfte, die mit Patienten am Lebensende arbeiten. Es behandelt die praktischen Aspekte der Palliativpflege sowie die emotionale und psychologische Unterstützung.

Webseiten

1. **Nationales Krebsinstitut (INCa)**
www.e-cancer.fr
Die Website des INCa bietet eine Fülle von Informationen über Krebs, Behandlungen und unterstützende Pflege. Sie bietet auch spezielle Ressourcen für Angehörige der Gesundheitsberufe, darunter praktische Leitfäden und Online-Schulungen.

2. **Französischer Verband der Onkologiepflegenden (AFIC).**

www.afic-asso.com
Obwohl sich die AFIC in erster Linie an Krankenschwestern und Krankenpfleger richtet, bietet sie auch nützliche Ressourcen für Pflegekräfte, wie Artikel, praktische Empfehlungen und Weiterbildungsmöglichkeiten in der Onkologie.

3. **Cancer.Net**
www.cancer.net
Diese von der American Society of Clinical Oncology (ASCO) betriebene Website bietet aktuelle Informationen zu Krebs, Behandlungen und unterstützender Pflege. Sie enthält auch spezielle Bereiche für Pflegekräfte und medizinisches Fachpersonal.

4. **Raum für Ethik der AP-HP.**
www.espace-ethique.org
Diese Website bietet Überlegungen und Ressourcen zu ethischen Fragen im Zusammenhang mit der Pflege, auch in der Onkologie. Sie kann Pflegekräften helfen, sich in den ethischen Dilemmas zurechtzufinden, denen sie in ihrer täglichen Praxis begegnen können.

Vereinigungen

1. **Verband der Pflegehelfer/innen in der Onkologie (AASO)**
Diese Vereinigung, die speziell auf Pflegehilfskräfte in der Onkologie ausgerichtet ist, bietet Ressourcen, Schulungen und ein Unterstützungsnetzwerk für Fachkräfte in diesem Bereich. Sie organisiert außerdem Konferenzen und Workshops, um den Wissensaustausch zu fördern.

2. **Die Liga gegen den Krebs**
www.ligue-cancer.net
Diese Organisation bietet eine breite Palette an

Ressourcen für Pflegekräfte, darunter Informationen zur unterstützenden Pflege, zu Patientenrechten und Schulungsprogrammen. Außerdem bietet sie Betreuungsdienste für Pflegekräfte an, die Unterstützung benötigen.

3. **Stiftung gegen Krebs**
   www.cancer.be
   Diese belgische Organisation bietet Bildungsressourcen für Angehörige der Gesundheitsberufe, spezielle Schulungen im Bereich Onkologie und Unterstützung für Pflegekräfte. Außerdem ist sie in der Forschung und Entwicklung neuer Behandlungsansätze aktiv.

4. **Frankophones Netzwerk für Onkologie (RFC)**
   Das RFC vereint französischsprachige Gesundheitsfachkräfte, die auf Onkologie spezialisiert sind. Es bietet Fortbildungsmöglichkeiten, Konferenzen und Ressourcen für Pflegehilfskräfte, die ihr Wissen erweitern und sich mit Kollegen austauschen möchten.

Diese Ressourcen, ob in Form von Büchern, Websites oder Verbänden, wurden entwickelt, um Pflegehilfskräfte in ihrer täglichen Praxis in der Onkologie zu unterstützen. Sie bieten nicht nur technische Informationen, sondern auch praktische Ratschläge und emotionale Unterstützung und tragen so zu ihrer beruflichen Entwicklung und zur Verbesserung der Patientenversorgung bei.

- **Beispiele für Datenblätter und Verfahren**

Im Folgenden finden Sie einige Beispiele für Datenblätter und Verfahren, die für Pflegehilfskräfte, die in der Onkologie arbeiten, geeignet sind. Diese Merkblätter sind als praktische, leicht verständliche Leitfäden konzipiert, die klare und prägnante

Anleitungen für spezifische Aufgaben im Zusammenhang mit der Patientenversorgung in der Onkologie bieten.

1. Arbeitsblatt: Betreuung eines Patienten unter Chemotherapie

Ziel:
Gewährleistung der Sicherheit und des Komforts von Patienten, die eine Chemotherapie erhalten.

Notwendige Hardware:
- Zentraler oder peripherer Venenkatheter
- Sicherheitsperfusor
- Handschuhe, Maske und Schutzkittel
- In der Apotheke zubereitetes Chemotherapie-Medikament
- Spüllösung (NaCl 0,9 %)
- Sammler von Sondermüll

Schritte:
1. **Vorbereitung:**
   - Informieren Sie den Patienten über das Verfahren, mögliche Nebenwirkungen und die Wichtigkeit, ungewöhnliche Symptome zu melden.
   - Überprüfen Sie die Identität des Patienten und die verordnete Behandlung.
   - Persönliche Schutzausrüstung tragen (Handschuhe, Maske, Kittel).

2. **Installation des Patienten:**
   - Bringen Sie den Patienten bequem in eine halbsitzende Position.
   - Überprüfen Sie die Durchgängigkeit des venösen Zugangs, indem Sie den Katheter mit einer Kochsalzlösung spülen.

3. **Verwaltung:**
   - Verabreichen Sie die Chemotherapie gemäß dem vorgeschriebenen Protokoll mithilfe eines sicheren Perfusors.

- Überwachen Sie während der gesamten Verabreichung die Vitalzeichen des Patienten.
- Beobachten und notieren Sie alle unerwünschten Reaktionen (Rötung, Schmerzen an der Injektionsstelle, Übelkeit).

4. **Nach der Verabreichung:**
- Spülen Sie den venösen Zugang mit einer Kochsalzlösung, um Rückstände der Chemotherapie zu entfernen.
- Entfernen Sie die Ausrüstung gemäß den Protokollen für die Entsorgung von zytotoxischen Abfällen.
- Entkleiden Sie den Patienten und setzen Sie ihn bequem wieder ein.

5. **Nachbereitung:**
- Notieren Sie die Vitalparameter und alle Beobachtungen in der Patientenakte.
- Informieren Sie das medizinische Team über alle beobachteten Reaktionen oder Nebenwirkungen.
- Planen Sie die kurzfristige Nachsorge, um das Auftreten von verzögerten Nebenwirkungen zu überwachen.

2. Merkblatt: Mundpflege bei Mukositis

Ziel:
Vorbeugung und Behandlung von Mukositis bei Patienten, die sich einer onkologischen Behandlung unterziehen.

Notwendige Hardware:
- Antiseptische Mundspülung vorgeschrieben
- Kochsalzlösung (NaCl 0,9 %)
- Zahnbürste mit weichen Borsten
- Verschriebenes Anästhesiegel oder -spray
- Sterile Kompresse
- Thermalwasser (optional)

Schritte:
1. **Vorbereitung:**

- Erklären Sie dem Patienten, wie wichtig die Mundpflege ist, um Infektionen zu verhindern und Schmerzen zu lindern.
- Überprüfen Sie das Rezept auf verschreibungspflichtige Produkte (Mundwasser, Lokalanästhetikum).

2. **Mundhygiene:**
- Bitten Sie den Patienten, den Mund vor dem Bürsten mit Salzwasser zu spülen.
- Verwenden Sie eine Zahnbürste mit weichen Borsten, um die Zähne und das Zahnfleisch sanft zu reinigen. Wenn das Putzen zu schmerzhaft ist, verwenden Sie eine sterile Kompresse, die mit Kochsalzlösung getränkt ist.
- Mund mit der vorgeschriebenen antiseptischen Mundspülung ausspülen.

3. **Anwendung spezieller Pflegeprodukte:**
- Tragen Sie auf die schmerzhaftesten Stellen ein betäubendesGel oder Spray auf, wenn es Ihnen verschrieben wurde, und befolgen Sie die Anweisungen des Arztes.
- Falls nötig, empfehlen Sie die Verwendung von Thermalwasser, um die Schleimhäute zu beruhigen.

4. **Nachbereitung:**
- Notieren Sie alle Beobachtungen über den Zustand der Schleimhäute (Rötung, Geschwürbildung, Schmerzen) in der Patientenakte.
- Raten Sie dem Patienten, säurehaltige, scharfe oder zu heiße Speisen zu vermeiden, da diese die Schleimhäute reizen könnten.
- Planen Sie die Mundpflege mehrmals täglich entsprechend den ärztlichenEmpfehlungen.

3. Datenblatt: Überwachung der Vitalparameter bei einem Patienten unter onkologischer Therapie

Ziel:
Für eine strenge Überwachung der Vitalparameter sorgen, um Komplikationen im Zusammenhang mit der Behandlung frühzeitig zu erkennen.

Notwendige Hardware:
- Elektronisches Thermometer
- Automatisches oder manuelles Blutdruckmessgerät
- Pulsoximeter
- Uhr mit Sekundenzeiger zum Zählen von Puls und Atemzügen

Schritte:
1. **Vorbereitung:**
   - Informieren Sie den Patienten über das Verfahren und seine Bedeutung für die Früherkennung von Komplikationen.
   - Sammeln Sie alle benötigten Materialien in der Nähe des Patienten.

2. **Temperaturmessung:**
   - Messen Sie die Körpertemperatur mit einem elektronischen Thermometer und halten Sie sich dabei an das Protokoll der Abteilung (oral, axillar oder tympanisch).
   - Notiere sofort die abgelesene Temperatur.

3. **Messung des Blutdrucks:**
   - Legen Sie die Manschette des Blutdruckmessgeräts um den Oberarm und achten Sie dabei auf die richtige Position.
   - Blasen Sie die Manschette auf und lesen Sie die systolischen und diastolischen Werte ab.
   - Notiere die Werte sofort.

4. **Pulsmessung:**
   - Legen Sie Zeige- und Mittelfinger auf die Radialarterie des Patienten.
   - Zählen Sie die Anzahl der Schläge während 60 Sekunden.
   - Notieren Sie sofort die Herzfrequenz (in bpm).

5. **Messung der Sauerstoffsättigung:**
   - Legen Sie das Pulsoximeter auf den Finger des Patienten.
   - Lesen und notieren Sie die Sauerstoffsättigung (SpO2) sowie die angezeigte Herzfrequenz.

6. **Atemüberwachung:**
   - Beobachten Sie unauffällig die Atmung des Patienten und zählen Sie die Anzahl der Atemzüge über eine volle Minute.
   - Notieren Sie die Atemfrequenz (in Atemzügen pro Minute).

7. **Nachbereitung:**
   - Vergleichen Sie die erhaltenen Ergebnisse mit den Normalwerten für den Patienten.
   - Notieren Sie die Werte und alle Änderungen oder Abweichungen in der Patientenakte.
   - Informieren Sie bei abnormalen Parametern sofort das medizinische Team.

4. Arbeitsblatt: Komfortable Pflege für einen Patienten am Lebensende

Ziel:
Gewährleistung des Komforts für den Patienten am Lebensende durch Schmerzlinderung und Vermeidung von Komplikationen, die mit längerer Bettlägerigkeit verbunden sind.

Notwendige Hardware:
- Lagerungskissen
- Feuchtigkeitscreme und Massagelotion
- Kochsalzlösung für die Augenpflege
- Mundsonde zur Absaugung, falls erforderlich
- Antidekubitus-Matratze (falls vorhanden)

Schritte:
1. **Positionierung:**
   - Ändern Sie regelmäßig die Position des Patienten, um Druckgeschwüren vorzubeugen und den Komfort zu erhöhen.

- Verwenden Sie Kissen, um gefährdete Bereiche zu stützen und eine bequeme Position beizubehalten.

2. **Hautpflege:**
   - Tragen Sie eine Feuchtigkeitscreme auf trockene oder gereizte Stellen auf, um einem Wundliegen vorzubeugen.
   - Massieren Sie sanft die Extremitäten, um die Durchblutung anzuregen und zusätzliche Erleichterung zu bieten.

3. **Mundpflege:**
   - Befeuchten Sie den Mund und die Lippen des Patienten regelmäßig mit einer Kochsalzlösung.
   - Verwenden Sie ggf. eine Absaugsonde, um Mundsekrete zu entfernen.

4. **Schmerzmanagement:**
   - Verabreichen Sie die verschriebenen schmerzstillenden Medikamente, überwachen Sie die Wirkung und passen Sie die Dosis ggf. an.
   - Beurteilen Sie regelmäßig das Schmerzniveau des Patienten und dokumentieren Sie alle Veränderungen.

5. **Emotionale Unterstützung:**
   - Bieten Sie eine ruhige und beruhigende Präsenz und achten Sie auf die emotionalen und spirituellen Bedürfnisse des Patienten.
   - Ermutigen Sie die Familie, präsent zu bleiben und sich an der Pflege zu beteiligen, wenn sie dies wünscht.

6. **Nachbereitung:**
   - Dokumentieren Sie alle Eingriffe und Beobachtungen in der Pflegedokumentation.
   - Arbeiten Sie eng mit dem medizinischen Team und den Angehörigen zusammen, um die Pflege an den sich verändernden Zustand des Patienten anzupassen.

Diese Merkblätter wurden entwickelt, um Pflegekräften bei ihrer täglichen Arbeit in der Onkologie praktische Unterstützung zu bieten. Sie bieten klare Anweisungen für häufig vorkommende Verfahren und tragen so dazu bei, eine qualitativ hochwertige Pflege zu gewährleisten und den Komfort und die Sicherheit der Patienten aufrechtzuerhalten.

www.ingramcontent.com/pod-product-compliance
Lightning Source LLC
Chambersburg PA
CBHW052142220526
45471CB00004B/1492